毎日役立つ
からだにやさしい

薬膳・漢方の食材帳

薬日本堂・監修

実業之日本社

未病を治すには、毎日の薬膳

あなたは健康ですか？

気分が明るい（きちんとあいさつができて、よく笑う）。
正常な体重、体温。
良好な生理現象（よく眠れる、お腹がすく、大小便が普通に出る）など。

赤ちゃんのころは、あんなに気にしてもらっていたのに、
今のあなたはどうでしょう。
大事なことは、からだの声を聞くことです。

食べ物で人のからだは変わります。

いつものレシピに、旬の食材を加えてみたり、
その日の体調を考えて、食材の組み合わせを選んでみたり。
食べ物がもつ効能を調べながら、
からだが内側から元気になるイメージを膨らませること。

それが「薬膳」なのです。

目次

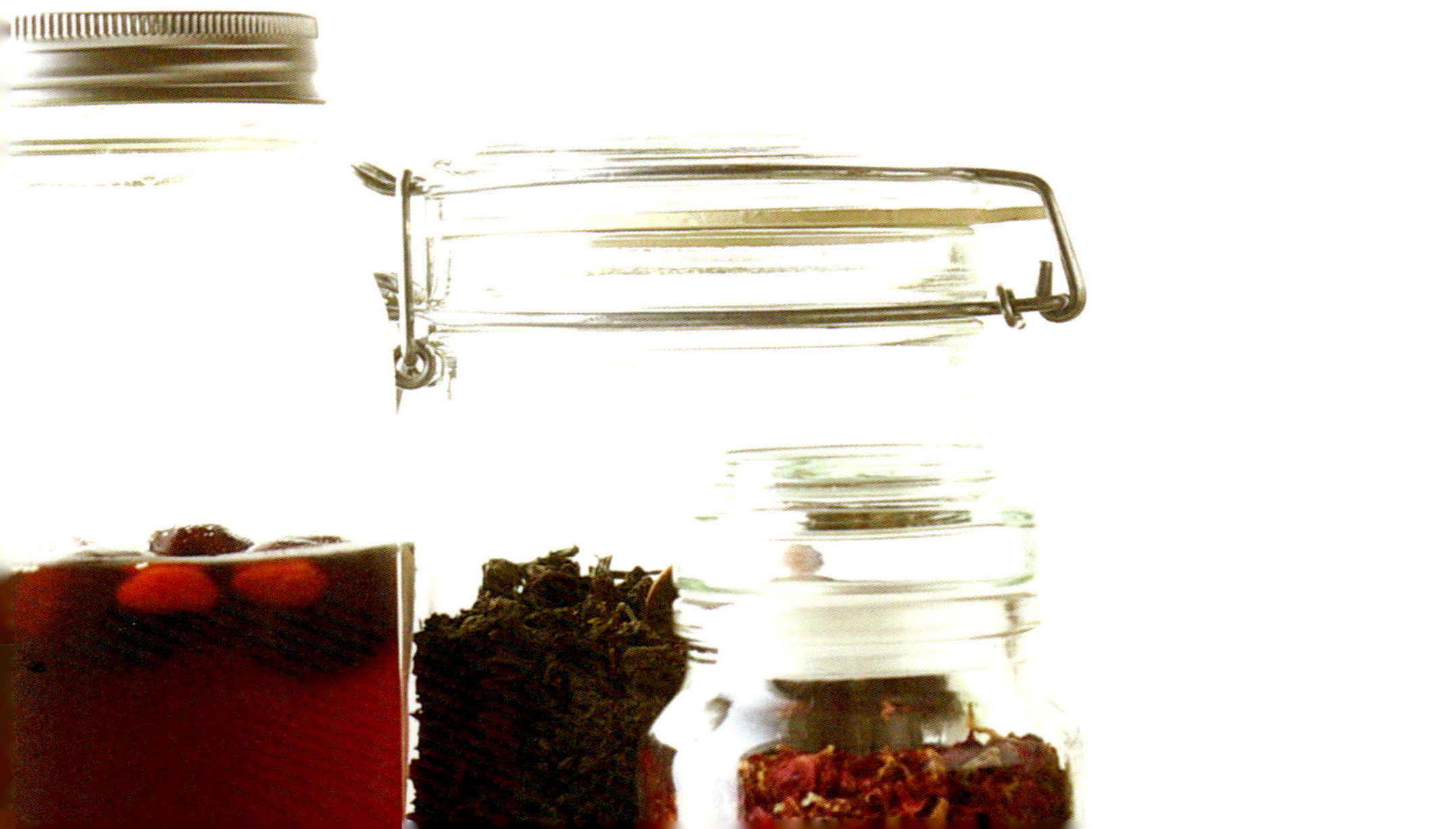

第2章

薬膳・漢方の食材帳

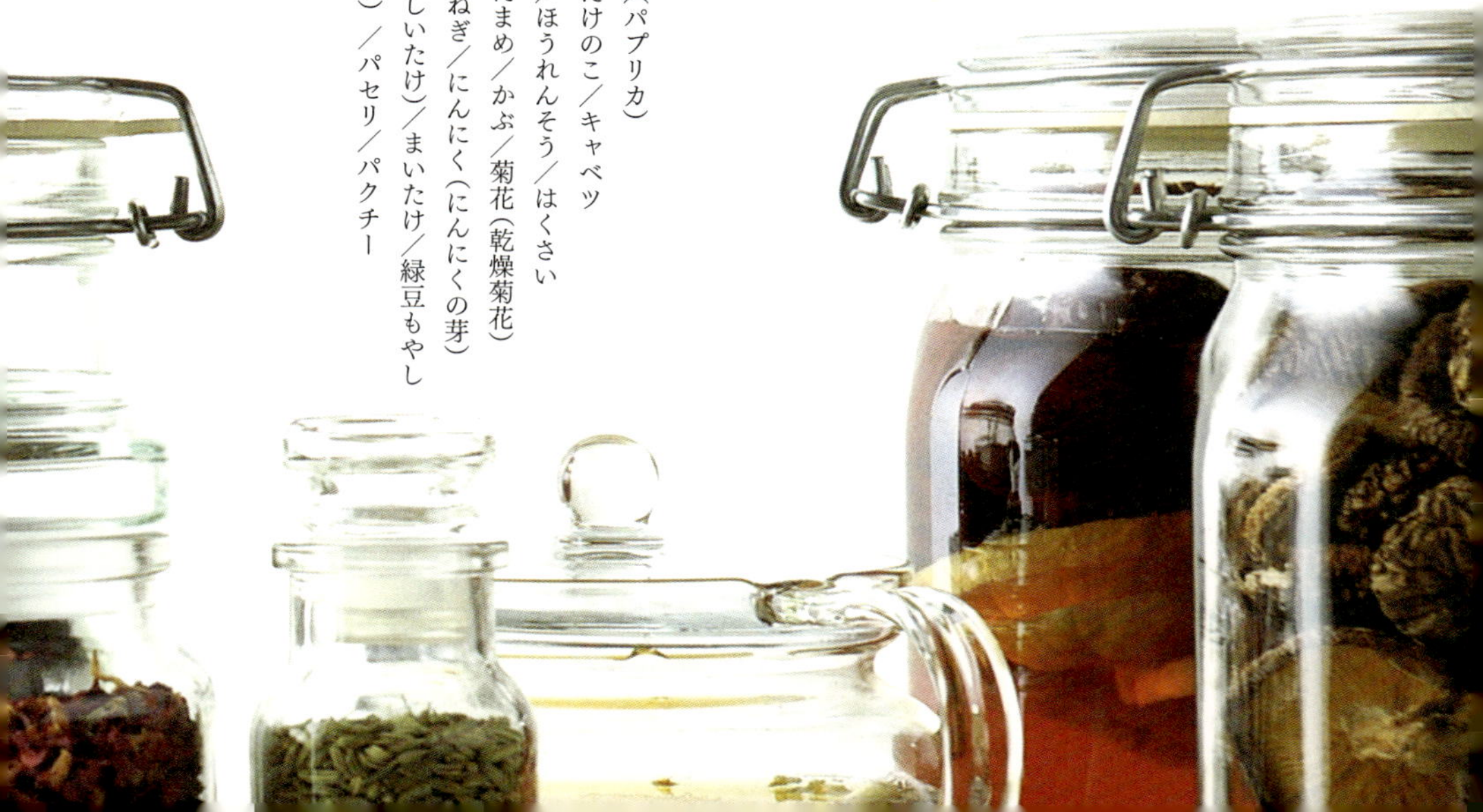

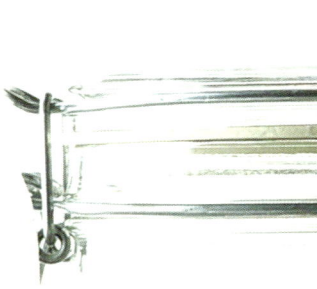

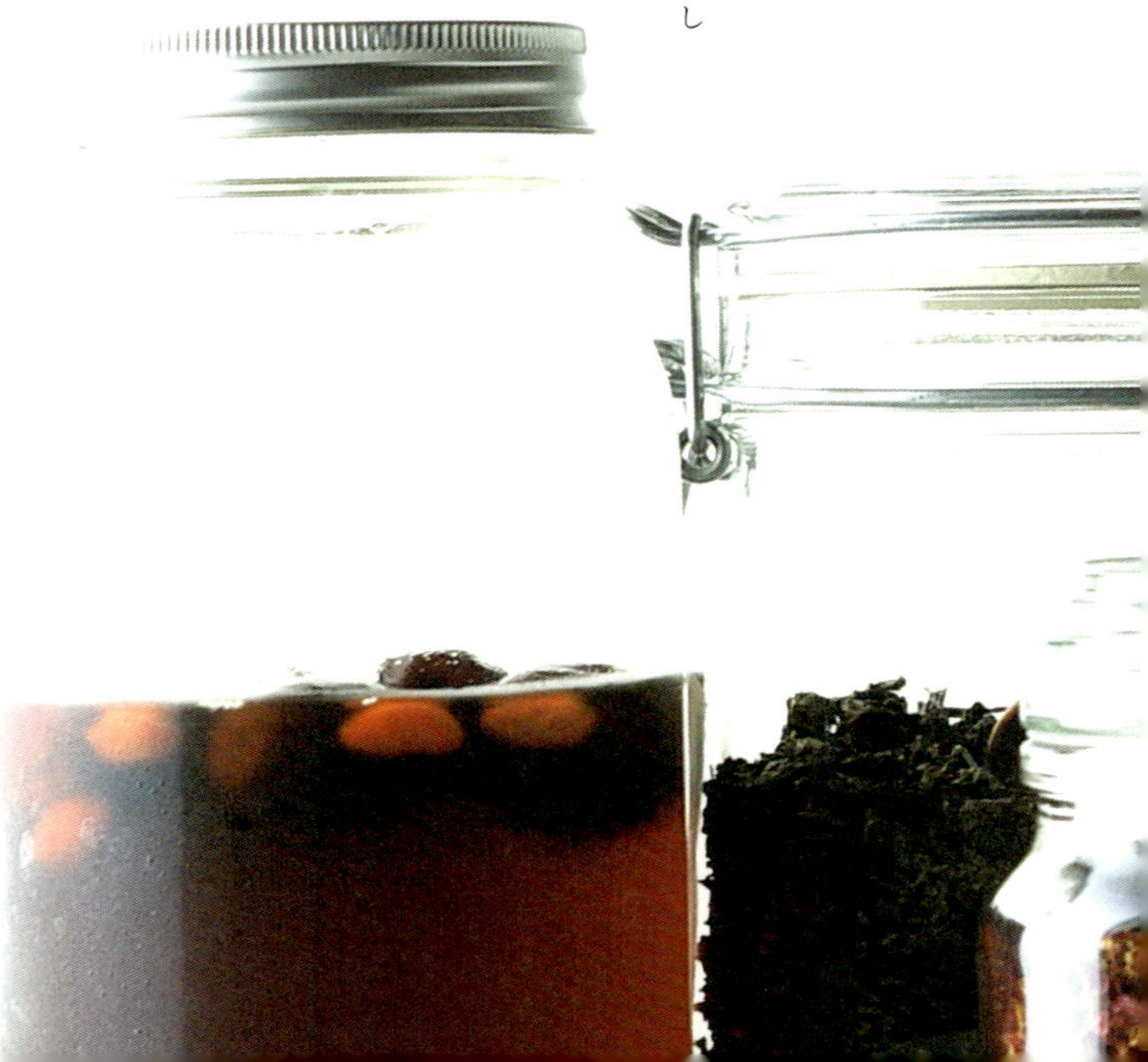

● 本書の使い方

本書では、身近な食材、生薬を含めた197種類の食材を漢方の考え方をもとに、わかりやすく解説しています。

注意：紹介している食材の効能は、一般的なものです。個人の体質や体調によっては異なります。また、病気や体調不良にお悩みの方は、医師など専門家に相談の上、ご利用ください。

①体質タイプをマークで表示
14ページの体質タイプチェックを参考に、体質に合った食材を選べます。

②食材名
一般的なよみがな、漢字表記のほかに、生薬としての呼び方も紹介しています。

③季節に合った食材を紹介
春、夏、梅雨、秋、冬。それぞれの季節の体調の変化を考えて、とり入れるとよい食材について紹介しています。常用の食材は表記していません。

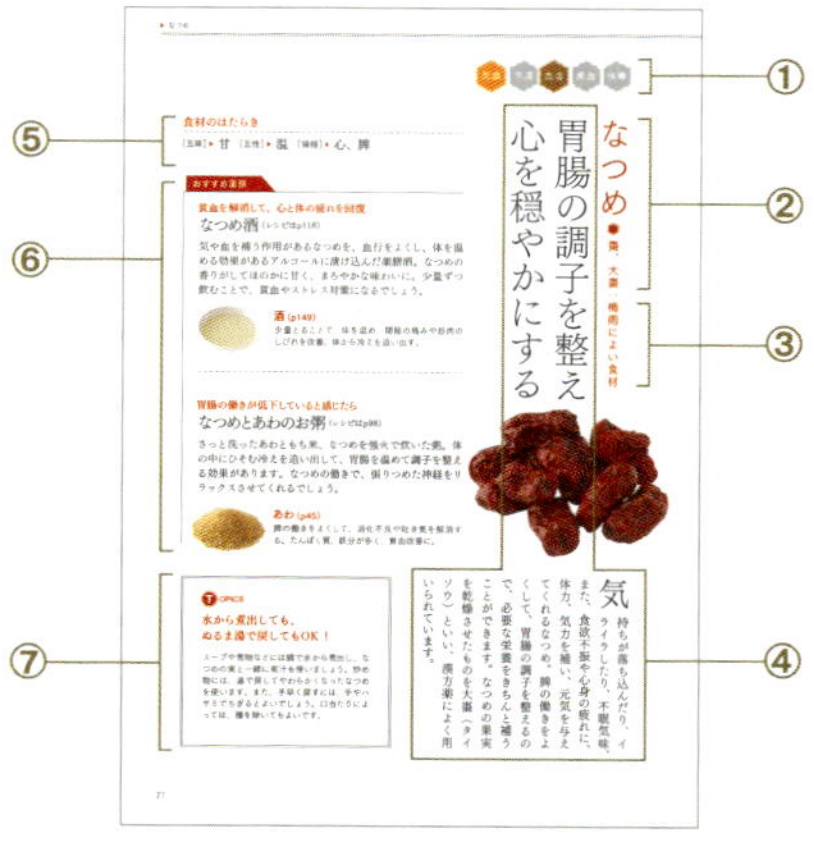

④食材の働き・効能を紹介
それぞれの食材の働きや主な効能を、わかりやすく解説しています。

⑤漢方・薬膳の世界を深める食材の特性を紹介
食材の働きを考える道しるべになるデータです。詳しくは、22ページを参考にしてください。

⑥一緒に食べるとより効果的な食材の組み合わせ例
毎日の食事に活用できる「おすすめの薬膳」を紹介しています。

⑦知っておくと便利な情報
生薬の紹介、食材の下準備や保存法、また、ちょっとした疑問にも答えています。

第1章 やさしい薬膳のきほん

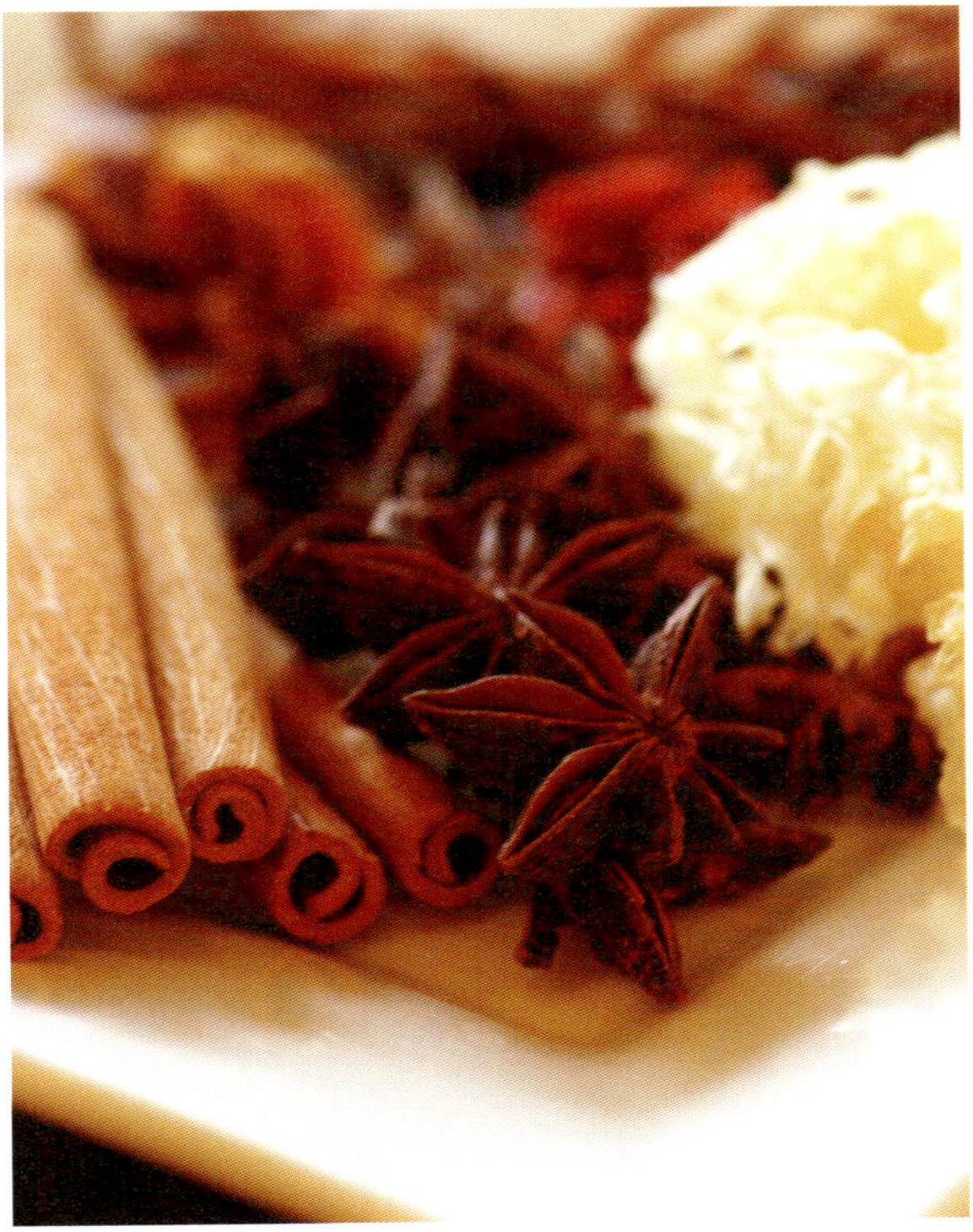

薬膳のきほん①　体と向き合い自然に従う

シンプルに暮らす

薬膳とは、中国の古い医学書にある発想から生まれたもので、漢方の理論をもとに、体質や症状、体調、季節などに合わせてレシピを作るオーダーメイドの食事のことです。

もともと食材も薬も「食べ物」で、区別はありませんでした。それぞれの食材が体にどのような影響を与えるのか、そして、食べやすくおいしいのはどんな食材か、昔の人は生活経験の中で学び、分類してきたのです。たとえば、日常的に私たちが使っているしょうがややまのいもは、ショウキョウ、サンヤクと呼ばれる漢方薬の原料でもあります。

では、実際にどんな食事をすればよいのでしょう。漢方の理論を詳しく知らなくても大丈夫。健康を維持するために大切なことは、自然界にあるものを食べ、自然とのバランスをとることです。健康な人は、旬のものを中心に食べましょう。「未病」の人、たとえばむくみを改善したい人は、旬のものをとりつつ、バランスをとるために、季節に関係なく利尿作用のある食材（はとむぎや緑豆、ウリ科の野菜など）も必要になります。基本は至ってシンプル。エアコンがなければ、暑い日には体を冷やす食材を食べたいと思うものです。

一物全体《いちもつぜんたい》

ひとつのものを丸ごとすべて食べること

私たちが食べる植物や動物は、もともとひとつの命として存在していて、それらが生きていくために必要な要素がバランスよく含まれている状態です。ならば、「食べる部分」「食べない部分」を分けてしまうより、丸ごとすべて食べてこそ、バランスがよいと考えます。米は精製された白米より、皮や胚のついた玄米を食べるほうがよりよく、また、野菜は、皮や根、葉などにも大切な栄養をもっています。魚もできれば、小魚のように頭も骨も内臓も食べるとよいでしょう。

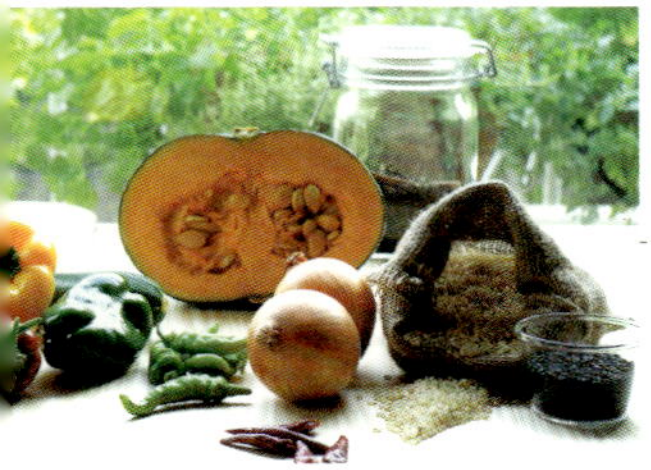

身土不二《しんどふじ》

土地で育った旬のものを食べること

私たち人間も自然の一部。土地の気候や風土と切り離すことはできません。その土地で、その季節にできるものが、その土地に生きる私たちにとってもいちばんよいもの、自然なものと考えます。日本人は、四季に恵まれ、長い間魚や穀類を中心にした食事をしてきました。その日にとれた魚や野菜を食べる暮らしは、まさに身土不二。長い歴史の中で、日本人は腸が長く、穀類を消化するのに適した体になっています。食の選択肢が多い今こそ、旬を感じ、自分の体と向き合うことが大切です。

薬膳のきほん②　季節にあった食材を選ぶ

春

肝の高ぶりを抑える旬の野菜

陽気になり、血の巡りがよくなる春は、肝の働きが活発になることで、胃腸の働きが弱くなりやすいと考えます。春の気候に負けてしまい、体調を崩しやすいとき。生ものや冷たいものは避け、温かいものを食べるようにして、さっぱりとした味付けを基本に、刺激物、肉や高脂肪の食材は控えます。旬の野菜をたっぷりと食べて、自然の甘みをとり入れましょう。野菜のもつ甘みは、胃や腸といった消化器官を元気にしてくれます。また、ビタミン・ミネラル不足の人は、春に口内炎や肌荒れが表れやすいので、気をつけましょう。

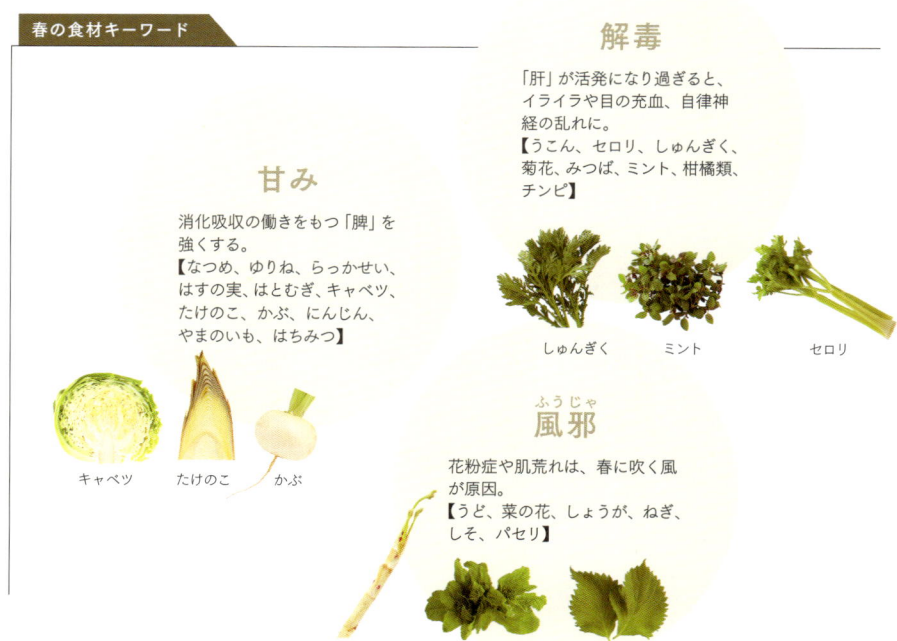

春の食材キーワード

甘み

消化吸収の働きをもつ「脾」を強くする。

【なつめ、ゆりね、らっかせい、はすの実、はとむぎ、キャベツ、たけのこ、かぶ、にんじん、やまのいも、はちみつ】

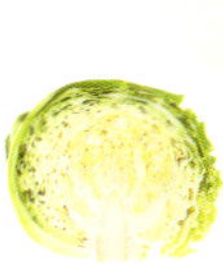
キャベツ

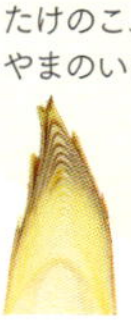
たけのこ

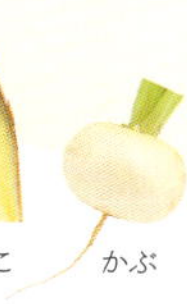
かぶ

解毒

「肝」が活発になり過ぎると、イライラや目の充血、自律神経の乱れに。
【うこん、セロリ、しゅんぎく、菊花、みつば、ミント、柑橘類、チンピ】

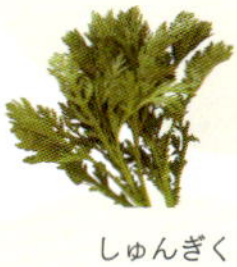
しゅんぎく

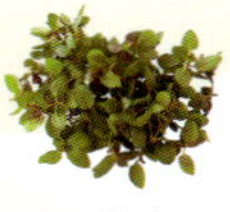
ミント

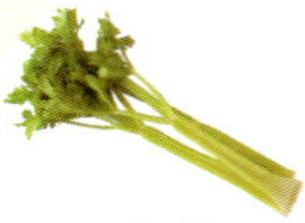
セロリ

風邪《ふうじゃ》

花粉症や肌荒れは、春に吹く風が原因。
【うど、菜の花、しょうが、ねぎ、しそ、パセリ】

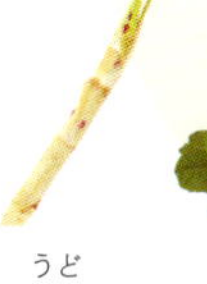
うど

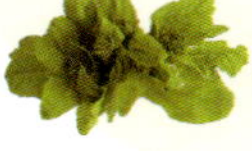
菜の花

しそ

夏・梅雨

水分代謝と消化吸収を高める食材

体の中に熱がこもると、動悸や不眠になりやすくなります。また、湿気は、食欲不振の原因に。そこで、夏の薬膳として利水作用のあるウリ科の野菜や、苦味のある食材がおすすめ。夏は、甘みのある食材は水分代謝を妨げるので鹹味（塩辛い）のものと一緒にとりましょう。メロンやスイカ、夏みかんなどの果物は、水分を補給し、喉を潤して熱を冷ましてくれるでしょう。ただし、冷たいもののとり過ぎはNG。とくにお年寄りや胃弱の人は、生ものを控えて体を冷やさないように。

夏の食材キーワード

清熱《せいねつ》・利水《りすい》

体の熱を冷やし、水分代謝をあげる。

【はとむぎ、緑豆、ナンバンゲ、トマト、なす、きゅうり、とうがん、さやいんげん、カヨウ、緑豆もやし、すいか】

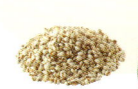

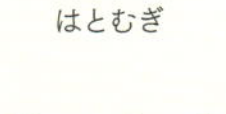
はとむぎ

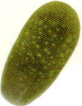

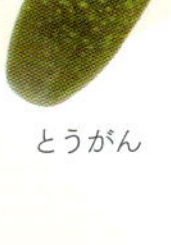
とうがん

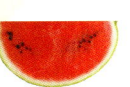

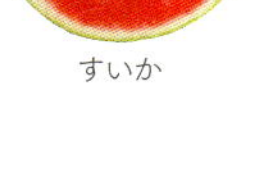
すいか

苦味

体内にたまった熱をとって、「心」を健やかに。
【にがうり、菊花、みょうが、うこん】

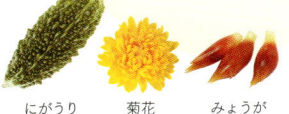

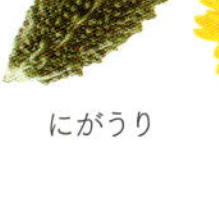
にがうり

菊花

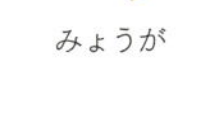
みょうが

暑邪《しょじゃ》・湿邪《しつじゃ》

夏や梅雨の暑さや汗で体力を奪われる不眠や夏バテに。
【なつめ、ゆりね、さんざし、はすの実、リュウガン、うなぎ、玄米、牛乳】

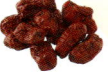

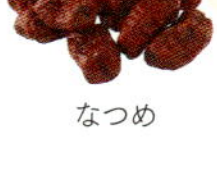
なつめ

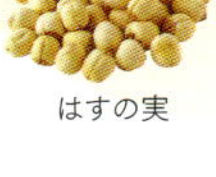
はすの実

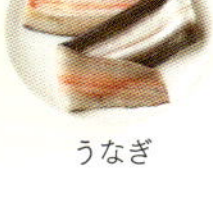
うなぎ

秋

酸味と甘みの組み合わせで潤いを

秋は、空気が乾燥し、植物も次第に枯れていく季節。人間の体も同様に乾きます。やがて寒気がやってくると、気分が沈みがちになり、かぜをひきやすくなります。喉や肺の乾燥、便秘を防ぐには、酸味があり水分を多く含んだ旬の果物がよいでしょう。辛いもの、刺激の強いものは、体を乾燥させてしまうので控えめに。また、白い食材は体内を潤すと考えられています。夏に消耗した体力を補うには、滋養強壮効果のある高麗人参やなつめ、やまのいもなどをとり入れてもよいでしょう。

秋の食材キーワード

白

秋に乾燥する「肺」を潤し、強くする。
【ゆりね、白きくらげ、白ごま、はすの実、だいこん、れんこん、はちみつ、豆腐】

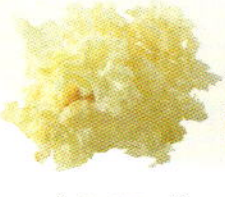

白きくらげ

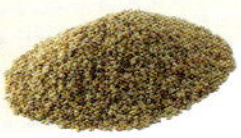

白ごま

豆腐

酸味

体内の水分を保つ旬の果物。
【さんざし、かりん、ざくろ、なし、ぶどう、りんご】

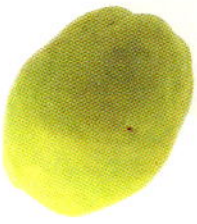

かりん

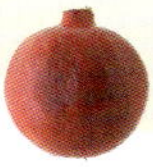

ざくろ

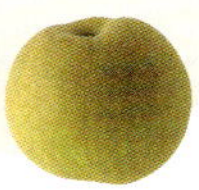

なし

燥邪《そうじゃ》

空咳や乾燥肌、腸の乾きによる便秘に。
【くこの実、松の実、ぎんなん、杏仁、さといも、さつまいも、リュウガン、豚足】

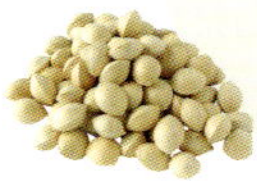

ぎんなん

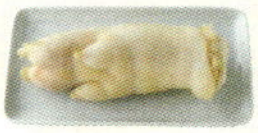

豚足

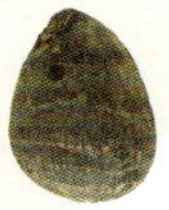

さといも

冬

体を温め、生命力を補う食材

寒く乾燥した気候に合わせて、体を温める食材を意識的にとりましょう。スパイスや辛味のある野菜が血行をよくします。また、冬の寒さによって衰えた生理活動を維持し、活動が活発になる春に備えるために、「腎」の働きを助ける高麗人参ややまのいもなどもよいでしょう。黒い食材は、腎を補うと考えられ、生命力と免疫力の源になります。野菜はミネラルを多く含む、根菜など旬のものを必ず火を通して温めて食べましょう。冷めたご飯やおかずは、必ず温めて食べるように。

冬の食材キーワード

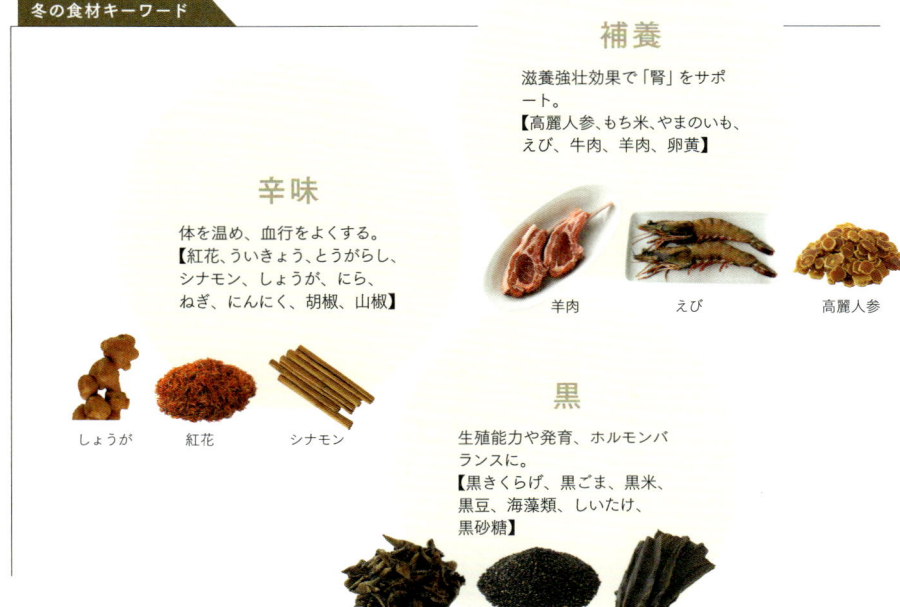

補養

滋養強壮効果で「腎」をサポート。
【高麗人参、もち米、やまのいも、えび、牛肉、羊肉、卵黄】

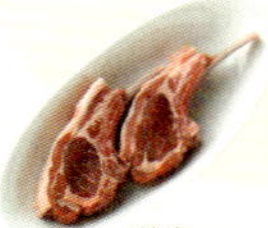

羊肉

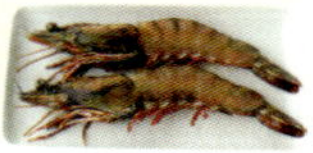

えび

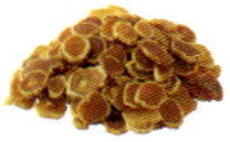

高麗人参

辛味

体を温め、血行をよくする。

【紅花、ういきょう、とうがらし、シナモン、しょうが、にら、ねぎ、にんにく、胡椒、山椒】

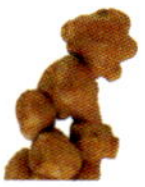

しょうが

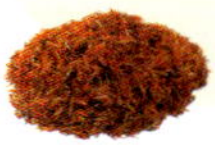

紅花

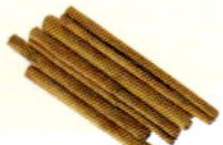

シナモン

黒

生殖能力や発育、ホルモンバランスに。
【黒きくらげ、黒ごま、黒米、黒豆、海藻類、しいたけ、黒砂糖】

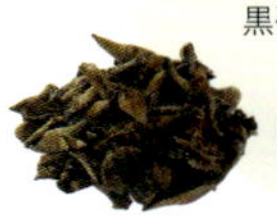

黒きくらげ

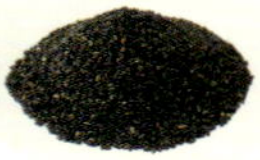

黒ごま

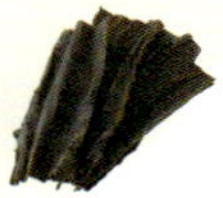

昆布

薬膳のきほん③　体質にあった養生法を知る

体質タイプチェック

気になる症状をチェックしてください。
チェックが5つ以上つくなど多かったタイプの養生法を参考にしてみましょう。

気《き》虚《きょ》タイプ （養生法はP16）

- 疲れやすく倦怠感や無力感がある
- 汗をかきやすい（全身や手のひら）
- かぜをひきやすい
- 下痢をしやすい（泥状便がある）
- 顔色が白っぽい
- 手足が冷えやすい
- ふわふわ感やめまいがある
- 朝が苦手
- 疲れると症状が悪化し、休息するとよくなる
- 舌の色が白っぽい

気《き》滞《たい》タイプ （養生法はP17）

- イライラしやすく、怒りっぽい
- ため息をよくつく
- わき腹がはる
- ゲップが出やすい
- 緊張すると具合が悪くなる
- 喉や胸がつかえた感じがする
- 月経前に具合が悪くなりやすい
- 拒食・過食を繰り返す
- 頭痛が起こりやすい
- 食事が不規則になりやすい

血虚《けっきょ》タイプ（養生法はP18）

- □ 夢をよくみる
- □ 不安感がある
- □ 目が疲れやすい
- □ 唇や爪の色が淡い・爪が割れやすい
- □ 尿量が少なく、便がコロコロしている
- □ 髪がパサつく
- □ 皮膚がカサカサする
- □ 手足のほてりや寝汗をかく
- □ のぼせ感がある
- □ 月経の周期が長い。また、月経量が少ない

瘀血《おけつ》タイプ（養生法はP19）

- □ シミ・そばかす・くすみが気になる
- □ 顔色が悪い
- □ 肌荒れしやすい
- □ 月経痛がひどい
- □ 足がよくつる
- □ 舌が紫色っぽい
- □ 肩こりがある
- □ 月経血にかたまり状のものが出る
- □ 冷房の冷えに弱い
- □ あざができやすい

水滞《すいたい》タイプ（養生法はP20）

- □ 汗をかきやすい
- □ むくみやすい（特に下半身）
- □ 下痢・軟便になりやすい
- □ 雨の日に具合が悪くなりやすい
- □ 体が重くだるい
- □ 車酔いしやすい
- □ 肌がたるみやすい
- □ 朝方、手指や関節がこわばる
- □ 頻尿気味
- □ 下半身太り

気虚タイプ

「気」が不足している

免疫力が低下しているので、体調を崩しやすく、長引くので注意しましょう。もともとの虚弱体質や加齢でみられますが、過労や睡眠不足でも「気」を消耗します。

【おすすめ食材】

- **乾物**　なつめ、高麗人参、はとむぎ、きび、もち米
- **野菜**　とうもろこし、かぼちゃ、キャベツ、えだまめ、やまのいも、じゃがいも、さつまいも、しいたけ
- **果物**　いちご、さくらんぼ、ぶどう
- **魚・肉**　ほたてがい、うなぎ、かつお、あじ、鶏肉、牛肉
- **調味料・その他**　牛乳
- **お茶**　温かい焙じた麦茶、紅茶、杜仲茶

【食事の改善】

朝食抜きは厳禁！規則正しく、体を温める食事を

- 気を補う「いも類」「雑穀類」をよくかんで食べましょう。雑穀を混ぜて炊いたごはんなどもおすすめ。
- 基礎代謝を高める、体を温める食べ物を意識的にとり、体を冷やす食べ物は避けましょう。

【ライフスタイル】

早寝早起きで気を高め、基礎代謝をUP！

- 気は朝作られると考えるので、睡眠不足は厳禁です。朝は早く起きて、気を高めましょう。
- 過労は気を消耗させ、気虚を悪化させます。適度に休息をとり、仕事は分散して行いましょう。

【運動】

ウォーキングなど軽めの運動から。無理は禁物

- ヨガや気功など呼吸と共にゆっくりと体を伸び縮みさせる運動は、気を養い巡らせます。

気滞タイプ

「気」の流れが滞っている

体全体を動かすエネルギーが停滞している状態です。「気」が下から上へ逆流すると、自律神経を乱してトラブルに。ストレスを感じやすく、やる気が出ません。

【おすすめ食材】

- **乾物** ういきょう、八角、チンピ
- **野菜** セロリ、しゅんぎく、しょうが、にら、菊花、しそ、みょうが、みつば、ミント、パセリ
- **果物** グレープフルーツ、みかん、ゆず
- **調味料 その他** 胡椒、ローズ
- **お茶** ジャスミン茶、ミント茶、ゆず茶

【食事の改善】

量を減らさず、食材の種類を多くして

- 精神を安定させるには、カルシウムなどのミネラル類も大いに影響します。多くの食材を少量ずつ食べるように心がけましょう。
- しそやみつば、にらなどの香味野菜やハーブ類を上手に利用しましょう。

【ライフスタイル】

ストレスをためない工夫を

- 趣味や好きなことに集中するのはストレス解消に効果的です。
- みかんやレモンなどの皮を袋に入れて寝室に置いたり、お風呂に浮かべたりして香りを楽しみましょう。

【運動】

ストレッチで体を伸ばしてストレスを上手に発散

- 気功や深呼吸など心を落ちつかせるような運動がおすすめ。気虚体質がなければ、ジョギングやエアロビクスもよいでしょう。

血虚タイプ

「血」が不足している

体に栄養と潤いを与える「血」が足りない状態です。「血」を作り出すエネルギーの不足や、睡眠不足による消耗が考えられます。消化吸収力が低下している状態です。

【おすすめ食材】

- **乾物**　なつめ、黒きくらげ、黒ごま、くるみ、松の実、らっかせい(皮つき)、黒米、ひじき
- **野菜**　ほうれんそう、にんじん
- **果物**　あんず、いちじく、ぶどう（レーズン）
- **魚・肉**　牡蛎、動物のレバー、赤身の肉、羊肉
- **調味料その他**　牛乳、たまご
- **お茶**　なつめ茶、くこ茶

【食事の改善】

ドライフルーツやナッツ類、レバーで血液補充

- 食事を野菜中心にし過ぎると、血を作る栄養がとれないので、昼食に肉料理を食べるなど、週に1、2回は肉類を食べましょう。また、ドライフルーツやナッツ類もおすすめ。
- 黒い食材、赤い食材を積極的にとりましょう。

【ライフスタイル】

不規則な生活を正しましょう

- 無理なダイエット、朝食抜き、偏食小食、目や脳の使い過ぎ、夜更かしは血虚の原因になります。とくに、月経中や月経後は長時間のパソコンやテレビ、夜遅くまでの仕事や勉強はほどほどに。
- 熱いお風呂や長風呂は、立ちくらみの原因になるので、半身浴がおすすめです。

【運動】

骨盤まわりの血行をよくする下半身の運動を

- 座りながらできる簡単な体操や、お風呂あがりのストレッチはおすすめ。ウォーキングなど軽めの運動からはじめましょう。

瘀血タイプ

「血」の流れが滞っている

体に栄養と潤いを与える「血」の流れが悪く、各所で汚れてたまっている状態です。冷えやストレスを伴うと、ますます巡りが悪くなるので注意しましょう。

【おすすめ食材】

乾物 紅花、黒きくらげ、うこん、とうがらし、さんざし、あずき、黒豆

野菜 なす、ピーマン、ちんげんさい、ほうれんそう、たまねぎ、にら、にんにく、にんにくの芽、らっきょう

果物 ブルーベリー、もも

魚・肉 かつお、まぐろ

調味料その他 酢、黒砂糖、少量の酒

お茶 うこん茶、ローズティー

【食事の改善】

体を温め、血行をよくする食事を

- 辛味野菜は血の巡りをよくします。しょうが、にんにく、らっきょうなどは積極的にとりましょう。
- 酢には血の巡りをよくする作用があるので料理に積極的に使いましょう。

【ライフスタイル】

冷やさない、ストレスをためないように

- ストレス、冷え、過労は、瘀血を招く三大原因。月経前や月経中に重なると血行が悪くなって、瘀血がひどくなります。
- 冷えや鬱血になりやすいので、冷房は控えめにし、腰を中心に体を冷やさないように。
- 「気・血・水」が巡るよう、長時間同じ姿勢ではなく、軽いストレッチや、散歩を。

【運動】

骨盤まわりの血行をよくする下半身運動を

- 骨盤の血行をよくし、鬱血をとるために、骨盤を回したり、腰や足を中心にしたストレッチを朝晩行ったり、ウォーキングや軽いジョギングがおすすめ。

水滞タイプ

「水」の流れが滞っている

水分代謝が悪く、体内に「水」が過剰にたまっている状態です。とくに湿度が高い梅雨時期は体調を崩しやすいので、体を冷やさないように注意しましょう。

【おすすめ食材】

乾物　金針菜、はとむぎ、あずき、黒豆、昆布、のり、わかめ

野菜　とうもろこし、ナンバンゲ、きゅうり、とうがん、もやし

果物　すいか

魚・肉　はまぐり

調味料その他　豆乳

お茶　緑茶、紅茶、ウーロン茶、はとむぎ茶、杜仲茶

【食事の改善】

水分のとりすぎに注意し、飲み物はなるべく温かいものにする

- 水太りしやすいので、水分（果物や酒）のとり過ぎには注意しましょう。冷たいものや生ものはできるだけ控え、刺激物もなるべく控えましょう。
- 喉が渇いたら、なるべく温かいものを。ゆっくりと少しずつ飲むよう、心がけましょう。

【ライフスタイル】

新陳代謝をよくして、体の冷えをとる

- 体の冷えは水分代謝の妨げになるので、とくに冷えやすい首や腰、足首などはしっかりガードしましょう。
- 極度に湿気に弱い体質です。日当たりのよい部屋を寝室にし、ふとん干しもこまめに行いましょう。
- 新陳代謝を活発にする入浴は、なるべく長めに、ゆっくりと入りましょう。

【運動】

汗が出るくらいの運動を心がけて

- 有酸素運動によって発汗を促しましょう。ウォーキングなどをじっくり行い、じわじわと汗をかくのがおすすめ。

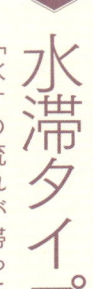

体質タイプはひとつとは限りません

漢方では、「気・血・水」[*1]は、それぞれ互いに関係し合い、常に全身を巡ってバランスをとっていると考えます。どこかが乱れると、他も影響を受け、複数タイプのチェックが同数になることもあります。体質タイプがふたつ以上だった人は、それぞれの体質タイプの養生法を参考にし、日常生活を見直して、バランスを正すことが大切です。

【気・血の乱れ】ストレスの多い人に多い。自分に合ったストレス発散法を探す。

【気・水の乱れ】思い悩む人、面倒くさがりな人に多い。まずは良質な眠りから。

【血・水の乱れ】冷え症の人に多い。体を温める食事で血行をよくする。

【気・血・水の乱れ】不調も複雑な状態。バランスよく食べ、動き、安眠が大切。

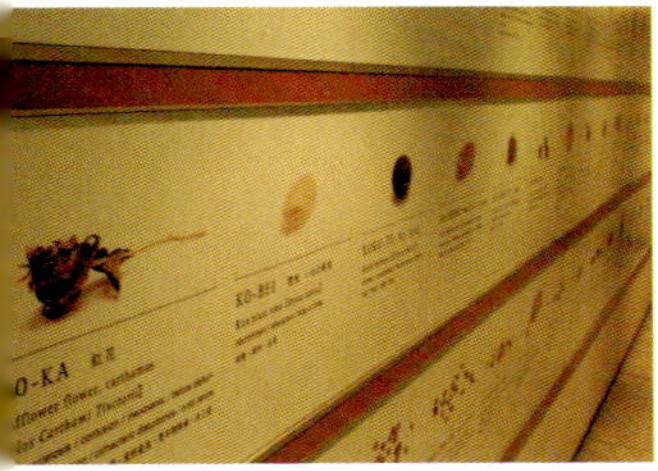

体質タイプは家族でも異なります

体質タイプは、家族であっても異なることがあります。一般的に女性は、月経などの関係から「血」が乱れているタイプが多く、男性は「気」の乱れを感じやすいといわれています。また、環境が変われば、タイプが変化することも。ぜひ本書を参考に自分なりの養生法を見つけてください。

*1：「気・血・水」については、170ページで説明しています。

5つの要素で健康な体に

漢方の考え方のひとつに「五行説」[*2]があります。これは、自然界にあるものを5つの要素の相関関係で表し、要素がバランスよく調和している状態をよい状態と考えます。五行説をもとに、さまざまな切り口で臓腑や感覚器、色や味、自然界を幅広く関連づけて説明したのが左のページの「五行配当表」です。漢方では、「5」をキーワードに、タテの列のように私たちの心と体を5つに分類して考えます。さらに、ヨコの行は、私たちが自然界と密接に繋がっていることを表しています。

実はこれらはかなり深い話で、五行配当表から自然界のあらゆることを読み解くことができます。でも、完璧はありません。自然界のあらゆることが、変化している状態での原則です。当てはまる場合もあれば、当てはまらないものもある、それぐらいの感覚で考えてみてください。

五行配当表を参考に、季節ごとの体調の変化や食生活をもう一度見直してみましょう。第2章で食材の働きについて考えるときにも参考にしてみてください。

*2：「五行説」については、170ページで説明しています。

五行説

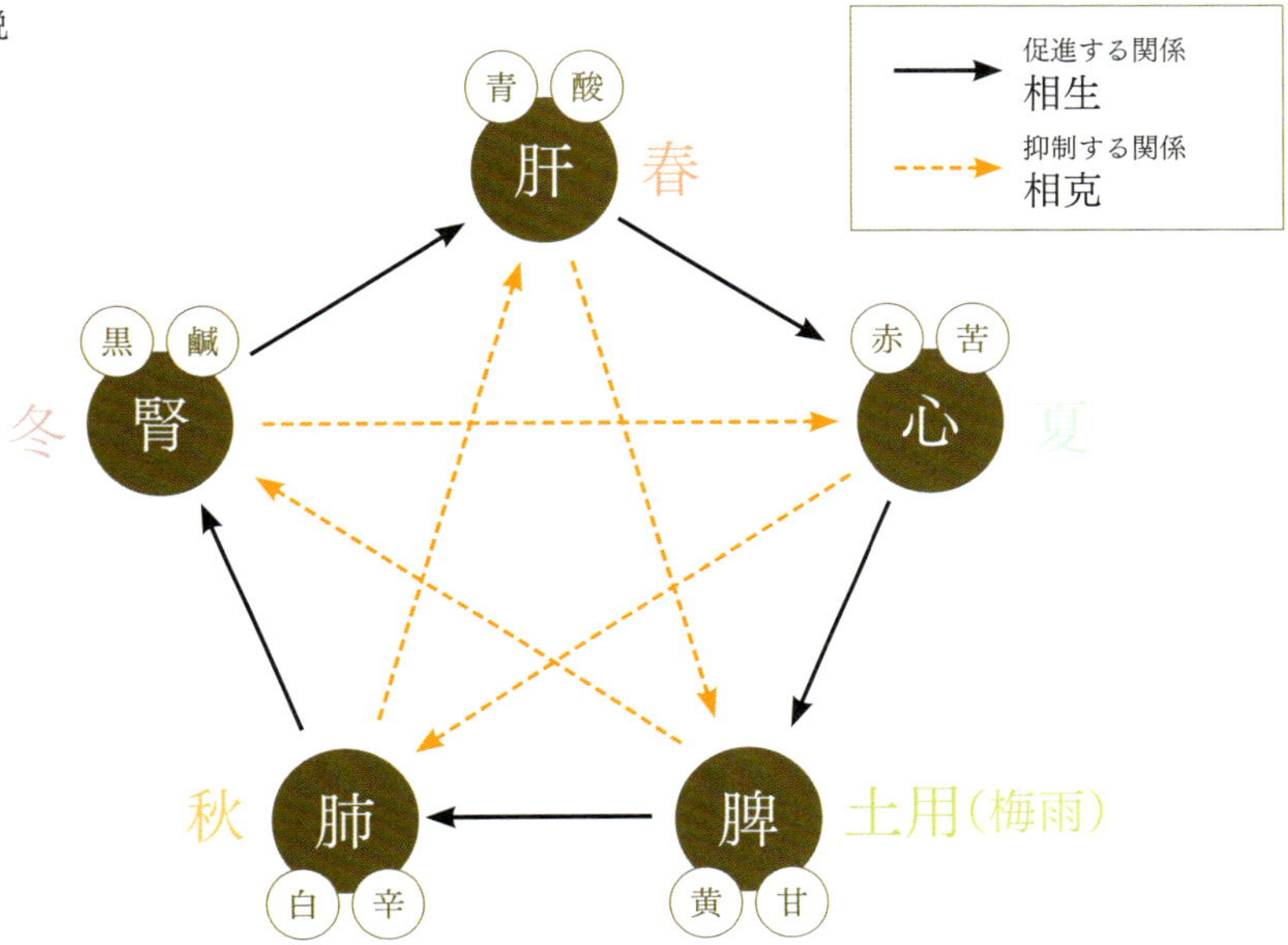

図のオレンジ色矢印のように、「肝」が強くなり過ぎると「脾」が弱まります。「脾」の働きは消化吸収なので、食欲が落ちたり、消化が悪くなることも。そんなときは、「脾」の働きを助ける甘みのある食材をとり入れるとよいでしょう。ただし、甘みとは、野菜などの自然の甘みのことです。

五行配当表

五行	五臓	五腑	五根	五支	五体	五液	五色	五味	五季
木	肝	胆	目	爪	筋	涙	青	酸	春
火	心	小腸	舌	顔面	血脈	汗	赤	苦	夏
土	脾	胃	口	唇	肌肉	よだれ	黄	甘	土用（梅雨）
金	肺	大腸	鼻	皮毛	皮	鼻水	白	辛	秋
水	腎	膀胱	耳	髪	骨	つば	黒	鹹（塩辛い）	冬

「五臓」*3 の「肝」は、「胆、目、爪、筋、涙」と関係しているので、肝が弱くなると、目や爪などに症状が出やすくなります。また、肝は「青、酸、春」とも関係し、春先に「青いもの＝葉野菜」「酸味のもの＝柑橘類」などを食べるとよいと考えられています。

*3：「五臓」の働きについては、163 ページを参考にしてください。

薬膳のきほん④　食材の働きを知り、バランスをとる

薬膳的な食事のバランス

毎日の食事における主食の占める割合はどれくらいですか。「太りたくないからほとんど食べない」という人もいるのではないでしょうか？ 薬膳における一回の食事のバランスは、主食（穀類、豆類）6割、野菜や海藻類など3割、魚や肉が1割と考えます。これは、もともと穀類中心の食生活をしてきた日本古来の食事バランスに近い形です。また、人間の歯並びからも穀類を中心にするとよいことがわかります。穀類はできるだけ未精製のもの、雑穀などをとり入れましょう。さらに、味噌や漬物などの発酵食品を組み合わせることも大切です。

朝昼晩の食事は、朝しっかり、昼まんべんなく、夜少なく、がベストバランスです。忙しい現代人にとってはなかなか難しいですが、朝は食べ物を消化吸収しやすいので、自然のもの、主食となるものを食べ、元気を補うように心がけましょう。

食事の内容も、男女や年齢、職業、環境によって、本来は異なるもので、薬膳では基準がなく、総カロリー○kcalという数値もありません。すべてをまんべんなくとるイメージで、たとえば、子どもは「脾」が弱いので香辛料は控える、お年寄りは皮膚や腸が乾燥しがちなので潤いの食材を加えるなどと考えるとよいでしょう。

● **歯並び**（全32本の割合）

臼歯（穀類を擦り砕く）：20本＝62.5%

門歯（繊維をもった野菜や海藻を切る）：8本＝25%

犬歯（野菜を引きちぎる、穀物の種皮をかみ砕く、動物性の肉を引きちぎる）：4本＝12.5%

第2章

薬膳・漢方の食材帳

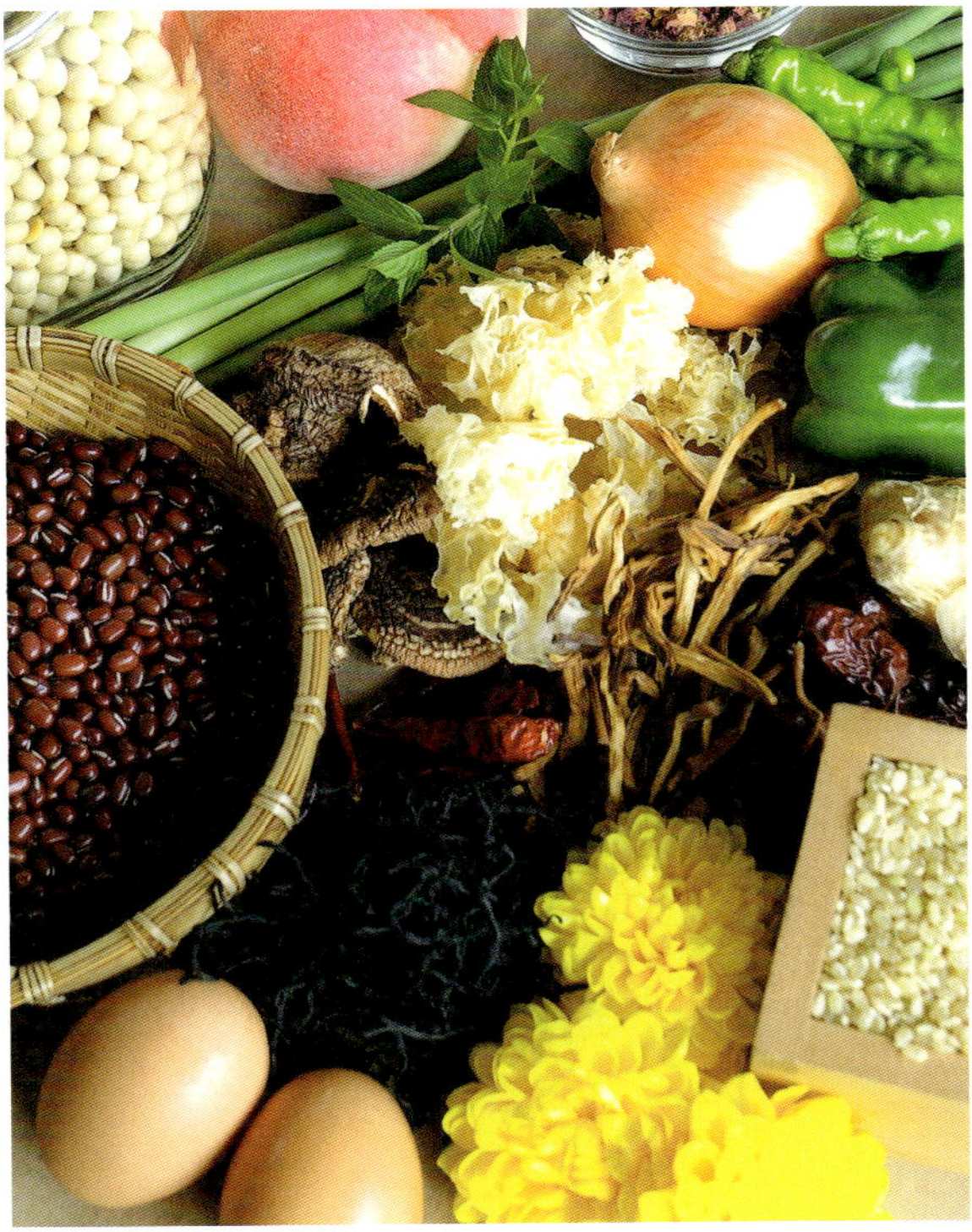

乾物

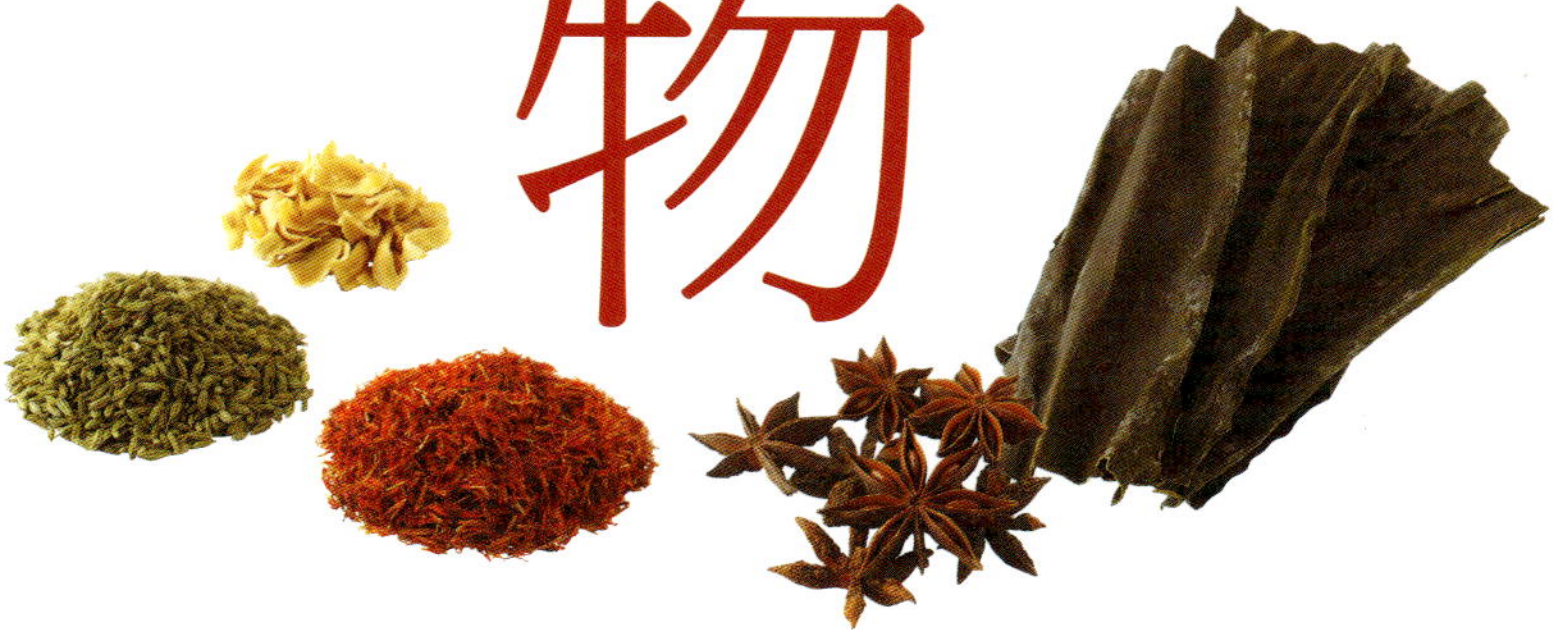

漢方の生薬を料理で使うには

水で戻す 素材のかたさによっては数分から一晩、たっぷりの水に浸します。はとむぎは、戻し汁を料理に使うとよいでしょう。くこの実、金針菜、きくらげ、はすの実、あずきや大豆など。

湯で戻す 香りが少なく、かたい食材を戻すときには、ぬるま湯を使ってもよいでしょう。水で戻すより、短時間で戻ります。くこの実、なつめなど。

酒で戻す ワインや日本酒、紹興酒など、酒で戻すと風味が増します。戻した酒をそのまま調味料として使ってもよいでしょう。料理によって使い分けましょう。くこの実、チンピなど。

粉末にする ホットケーキやクッキー、パン、和え物、煮汁に加える場合は、フードプロセッサーなどで粉末にすると便利です。うこん、さんざしなど。

乾煎りする 木の実は油をひかずに鍋で乾煎りします。煎ることで成分が出やすく、体内に吸収されやすくなります。香ばしさもアップするでしょう。くるみ、松の実、ぎんなん、黒ごまなど。

ティーパックで煎じる 生薬を煮出して、煎じ液をごはんや粥、味噌汁などに使います。後始末が簡単です。とくにかたくて食べにくい生薬によいでしょう。高麗人参、さんざしなど。

気虚　気滞　血虚　瘀血　水滞

なつめ

胃腸の調子を整え心を穏やかにする

棗、大棗：梅雨によい食材

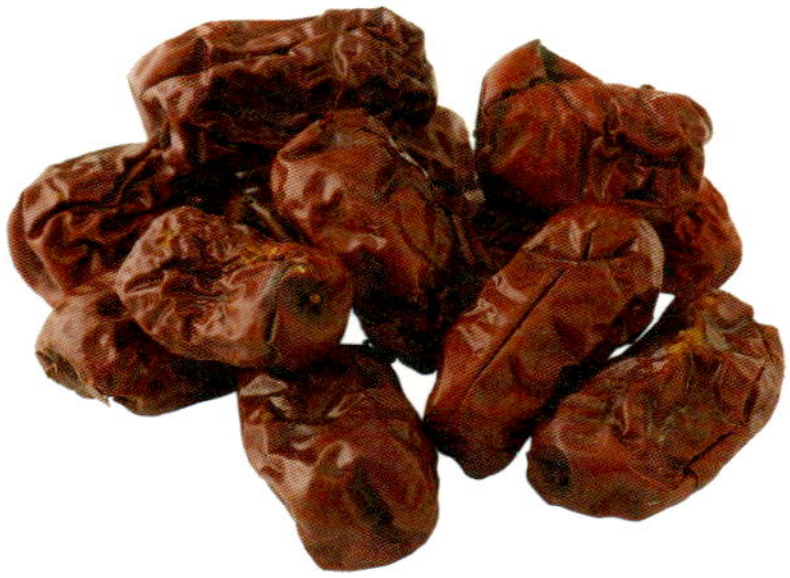

食材のはたらき

［五味］▶甘　［五性］▶温　［帰経］▶心、脾

おすすめ薬膳

貧血を解消して、心と体の疲れを回復

なつめ酒（レシピはp118）

気や血を補う作用があるなつめを、血行をよくし、体を温める効果があるアルコールに漬け込んだ薬膳酒。なつめの香りがしてほのかに甘く、まろやかな味わいに。少量ずつ飲むことで、貧血やストレス対策になるでしょう。

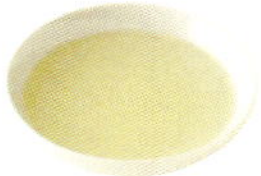

酒（p149）
少量とることで、体を温め、関節の痛みや筋肉のしびれを改善。体から冷えを追い出す。

胃腸の働きが低下していると感じたら

なつめとあわのお粥（レシピはp98）

さっと洗ったあわともち米、なつめを強火で炊いた粥。体の中にひそむ冷えを追い出して、胃腸を温めて調子を整える効果があります。なつめの働きで、張りつめた神経をリラックスさせてくれるでしょう。

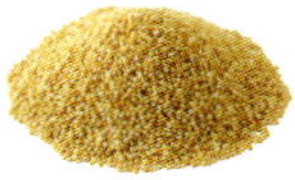

あわ（p45）
脾の働きをよくして、消化不良や吐き気を解消する。たんぱく質、鉄分が多く、貧血改善に。

気持ちが落ち込んだり、イライラしたり、不眠気味、また、食欲不振や心身の疲れに、体力、気力を補い、元気を与えてくれるなつめ。脾の働きをよくして、胃腸の調子を整えるので、必要な栄養をきちんと補うことができます。なつめの果実を乾燥させたものを大棗（タイソウ）といい、漢方薬によく用いられています。

TOPICS

水から煮出しても、ぬるま湯で戻してもOK！

スープや煮物などには鍋で水から煮出し、なつめの実と一緒に煮汁も使いましょう。炒め物には、湯で戻してやわらかくなったなつめを使います。また、手早く戻すには、手やハサミでちぎるとよいでしょう。口当たりによっては、種を除いてもよいです。

気虚　気滞　血虚　瘀血　水滞

べにばな
●紅花

鬱血をとり除いて月経の不調対策に

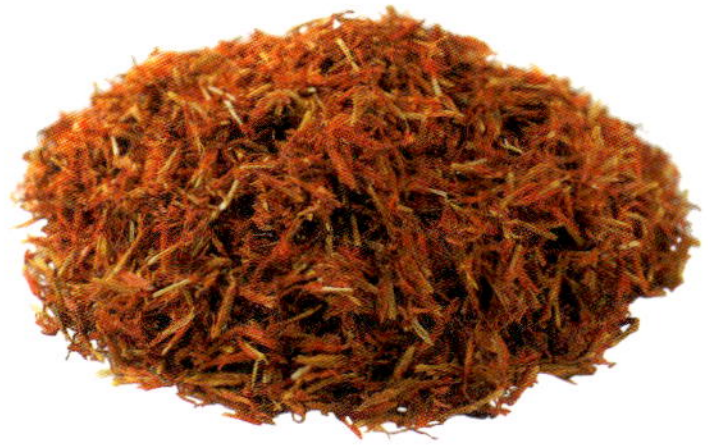

キク科のベニバナの花。体の中で滞った血液を流して、こりや痛みを和らげます。肩こりや関節痛、神経痛にも効果的。とくに、子宮に作用し、月経不順や月経痛、月経前症候群、更年期障害など、女性特有の血の滞りから起こる症状を改善します。ただし、妊娠中、妊娠の可能性のある人や月経過多の人には禁忌です。

食材のはたらき

［五味］▶辛　［五性］▶温　［帰経］▶肝、心

おすすめ薬膳

痛みやしびれがある人、瘀血の人に

紅花さんざし酒

どちらも、血の巡りをよくして、老廃物を押し流してこりや痛み、しびれをとり除く作用がある紅花とさんざし。紅花10gと刻みさんざし50gをホワイトリカー720mlに漬けて、約1か月後からが飲みごろです。少量ずつ飲むようにしましょう。

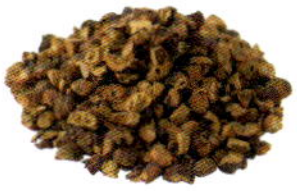

さんざし(p40)
血の滞りを改善し、痛みをとる。イライラ、動悸、不眠などにもよい。消化を促進する。

月経痛、無月経の改善に

紅花しょうがドリンク

体を温めるしょうがと、血の巡りをよくする紅花との組み合わせ。同じく体を温める紅茶に加えると、女性の月経トラブルの改善に適しています。冷えは女性の大敵。ホットドリンクとしていただきましょう。

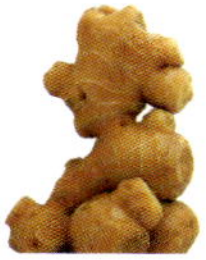

しょうが(p73)
お腹を温め、胃の冷え、吐き気を解消。発汗・利尿作用により、むくみにも有効。

TOPICS

戻す作業は不要 そのままトッピングするだけ！

天然染料として使われている紅花は、酒に漬けたり、お茶に加えると、美しい紅橙色に染まります。炒め物やスープなどの調理の際は、水や湯で戻すことなく、料理の仕上げにひと摘みのせるだけでOKです。紹興酒に漬けると香りづけの調味料にも。

気虚　気滞　血虚　瘀血　水滞

くこのみ

枸杞、枸杞子

疲れ目、滋養強壮 老化防止に

食材のはたらき

[五味]▶甘　[五性]▶平　[帰経]▶肝、肺、腎

おすすめ薬膳

滋養強壮、目の充血や疲れ目に

くこの実と高麗人参の粥

やる気がでない、気力がない人におすすめ。全身の疲れをとり除いて、元気を与えてくれるくこの実と高麗人参。高麗人参は、粥の炊き始めから、くこの実は、塩やごま油などで調味するときに一緒に加えましょう。

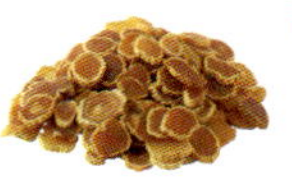

高麗人参（p31）

元気を強力に補う作用から、滋養強壮、疲労回復、ストレスなど精神疲労にも有効。

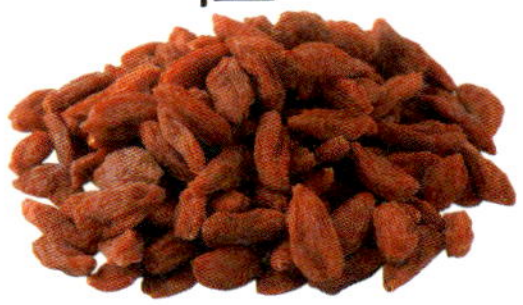

杏仁豆腐のトッピングなど、なじみのある薬膳食材です。くこの実は、耳鳴りやめまい、足腰に力が入らない、精力減退などの改善に有効です。また、眼精疲労、涙目、視力低下など目のトラブルにもよいでしょう。

気虚　気滞　血虚　瘀血　水滞

ういきょう

茴香、フェンネル

体を温めて 胃腸の調子を整える

食材のはたらき

[五味]▶甘、辛　[五性]▶温
[帰経]▶肝、脾、腎

おすすめ薬膳

夏バテで食欲不振のときに

えだまめとういきょうの塩茹で

暑さで消耗しやすいミネラルやビタミンを補い、良質なたんぱく質を含むえだまめと、お腹のはりや吐き気、食欲不振に効くういきょうの組み合わせです。お腹を温めるので、夏のクーラー冷えなどにも有効です。

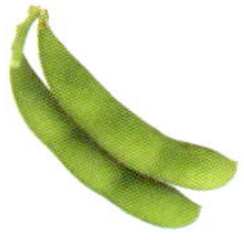

えだまめ（p77）

気・血を補い、腸を潤すため、便秘解消や美肌を促進。夏場の良質なたんぱく質源。

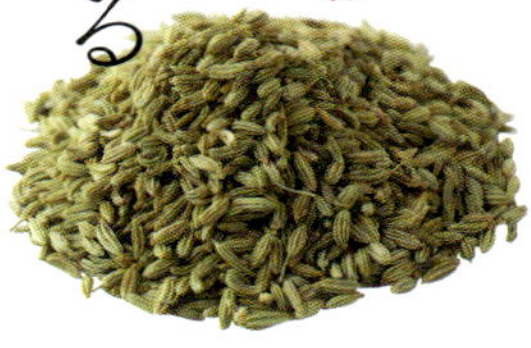

体を温め、冷えからくる胃痛や腹痛、腰痛などによい漢方薬にも用いられます。体の緊張をほぐして、胃腸の働きを活発にし食欲を促します。調理では、ピクルスの風味づけやリキュールの香りづけにも使います。

気虚　気滞　血虚　瘀血　水滞

ゆりね

百合根：冬によい食材

イライラを鎮めて咳を止める

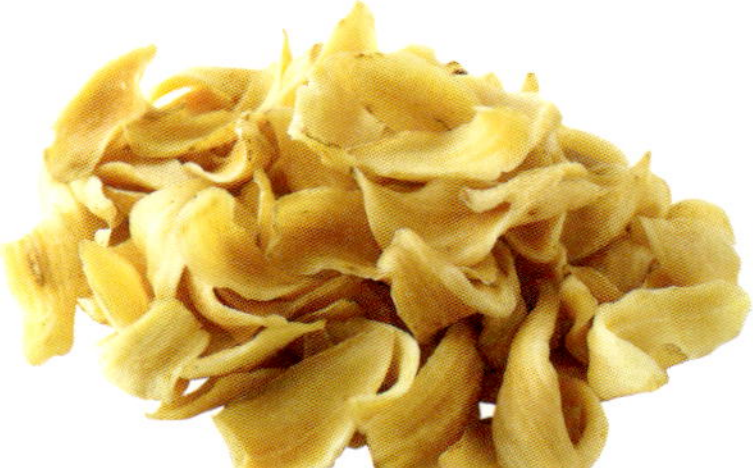

心を落ちつかせる作用が強いゆりね。精神疲労からくるイライラや不安感、眠れないなど、心の熱を鎮めます。また、肺や気管を潤して、咳を止める働きがあります。また、肌に潤いを与える作用があるので、にきびや吹き出物ができやすい人、口内炎ができたときなどにもとり入れてみるとよいでしょう。

食材のはたらき

[五味]▶甘　[五性]▶寒　[帰経]▶心、肺

おすすめ薬膳

イライラしているときに

セロリとゆりねのサラダ

怒りっぽいとき、気分が滅入ってイライラしているときによいセロリとゆりねの組み合わせ。セロリは、その食感と香りからも、気持ちの停滞感を吹き飛ばしてくれます。利尿作用があり、むくみがあるときにもおすすめです。

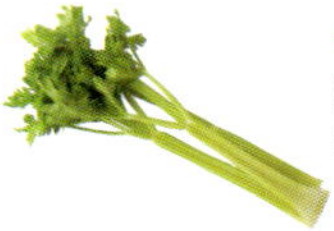

セロリ (p68)

肝の働きをよくして、カッとなった怒りや目の充血などを改善。めまいや頭痛にも効果的。

元気が出ないときに

ゆりねのカレー

ほこほことした食感のゆりねのカレーは、気の巡りをよくして、血行を促進するので、気持ちが晴れずに元気が出ないときにおすすめ。カレー粉に含まれるターメリック（うこん）は、そのスパイシーな香りでパワーを与えてくれます。

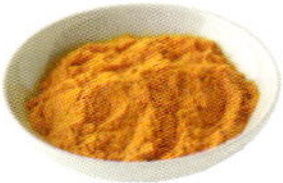

うこん (p33)

肝の働きをよくする。瘀血や気の滞りを解消。鼻血や吐血など出血疾患にもよい。

TOPICS

生のゆりねと乾燥ゆりねの扱い方

生のゆりねは、ほとんどが北海道産。旬は晩秋から早春で、主に正月用の食材として出回ります。使うときは半分に切って、鱗片を1枚ずつ剥がします。乾燥ゆりねは、百合（ビャクゴウ）という生薬です。水で戻してからやわらかくなるまで煮ると、生のゆりねと同じように使えます。

気虚　気滞　血虚　瘀血　水滞

こうらいにんじん

高麗人参：冬によい食材

心身の疲労回復 滋養強壮に

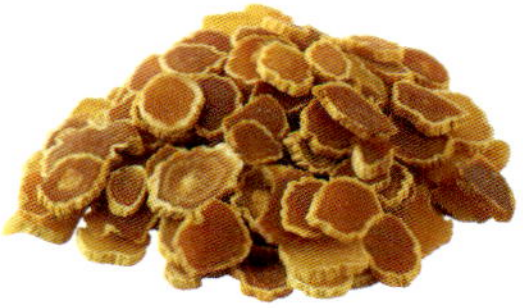

元気を補う強い作用をもつ高麗人参。古くから、病中病後、疲れがたまり体力が弱っているときに用いられてきました。食欲不振、軟便気味なときや、また、高熱によって汗をかき過ぎたときなどにも、渇きを潤します。

食材のはたらき

[五味] ▶ 甘、苦　[五性] ▶ 温

[帰経] ▶ 心、脾、肺

おすすめ薬膳

疲れやすく顔色の悪い人に

高麗人参とほうれんそうの水餃子

疲労回復に効果的なほうれんそうと高麗人参。貧血気味や気力のないときにもおすすめ。高麗人参はぬるま湯に1時間程度漬けて戻し、みじん切りにして使います。戻し汁は捨てずに、なつめと合わせてお茶にしましょう。

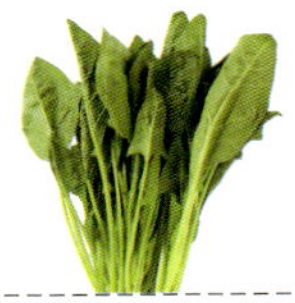

ほうれんそう (p71)

血を補い、顔色が悪い、乾燥肌、慢性の便秘などによい。目の充血などにもよい。

気虚　気滞　血虚　瘀血　水滞

はっかく

八角、スターアニス

お腹の冷えやはり 食欲不振に

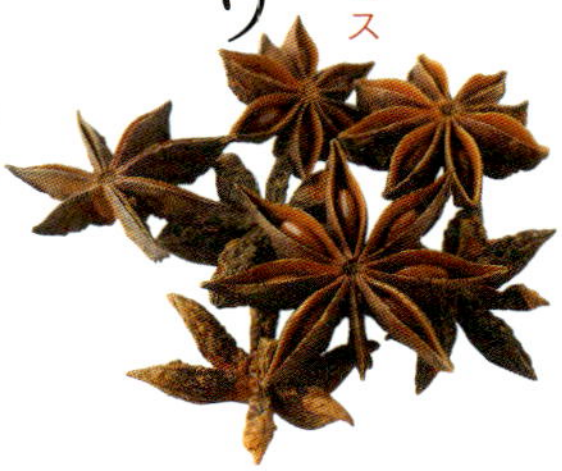

お腹を温めて、冷えによる腹痛などの痛みを改善します。冷え症の人はもちろん、胃腸の働きをよくして、消化が悪い、食欲がないときにもおすすめです。気の巡りがよくなるので、イライラなど自律神経の乱れを鎮めます。

食材のはたらき

[五味] ▶ 甘、辛　[五性] ▶ 温

[帰経] ▶ 脾、腎

おすすめ薬膳

お腹が冷える人や食欲不振のときに

鶏肉と八角の煮物

強い香りが特徴の八角は、肉や魚の煮込み料理によく使われます。他の調味料と一緒に煮立たせて、お腹を温める作用をもつ鶏肉を加えて煮込みます。スパイシーな香りが食欲をそそり、体の中から温まります。

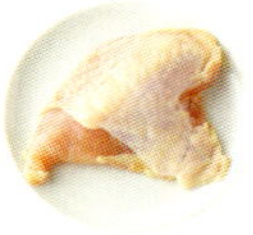

鶏肉 (p132)

お腹を温めて、元気を補う。慢性下痢の改善、虚弱体質の人や産後の体力回復によい。

気虚　気滞　血虚　瘀血　水滞

きんしんさい

金針菜

気血水の巡りを正し むくみや貧血に

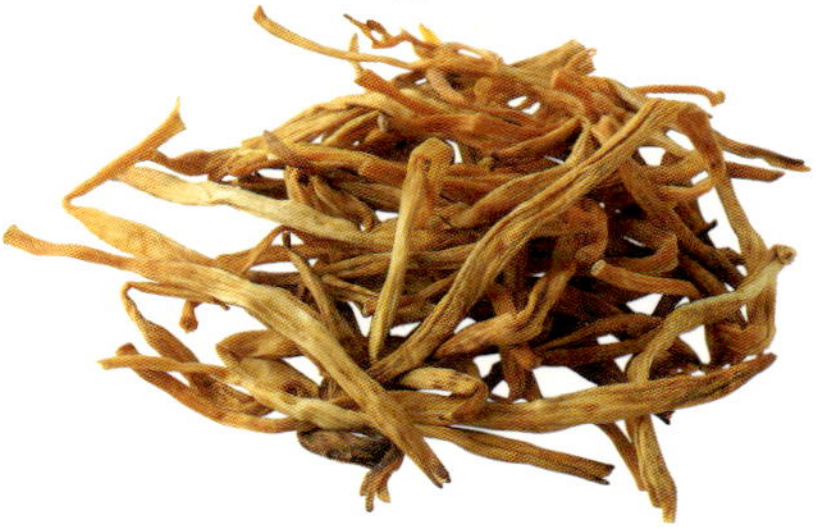

ユリ科のホンカンゾウの花のつぼみを乾燥させた金針菜。「忘憂草《ぼうゆうそう》」と呼ばれ、元気のないときや憂鬱なときに効果があるといわれています。体の熱を冷まし、水分の代謝をよくして、ほてり、排尿異常、むくみ、黄疸などに効果があります。血の巡りをよくするので、月経痛や貧血など女性特有のトラブルにも効果的です。

食材のはたらき

［五味］▶甘　［五性］▶涼　［帰経］▶肝、脾、腎

おすすめ薬膳

貧血気味のときに

ほうれんそうと金針菜のスープ （レシピはp140）

鉄分がほうれんそうの約20倍ともいわれる金針菜。カルシウム、ビタミンも多く、栄養面で考えても貧血や低血圧の改善に有効です。ほうれんそうが血を補い、金針菜がその巡りをよくする作用により、血虚を改善します。

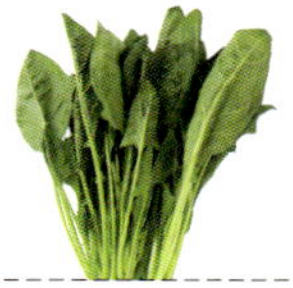

ほうれんそう （p71）

血を補い、顔色の悪さや、貧血を改善。肝の働きをよくし、目の充血やめまいにも効果的。

疲れがたまって元気のない朝に

金針菜とさつまいもの味噌汁

さつまいもの甘みが心を和らげ、疲れをとり、胃腸の調子を整えます。金針菜が、血を補い、気・血の巡りをよくして、むくみやほてり、鬱々とした気分を晴らしてくれるでしょう。

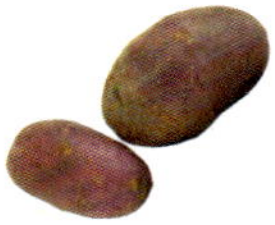

さつまいも （p88）

胃腸を活発にさせ、便秘の予防に。気を補い、疲れをとり、食欲不振に有効。

TOPICS

乾燥金針菜の扱い方とフレッシュ金針菜

乾燥金針菜は、ぬるま湯で30分程度戻し、硬い部分をとり除いて洗い、食べやすい大きさに切って使います。中華街の八百屋さんなどで生の金針菜を見かけることがあります。旬は、春から夏にかけて。生の状態では毒があるので、しっかりと火を通して利用しましょう。

気虚　気滞　血虚　瘀血　水滞

うこん
鬱金、ターメリック

痛みや出血を抑え食欲不振を解消

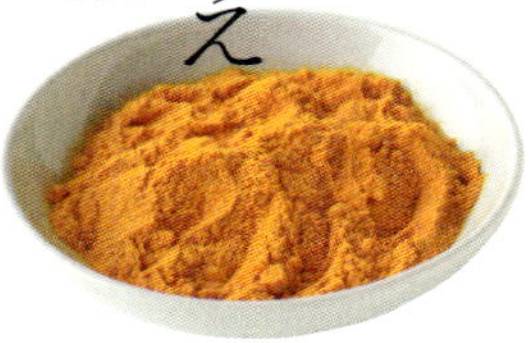

気の巡りと血行をよくするので、胸痛、腹痛、月経痛などの痛みによいとされるうこん。吐血、血尿、鼻血など、出血疾患にもよいでしょう。また、肝の働きをよくするので、黄疸、食欲不振に有効です。

食材のはたらき

[五味]▶辛、苦　[五性]▶涼　[帰経]▶肝、心

おすすめ薬膳

疲れやすいなと感じたら

かぼちゃのカレースープ

カレー粉に含まれるターメリック（うこん）が、気を巡らし、瘀血を改善します。かぼちゃの甘みが心を和ませ、気を補うため、疲れがたまっている人におすすめの組み合わせ。体を温めるので、元気が沸いてくるでしょう。

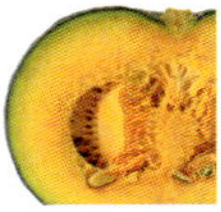

かぼちゃ（p63）
体を温めて、気を補い、体力をつける。慢性的な疲れや、便秘、糖尿に。

気虚　気滞　血虚　瘀血　水滞

とうがらし
唐辛子

冷えからくる肩こり、関節痛に

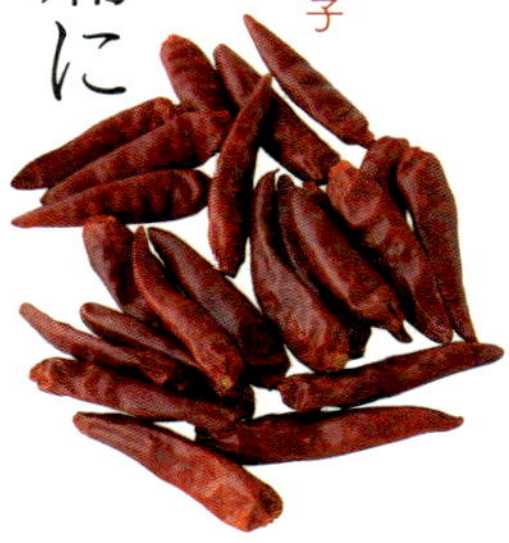

体の中の冷えを追い出し、温める作用が強いとうがらし。香辛料として、世界中で使われています。血の巡りをよくし、胃腸の冷えをとり除くほか、痛みやしもやけにも有効。消化を促進するので、食欲があまりないときにも。

食材のはたらき

[五味]▶辛　[五性]▶熱　[帰経]▶心、脾

おすすめ薬膳

消化促進、胃腸が弱っているときに

とうがらしとたまごのスープ

胃腸を温めて消化を促すとうがらしとたまごの組み合わせ。ほうれんそうやちんげんさいなどの野菜を加えると栄養的にもよいでしょう。胃がもたれているときや食欲がないときなどにもおすすめです。

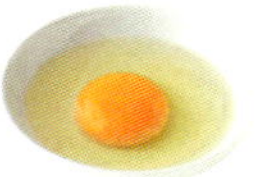

たまご（p155）
血液や体液を補うので、虚弱体質の体質改善に。体の中の余分な熱を冷ます作用も。

気虚　気滞　血虚　瘀血　水滞

シナモン
桂皮

腹痛、月経痛など冷えからくる痛みに

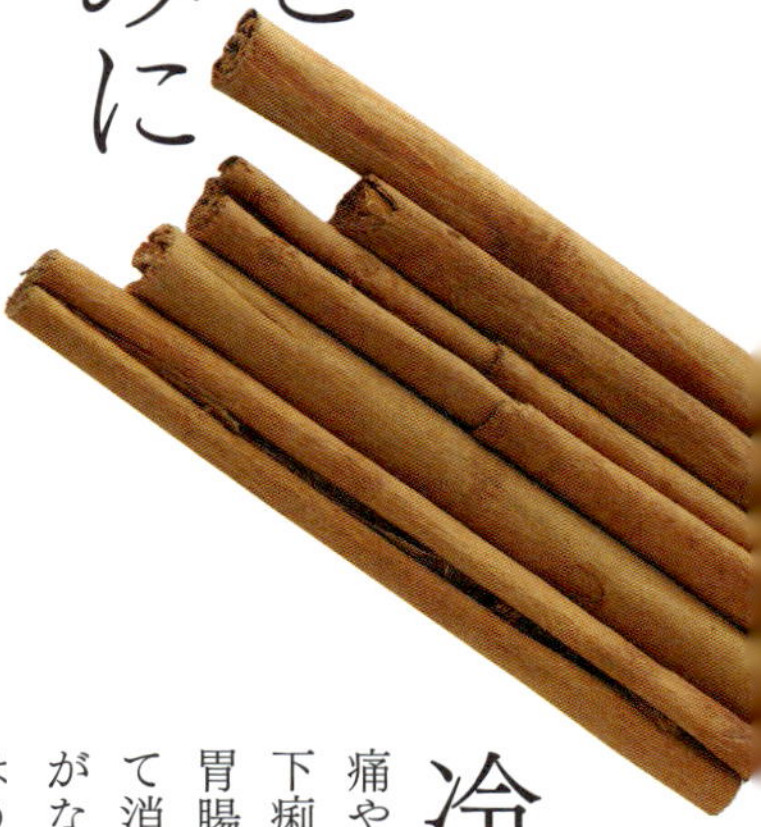

冷え症の人におすすめの食材です。冷えからくる腹痛や関節痛などの痛みを和らげ、下痢、排尿異常などに有効です。胃腸を温め、脾の働きをよくして消化機能を高めるので、食欲がないときにも利用してみましょう。また、体を内側から温めるので、月経痛や月経前症候群など、女性特有の不調にもよいでしょう。

食材のはたらき

[五味]▶甘、辛　[五性]▶熱　[帰経]▶肝、心、脾、腎

おすすめ薬膳

冷えからくる腹痛、下痢、関節痛に

シナモンとしょうがのホットワイン

どちらも、体を温め冷えを追い出す作用をもつ食材です。赤ワインにシナモン、しょうがを加えて、温めて飲みましょう。お好みではちみつを入れてもよいです。気持ちもリラックスして痛みが和らぐでしょう。

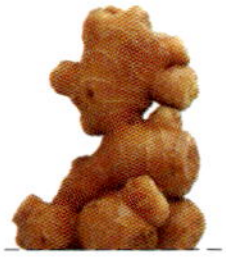

しょうが (p73)

お腹を温め、胃の冷え、嘔吐を止める。発汗して冷えを追い出すので、風邪の初期症状に。

月経痛に

シナモンとなつめのお茶

なつめのほのかな甘みとシナモンのスパイシーな香りが、月経時の不快な気持ちを晴らしてくれる組み合わせ。しっかりと内臓を温め、冷えからくる痛みをとり除き、胃腸の調子を整えて、体に必要な栄養を吸収します。

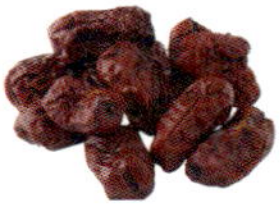

なつめ (p27)

血を補って、精神を安定させ、不眠、イライラなどによい。胃腸を保護する役目がある。

TOPICS

市販のお菓子に使われているシナモンでも冷え退治効果あり？

アップルパイやシナモンロールなどの洋菓子やパン、ニッキとして和菓子に使われるシナモンですが、もちろん、体を温めて血行を促進する効果が期待できます。また、コーヒーショップのシナモンシュガーも、体が冷えているときには利用するとよいでしょう。

気虚　気滞　血虚　瘀血　水滞

黒きくらげ

黒木耳

血液の浄化や生活習慣病予防に

疲れやすい、顔色が悪いなどを改善する黒きくらげ。ミネラル分が多く、血液さらさら効果が期待できる食材として、がんや動脈硬化の予防によいでしょう。また、肺を潤すので、空咳、口の渇き、乾燥肌にも有効です。

食材のはたらき

[五味]▶甘　[五性]▶平　[帰経]▶肝、脾、肺、腎

おすすめ薬膳

肌の乾燥やシワが気になる人に

黒きくらげと松の実の和え物

カルシウムなどミネラル分が多く含まれている黒きくらげ。老化予防に効果が期待されている松の実。血を補うふたつの食材の組み合わせにより、乾いた肌を潤してくれるでしょう。

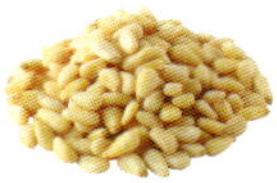

松の実 (p38)
皮膚や髪の毛に潤いを与える。滋養強壮効果があり、エイジングケアに。

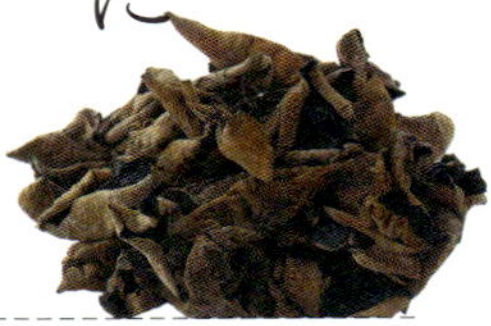

気虚　気滞　血虚　瘀血　水滞

白きくらげ

銀耳：秋によい食材

滋養強壮や美肌づくりに

女性におすすめの白きくらげは肌に潤いを与えてくれる食材。肺の働きをよくするため、虚弱体質で、疲れやすく、息切れをするような人にもよいでしょう。皮膚の乾燥だけでなく、空咳、喉の渇きなどにも効果的です。

食材のはたらき

[五味]▶甘　[五性]▶平　[帰経]▶脾、肺、腎

おすすめ薬膳

更年期の変調に

白きくらげとゆりねの蒸し物

更年期に起こりやすいイライラや不眠、息切れや皮膚の老化などに有効な組み合わせです。白きくらげはたっぷりの水で1時間程度戻してから、煮物に加えます。ホルモンバランスを整えてくれるでしょう。

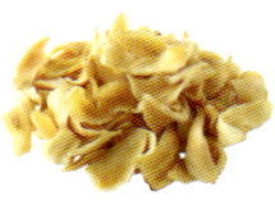

ゆりね (p30)
心の熱をとり、イライラを鎮めて、精神を安定させる。不眠の症状にもよい。

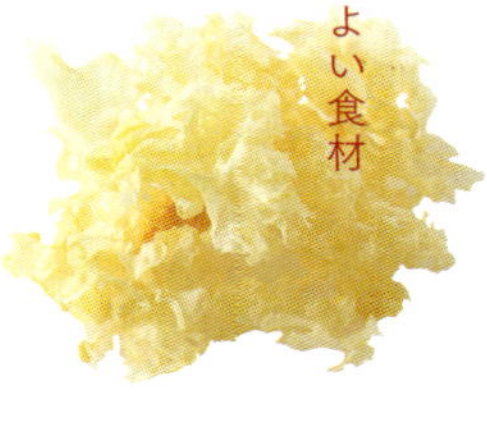

気虚　気滞　血虚　瘀血　水滞

黒ごま

黒胡麻

加齢によるパワー不足に

食材のはたらき

［五味］▶甘　［五性］▶平　［帰経］▶肝、腎

おすすめ薬膳

冷えや乾燥からくる便秘に

黒ごまとくるみのはちみつ和え

黒ごま、くるみとも、腸を潤す効果をもつ食材です。腸が動かない冷えからくる便秘や、汗をよくかく、排尿回数が多いなど、腸に水分がまわらない乾燥からくる便秘の人によいでしょう。

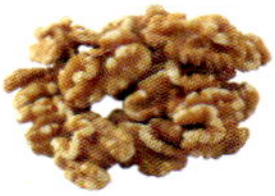

くるみ（p37）

（p37）

腸を潤して、便通をよくする。腎を補い、腰痛、耳鳴りなどによい。

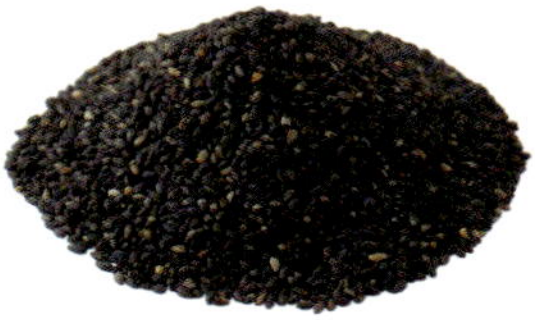

耳鳴り、めまい、足腰に力が入らない、肌や髪がパサつくなど、エイジングによるトラブルの改善に有効です。更年期障害や老化によるパワー不足の人におすすめ。滋養強壮作用によって、若白髪や便秘にもよいでしょう。

気虚　気滞　血虚　瘀血　水滞

白ごま

白胡麻

体を潤し肌の乾燥や便秘に

食材のはたらき

［五味］▶甘　［五性］▶平　［帰経］▶脾、肺

おすすめ薬膳

胃腸虚弱、便秘体質の人に

豆腐の白ごま散らし

どちらも体内を潤す働きがある食材です。豆腐は少し温めて、ごまをたっぷりと散らして食べましょう。練りごまをめんつゆなどで調味して、ごまだれにして豆腐にかけるのもおすすめ。

豆腐（p156）

潤いの作用から、空咳や口の渇き、口臭などに。脾の働きをよくし、消化不良、便通によい。

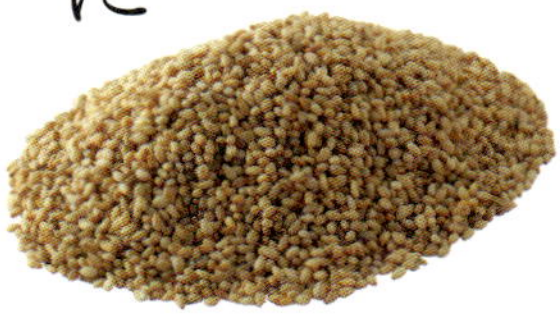

五臓を潤す働きがあり、体全体の調子を整えます。体力や精力が落ちてきたなと感じたら、積極的にとり入れましょう。肌の乾燥や便秘の予防はもちろん、加齢によるトラブルにも効果が期待できるでしょう。

気虚　気滞　血虚　瘀血　水滞

くるみ

胡桃：冬によい食材

エイジングケアと滋養強壮に

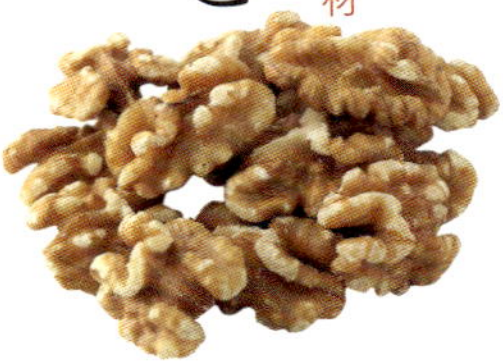

腎を補い、腰痛、耳鳴り、肌の老化など、老化予防、滋養強壮効果が期待されているくるみ。また、肺と腎両方の働きをよくするため、慢性の咳、喘息にも有効です。息切れや便秘を解消するのにもよいでしょう。

食材のはたらき

[五味]▶甘　[五性]▶温　[帰経]▶肺、腎

おすすめ薬膳

血行をよくして美肌効果を上げたいときに

にんにくとくるみのパスタ

良質なたんぱく質とビタミンを含むくるみは、エネルギー代謝が高く、疲労回復に効果的です。にんにくも体を温めて、気の巡りをよくすることから、代謝をアップする働きがあり、肌のトラブルを改善します。

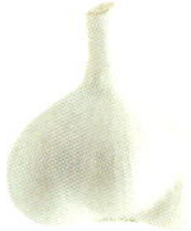

にんにく（p84）

血の巡りをよくして、体を温める。気を巡らせて、消化を助ける。

気虚　気滞　血虚　瘀血　水滞

くり

栗：秋によい食材

足腰のだるさ耳鳴りなどに

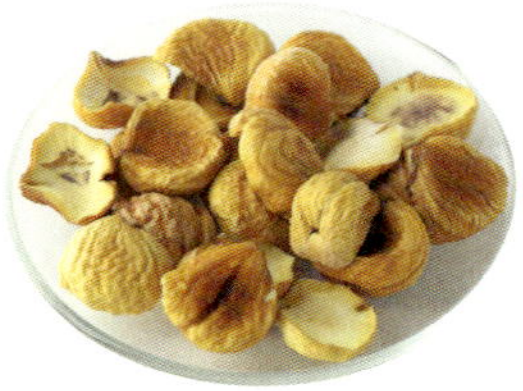

脾と腎の働きをよくするので、疲れやすい、足腰がだるい、難聴、耳鳴りがする人におすすめです。また、止血の作用があり、血便、鼻血などにも有効。慢性下痢や、高血圧、動脈硬化などの生活習慣病、老化予防にも。

食材のはたらき

[五味]▶甘　[五性]▶温　[帰経]▶脾、腎

おすすめ薬膳

美肌効果、栄養の吸収力をよくしたい人に

くりと鶏肉の煮物

お腹を温める鶏肉は、胃腸の調子を整えて、栄養の吸収力を高めるので、疲れやすい人の体力回復におすすめ。また、良質なビタミン、ミネラル、脂質を含むくりは、美肌など美容効果も期待できます。

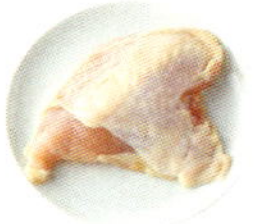

鶏肉（p132）

お腹を温め、気を補うので、食欲不振、慢性下痢によい。虚弱体質の体質改善にも。

気虚　気滞　血虚　瘀血　水滞

まつのみ

空咳や便秘 皮膚や髪の乾燥にも

松の実、海松子

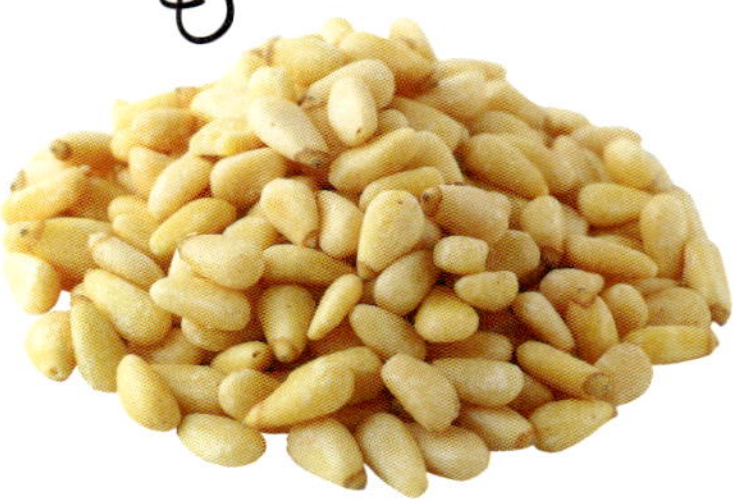

松の実は、体の中の乾燥を潤す作用があり、海松子（カイショウシ）と呼ばれる生薬としても用いられます。空咳や便秘の解消によいでしょう。また、皮膚や髪の毛に潤いを与え、滋養強壮効果が高いので、老化予防に有効です。髪の毛がパサつく、抜け毛、爪が割れやすい、顔色が悪いときなどに積極的にとり入れましょう。

食材のはたらき

［五味］▶甘　［五性］▶温　［帰経］▶肝、肺

おすすめ薬膳

潤いをプラスして、便秘を解消したいときに

松の実入りはとむぎ茶

血を補う松の実と、水分代謝を正して、むくみやうみをとるはとむぎの組み合わせ。乾燥気味な腸内を潤すので、便秘の人におすすめです。また、腸内環境が整うことで美肌アップにも効果が期待できるでしょう。

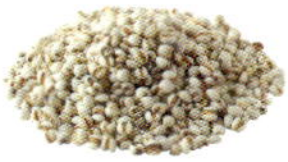

はとむぎ（p43）
脾の働きを高め、余分な水分を排出するので、むくみによい。

便秘の予防や肌の潤いに

松の実と豆腐の炒め物

乾燥を潤す効果がある豆腐と、血を補う松の実を使った炒め物。炒めるときにごま油を使うと、さらに潤い効果がアップします。腸に潤いを与え、便秘を解消したい人におすすめです。

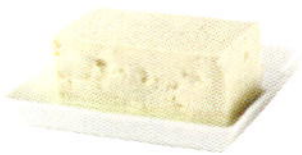

豆腐（p156）
余分な熱をとり、目の充血や腫れを抑える。脾の働きをよくして、消化促進、便秘解消に。

TOPICS

油をひかずに軽く炒ってから使おう！

松の実など木の実は、脂分が酸化しやすいので、保存するときは密閉袋に入れて低温のところで保存します。調理に使用するときは、軽くフライパンで乾煎りしてからサラダやお粥に加えましょう。

気虚　気滞　血虚　瘀血　水滞

らっかせい

落花生：秋によい食材

乾燥する季節の潤い対策に

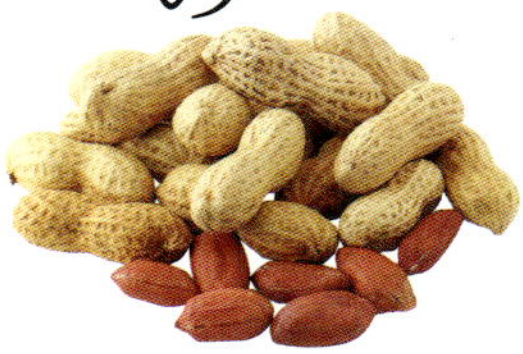

食材のはたらき

[五味]▶甘　[五性]▶平　[帰経]▶脾、肺

おすすめ薬膳

乾燥する季節の美肌アップに

手羽先のピーナッツ和え

潤い不足が気になる季節に、コラーゲンたっぷりの手羽先を香ばしく焼いて、ピーナッツで和える薬膳レシピ。鶏肉は、消化がよく滋養強壮の食材です。食欲のないときにも、おすすめです。

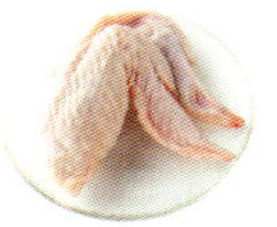

手羽先 (p132)

お腹を温め、元気を補い、体力のない人の体質改善によい。慢性の下痢や食欲不振に。

らっかせいは、他の木の実同様、潤い効果が高いことが特徴です。慢性の空咳、秋から冬にかけての空気の乾燥による乾燥肌、便秘にも有効です。また、食欲不振、胃もたれのときにも、とり入れるとよい食材です。

気虚　気滞　血虚　瘀血　水滞

ぎんなん

銀杏：秋によい食材

呼吸のトラブルに咳を鎮め痰を切る

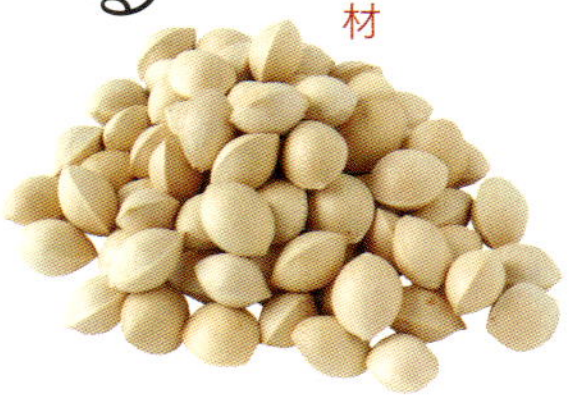

食材のはたらき

[五味]▶甘、苦、渋　[五性]▶平
[帰経]▶肺、腎

おすすめ薬膳

咳や気管支炎などの不調に

ゆりねとぎんなんのお粥

肺の粘膜を潤し、呼吸を楽にする作用をもつ組み合わせです。慢性喘息や気管支炎など、肺の働きが弱い人におすすめ。ぎんなんの下準備は、軽く炒って殻を割り、熱湯にくぐらせて薄皮をとると簡単です。

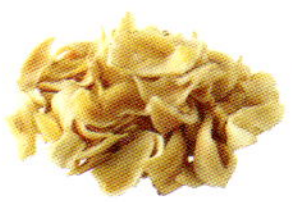

ゆりね (p30)

肺を潤し、咳を止め、肌に潤いを与える。イライラを鎮めて、精神を安定させる。

肺の働きをよくして、呼吸機能を高めます。慢性喘息や、咳や薄い痰が気になるときによいでしょう。また、収斂作用があり、おりものが薄くて多いときや、頻尿などに有効です。多食は中毒の恐れがあり気をつけましょう。

気虚 気滞 血虚 瘀血 水滞

さんざし

山査子

肉の食べ過ぎ消化不良に

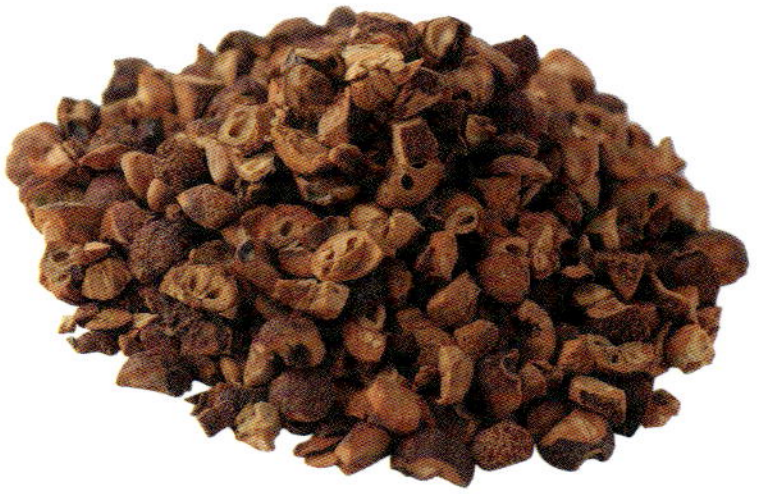

肉料理など脂っこいものの消化を促進する作用があります。コレステロールや血圧を下げる働きもあるので、外食が多い人や生活習慣病が気になる人におすすめ。また、過剰な排泄や出血を抑え、遺精、慢性不正出血、おりものが白くて多い、尿失禁などのトラブルにも有効です。

食材のはたらき

[五味]▶甘、酸　[五性]▶温　[帰経]▶肝、脾

おすすめ薬膳

肉や脂っこいものの食べ過ぎによる消化不良に

さんざし茶

消化を促進して、吸収力を高めるお茶です。さんざしパウダーをお湯でとき、食事の後に飲むとよいでしょう。酸味のあるさんざしには、お好みで黒砂糖を合わせるとよいでしょう。

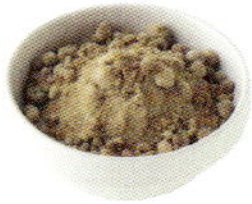

黒砂糖(p147)

食べ物の消化吸収を促し、全身に運ぶ。血行をよくしてお腹を温める。

胃腸の働きが低下したときに

さんざし酒

胃腸の働きをよくして、お腹のはりや胃痛、食欲不振をよくします。また、さんざしは、血の巡りをよくするので、瘀血タイプの人にもおすすめ。酒720mlに対して、刻みさんざし100gかパウダー60g、どちらでもできます。

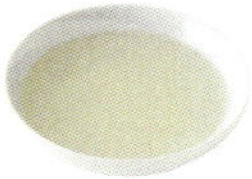

酒(p149)

少量とることで、血行をよくして冷えをとる。関節の痛みや筋肉のしびれを改善する。

TOPICS

便利！さんざしパウダー

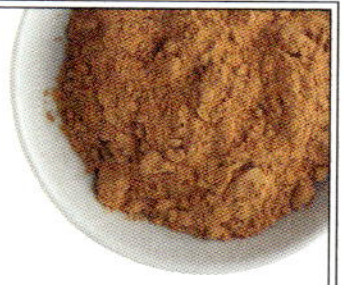

さんざしは、中国原産のバラ科の植物。乾燥させた果実は生薬として用いられています。粉タイプなら、そのままお茶に混ぜたり、クッキーなどに加えるなど、調理が簡単です。消化を促進するさんざしパウダーを使って、食後のデザートやお茶にしていただきましょう。

気虚 気滞 血虚 瘀血 水滞

あんにん 杏仁
咳や喉の不調 腸や肌の乾燥に

食材のはたらき

［五味］▶甘　［五性］▶温　［帰経］▶肺

おすすめ薬膳

咳が続き、喉の渇きが気になるときに

豆乳杏仁豆腐

❶杏仁霜大さじ４に水100mlを少しずつ加え、かき混ぜて溶かす。❷砂糖60ｇ、粉寒天3ｇを加えて、中火でとろみがつくまで混ぜる。❸豆乳800mlを加えて、沸騰直前まで混ぜ、型に流して、粗熱がとれたら冷蔵庫で冷し固める。❹水で戻したくこの実を適宜飾る。

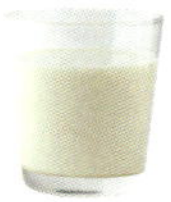

豆乳 (p156)

気管支が弱い、口が乾く、喉の乾燥などに有効。血を補い、貧血や低血圧にも。

乾燥肌を潤したいときに

白きくらげと杏仁の粥

肺の乾燥を潤す食材の組み合わせ。白きくらげは水で1時間程度戻し、米、杏仁霜と一緒に炊きます。甘い香りが食欲をそそるお粥は、心が落ちつかず、食欲のないときにもよいでしょう。

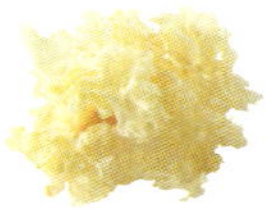

白きくらげ (p35)

肺を潤し、皮膚の乾燥、空咳、喉の渇きなどによい。胃を保護する働きがある。

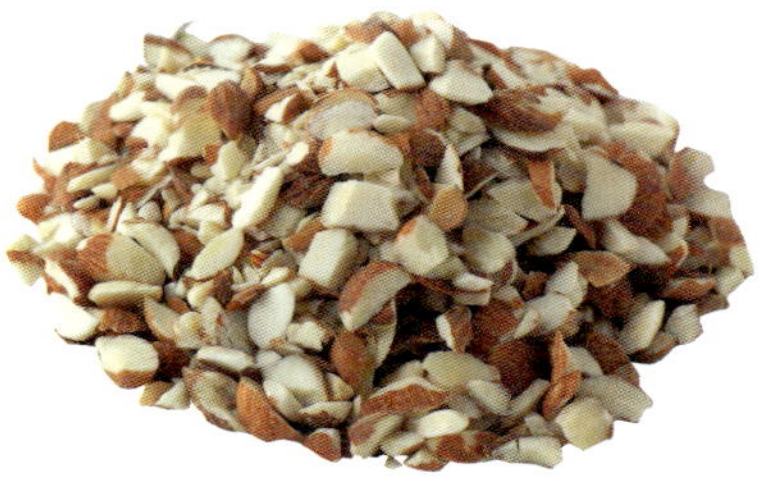

TOPICS

市販の杏仁霜を利用しよう

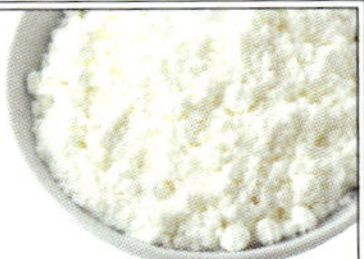

杏仁豆腐を手軽に作るには、杏仁霜（杏仁の粉100％）がおすすめです。杏仁霜は、杏仁を粉状にしたもので、スーパーや中華食材でも手に入れることができます。ただし、杏仁豆腐用に寒天などがミックスになったものもありますので、注意してください。

あんずの種子の中にある仁をとり出したもので、生薬では「キョウニン」と呼ばれます。咳を止める作用や、喉を潤す作用があるので、いろいろな原因の咳や喉のトラブルによいとされています。また、腸を潤す作用があるので、便秘気味の人にもおすすめです。水分代謝をよくする働きもあり、むくみやすいときにもとり入れましょう。

気虚　気滞　血虚　瘀血　水滞

はすの実

蓮肉

気がせく、不眠　心のトラブルに

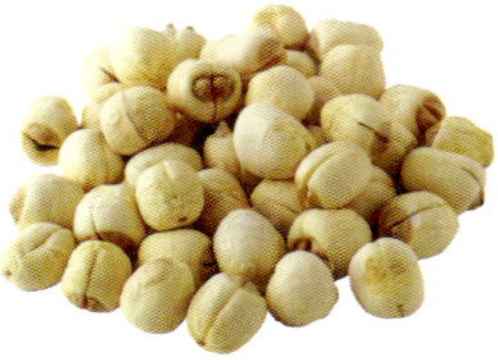

食材のはたらき

[五味]▶甘、渋　[五性]▶平
[帰経]▶心、脾、腎

おすすめ薬膳

イライラや不眠など心が不安定なときに

はすの実とゆりねの粥

どちらも心の働きを高める食材の組み合わせです。お米にはすの実を混ぜて煮て、仕上げに、水で戻してやわらかくしたゆりねを加えます。お粥にすると、お腹にもやさしいので、疲れているときにもおすすめです。

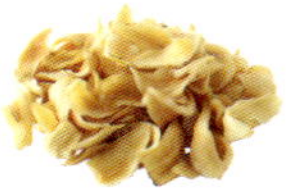

ゆりね (p30)
心の熱をとり、イライラを鎮めて、精神を安定させる。不眠によい。

疲れやすい人、眠れない人、心が落ちつかない人によいはすの実。心の働きをよくして、精神を安定させます。また、脾の働きをよくすることで、消化を助けて、下痢を止めます。アンチエンジング対策にも有効です。

気虚　気滞　血虚　瘀血　水滞

そば

蕎麦

胃もたれや　緊張からの吐き気に

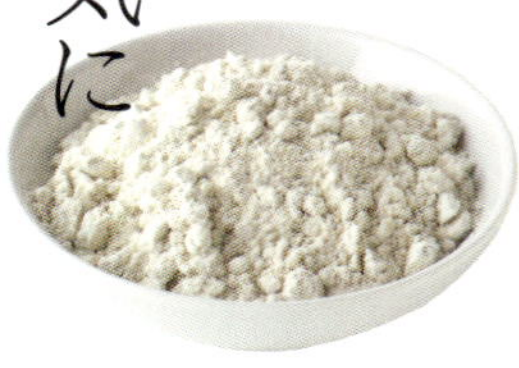

食材のはたらき

[五味]▶甘　[五性]▶涼　[帰経]▶脾、肺

おすすめ薬膳

消化不良や下痢気味のときに

おろしそば

だいこんおろしとそばの組み合わせは、胃の調子が悪いときや下痢気味、お腹がはっているときなどによいでしょう。どちらも涼性なので、寒い季節や冷え症の人は、しょうがやねぎなどを入れましょう。

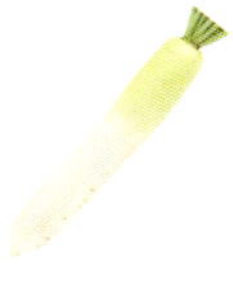

だいこん (p79)
消化を促進し、気の巡りをよくするので、胃もたれ、嘔吐、お腹のはり、便通などによい。

そばの実は、脾の機能を高め、消化不良、胃もたれ、軟便などによいとされています。また、緊張や閉塞感からくる吐き気、お腹のはりを改善します。おりもののトラブル、高血圧や生活習慣病の予防にも有効です。

気虚　気滞　血虚　瘀血　水滞

はとむぎ 吹き出物やシミ むくみの解消に

薏苡仁

イボとりの民間薬として知られ、生薬では薏苡仁（ヨクイニン）といいます。脾の働きをよくして、水分代謝をアップして、むくみをとります。体の中の余分な熱をとり、排膿効果があるので、吹き出物やシミなどの肌トラブル、呼吸器系の感染症にも効果的です。また、慢性下痢、リウマチ、神経痛などの症状がある人にもおすすめ。

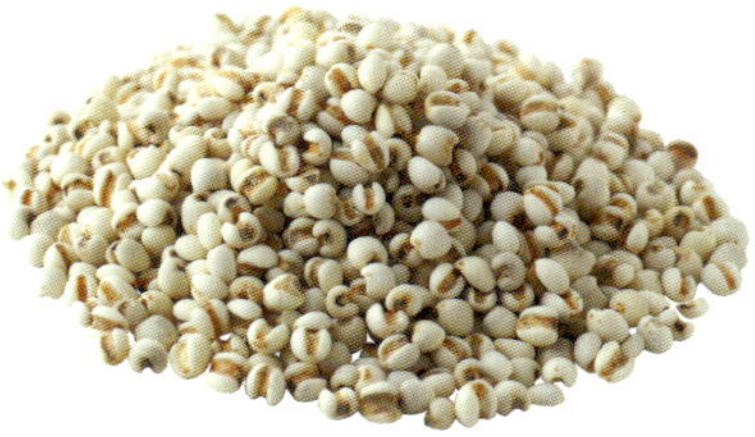

食材のはたらき

［五味］▶甘　［五性］▶涼　［帰経］▶脾、肺

おすすめ薬膳

イボができたとき、むくみが気になるときに

はとむぎ入りあずき粥

熱をとり、毒素を分解してうみを出す作用をもつはとむぎとあずき。どちらも水滞タイプの人におすすめです。はとむぎと米は洗って1時間程度置いてから粥を炊きます。あずきはやわらかく茹でて、できた粥に加えましょう。

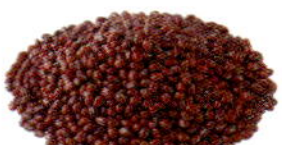

あずき（p47）

血行や新陳代謝をよくして体熱の発散・発汗・利尿を促進。冷えが気になる人に新陳代謝をよくする。

胃腸が弱っていとき、下痢気味なときに

はとむぎウーロン茶（レシピはp53）

はとむぎは、一度乾煎りしてから使います。はとむぎ、ウーロン茶は、どちらも利尿作用が高く、梅雨時期などのむくみの解消によいでしょう。また、水分代謝を整えるので、慢性の下痢にも効果があります。

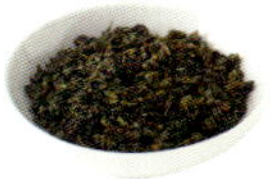

ウーロン茶（p151）

脂肪を燃焼させて肥満を予防し、さらに利尿作用によりむくみを解消。精神安定にも有効。

TOPICS

便利！
茹ではとむぎを作り置き

❶水でよく洗った後、たっぷりの水に1時間程度浸けておく。❷水を新しく替えて、はとむぎの4倍くらいの水で強火で煮る。❸沸騰したら弱火にして30分、芯がなくなればでき上がり。❹粗熱がとれたら、小分けにして冷凍保存する。お粥やスープ、煮物などさまざまな料理に使えます。

気虚　気滞　血虚　瘀血　水滞

きび

黍：梅雨によい食材

ゲップが出る胃腸の不調に

消化不良の状態で胃が重い、ゲップが出るなど、胃腸が弱っているときにとり入れるとよいでしょう。風邪をひきやすい、咳が出やすい人の体力アップに。また、傷が治りにくく、化膿しやすい状態を改善します。

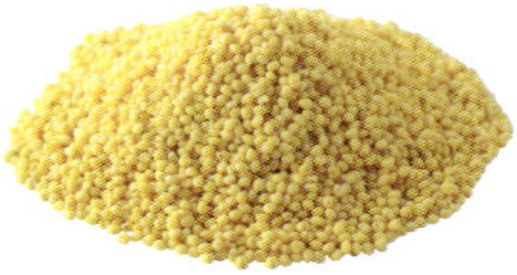

食材のはたらき

[五味]▶甘　[五性]▶平　[帰経]▶脾、肺

おすすめ薬膳

風邪をひきやすい人に

きびと黒米のリゾット

消化吸収機能を高める食材の組み合わせです。リゾットにするので、食べやすく食欲のないときの栄養補給によいでしょう。黒米は腎の働きをよくして精をつけます。胃腸が弱く、虚弱体質の人におすすめです。

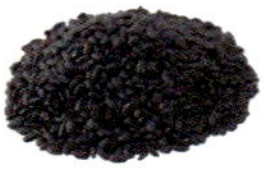

黒米 (p44)

滋養強壮、老化防止、慢性疲労、不眠など。消化の働きを高め、食欲不振などによい。

気虚　気滞　血虚　瘀血　水滞

くろまい

黒米：梅雨によい食材

慢性の疲労感エイジングケアに

食欲がない、元気が出ない、若さがないなど、体力や気力の低下が気になる人によいでしょう。足腰の痛みをとり、血行をよくします。また、消化機能をよくするので、栄養が体に行き渡るようになり、元気が出るでしょう。

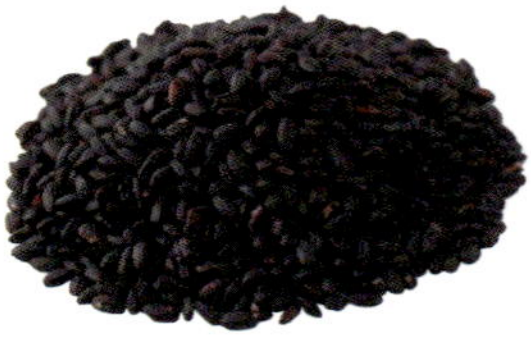

食材のはたらき

[五味]▶甘　[五性]▶平　[帰経]▶脾、腎

おすすめ薬膳

腎を強化して老化防止に

黒ごまと黒米のごはん

漢方では、黒い食材は腎の働きをよくすると考えられています。黒米を白米や胚芽米と炊き、黒ごまをたっぷりかけて食べましょう。肌や髪、足腰の衰えなど気になる老化を予防します。

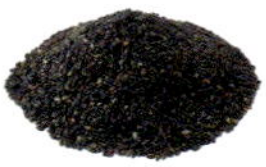

黒ごま (p36)

肝と腎の働きを高め、耳鳴り、めまい、足腰に力が入らないなどを改善する。精力をつける。

気虚　気滞　血虚　瘀血　水滞

もちごめ

もち米：梅雨によい食材

食欲不振 慢性の疲労感に

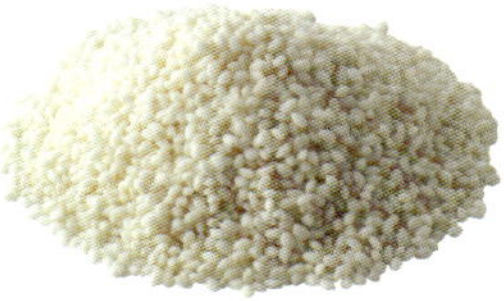

食材のはたらき

［五味］▶甘　［五性］▶温　［帰経］▶脾、肺

おすすめ薬膳

妊婦の腰痛、習慣性出血に

はすの実ともち米の粥

元気を補い、体のだるさや腰痛、また、不安定な心を和らげてくれるでしょう。はすの実には、精神を安定させる働きのほか、血の巡りを整える役割があります。妊娠中の女性でも安心して食べることができる献立です。

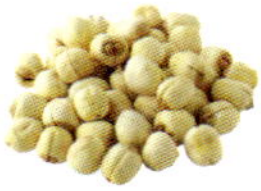

はすの実 (p42)

イライラ、不眠、胃腸病、慢性の下痢、遺精、習慣性出血、おりもの、動悸などによい。

元気を補う食材です。食欲がないときやだるい、気力が出ないときにおすすめの食材です。脾の働きを高めるので、軟便、消化不良などによいでしょう。また、汗かきの人や頻尿の人にも有効です。

気虚　気滞　血虚　瘀血　水滞

あわ

粟：梅雨によい食材

消化不良や吐き気 むくみや頻尿に

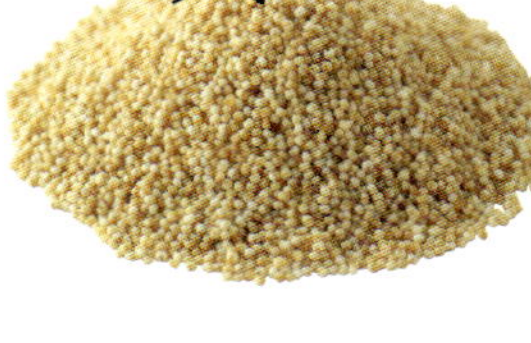

食材のはたらき

［五味］▶甘、鹹　［五性］▶涼

［帰経］▶脾、腎

おすすめ薬膳

病後や産後などの体力回復に

あわとなつめの野菜スープ

たんぱく質や鉄分が多いあわと、気・血を補い、元気とリラックスを与えてくれるなつめの組み合わせ。体の中にひそむ冷えを追い出して、胃腸を温めて調子を整えるので、体力回復によいでしょう。

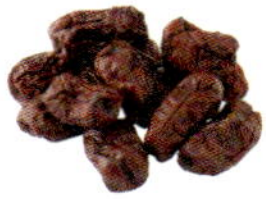

なつめ (p27)

体力・気力を補い、元気を与えてくれる。血行不良やストレスを感じている人に。

胃が重い、ムカムカと吐き気がするときに、消化吸収力を高めます。水分代謝を調節して、むくみや排尿異常を改善し、体の余分な熱をとって、口の渇きを和らげます。糖尿病、体力回復にもよいでしょう。

気虚 気滞 血虚 瘀血 水滞

りょくとう
口内炎や吹き出物 暑気あたりやむくみに

緑豆：夏によい食材

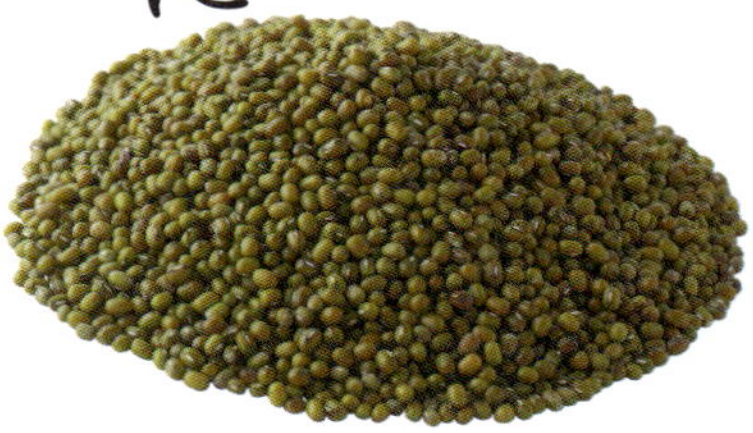

解毒効果がある緑豆は、体の中の余分な熱をとるので、発熱、口内炎、目の充血、吹き出物、腫れ物などのトラブルによいでしょう。また、薬物や食べ物の中毒を解消する作用があるので、夏の食事にとり入れると有効です。暑気あたり、口の渇きを癒して、夏バテを予防します。むくみがある人にもおすすめです。

食材のはたらき

[五味]▶甘　[五性]▶涼　[帰経]▶心、脾、腎

おすすめ薬膳

体の余分な熱をとり、毒素排出に

緑豆とあずきの粥

毒素排出に効果的な緑豆とあずきの組み合わせ。どちらも利尿作用が高いので、むくみや夏バテに有効です。体を冷やす働きがあるので、冷え症の人はしょうがやねぎなど薬味を加えるとよいでしょう。

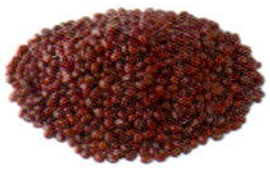

あずき (p47)

強い利尿作用があり、むくみ全般によい。熱をとり、毒素を分解してうみを出す。腫れ物によい。

弱った胃腸を元気づける

なつめと緑豆のお汁粉

なつめはたっぷりの水で一晩、緑豆は1時間程度水に浸けて戻します。なつめ、緑豆を鍋で水から煮ましょう。このときなつめの戻し汁も捨てずに使います。体を冷やす緑豆と温めるなつめの絶妙な組み合わせ。ほどよい甘みも和みます。

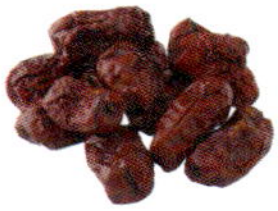

なつめ (p27)

他の薬や食材の効能を緩和させ、胃腸を保護する。栄養不良、疲れ、食欲不振によい。

TOPICS

クセがなく、ほのかに甘い緑豆には鉄分や食物繊維がたっぷり！

春雨の材料にもなる緑豆は、中華料理やインド料理では欠かせない食材です。日本では、もやしの原料としても使われています。緑豆は水でよく洗い、1時間程度水につけておきます。水につけてからたっぷりの水で煮ると短時間で茹で上がります。残ったら、小分けにして冷凍しておきましょう。

気虚　気滞　血虚　瘀血　水滞

あずき

小豆：梅雨によい食材

水太りやむくみ吹き出物に

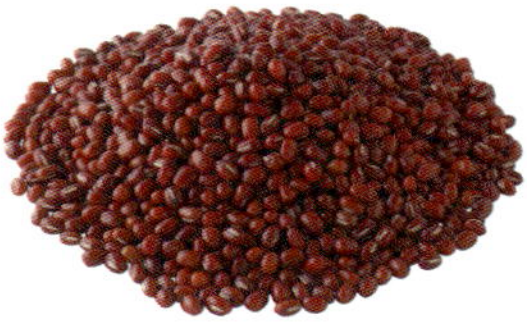

食材のはたらき

[五味]▶甘、酸　[五性]▶平　[帰経]▶心、脾

おすすめ薬膳

むくみが気になるときの代謝アップに

あずきのミルクゼリー

茹であずき、牛乳、生クリーム、黒砂糖を寒天で冷やし固めたゼリー。体の中の余分な水分を排出して、冷えを追い出します。代謝を上げるスイーツ。むくみが気になる女性におすすめです。

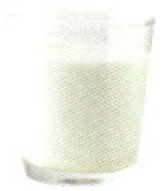

牛乳(p153)

潤い効果があるので、喉の渇きや便秘の解消、美肌効果がある。虚弱体質に。

食物繊維が豊富なため、肌荒れや便秘に有効です。梅雨時期など新陳代謝が悪くなるときや、むくみの解消におすすめ。余分な熱をとり、毒素を分解してうみを出すため、吹き出物、腫れ物によいでしょう。

気虚　気滞　血虚　瘀血　水滞

だいず

大豆

汗や尿が出にくい疲れやすいときに

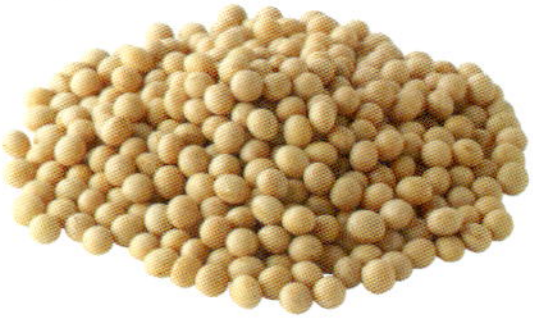

食材のはたらき

[五味]▶甘　[五性]▶平　[帰経]▶脾、肺

おすすめ薬膳

血流をよくして美肌アップに

大豆とくこの実の炊き込みごはん

茹で大豆とくこの実をお米と一緒に炊き上げます。血を補うくこの実と、血を巡らす大豆の組み合わせ。消化を促して、全身に力がみなぎります。肝や腎の働きをよくするので、美容や老化が気になる人に。

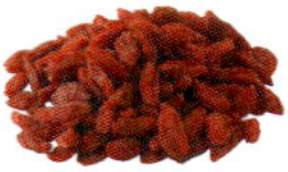

くこの実(p29)

ほてり、耳鳴り、足腰に力が入らない、精力減退などに。美容、糖尿病によい。

虚弱体質の改善、消化不良、お腹のはりなどによいでしょう。また、水分代謝をよくするので、むくみや黄疸にも有効です。大豆は、たんぱく質、ビタミンB群、脂質が豊富。生活習慣病の予防にも有効です。

気虚　気滞　血虚　瘀血　水滞

くろまめ

黒豆

滋養強壮に 生活習慣病予防に

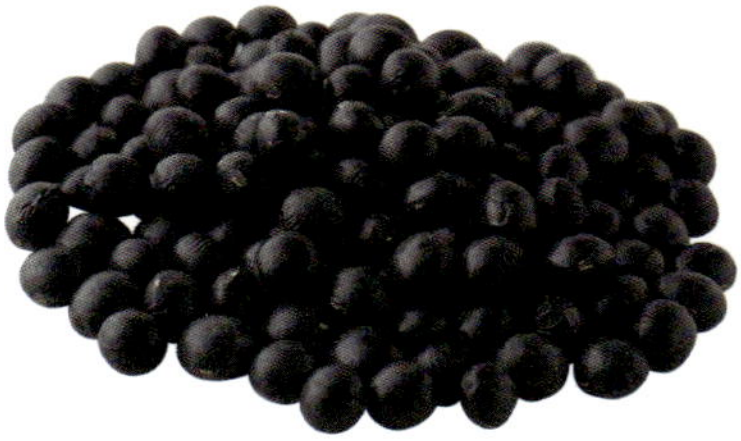

黒い食材は、腎の働きを高めるので、体に精がつき、滋養強壮や月経不順、腰痛、老化防止に役立ちます。血の巡りがよくなり、水分代謝もよくなるので、瘀血や水滞タイプの人におすすめ。生活習慣病の予防や疲労回復にも効果があります。おせちの黒豆は、「まめまめしく（達者に）過ごせるように」との願いが込められています。

食材のはたらき

［五味］▶甘　［五性］▶平　［帰経］▶脾、腎

おすすめ薬膳

眠れない人や物忘れが気になる人に

黒豆となつめのスイーツ

腎の働きをよくする黒豆と、心の働きをよくするなつめ。黒豆は煮豆に、なつめも甘く煮て、ヨーグルトやフルーツと一緒にいただきます。甘酸っぱいなつめが心の不安感をとり去り、黒豆はアンチエイジングに。

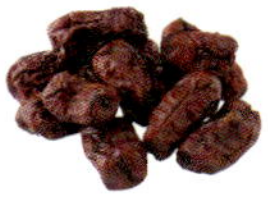

なつめ (p27)

心の働きをよくする。血を補って、精神を安定させ、不眠、イライラによい。

滋養強壮、老化防止に

牛すじと黒豆の煮込み

体を温めて冷えをとり、消化吸収を高めます。しっかりと栄養が行き渡るので、体は強く元気になるでしょう。最近疲れやすい、足腰が弱ってきた、何事にもやる気がでないなど感じる人におすすめです。

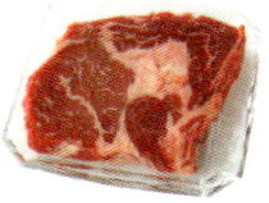

牛肉 (p135)

気・血を補うので、虚弱体質、無気力を改善する。骨や筋肉を強くして、腰や膝に力をつける。

TOPICS

フライパンで約10分。軽く乾煎りして炒り豆を作ろう！

煮豆にするにはちょっと面倒くさいと思ったら、炒り豆を作っておくのはいかがでしょう。乾燥黒豆をフライパンやホットプレートで、軽く焦げ目がつくように乾煎りするだけ。炒り豆はそのまま食べるのはもちろん、お茶にしたり、お酒に漬けたり、また、煮物などに加えるなど便利です。

気虚　気滞　**血虚**　瘀血　水滞

ひじき
鹿尾菜：冬によい食材

抜け毛や乾燥肌 貧血予防に

鉄分、カルシウムが豊富なひじきは、血を補うので、貧血はもちろん、美髪や美肌効果が期待できます。また、血行をよくして、水分代謝をスムーズにします。しこり、痛み、しびれ、むくみなどに有効です。

食材のはたらき

[五味]▶甘、鹹　[五性]▶寒　[帰経]▶肝、腎

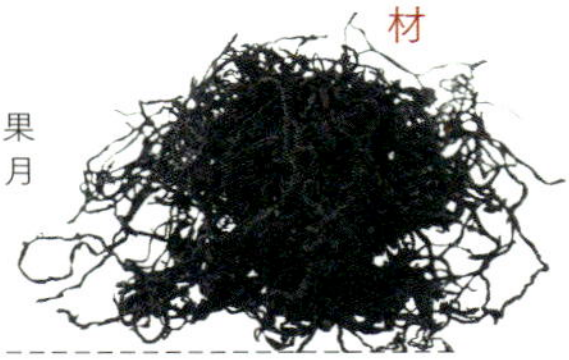

おすすめ薬膳

貧血気味の人に

ひじきと金針菜の煮物

ひじきも金針菜も、鉄分やカルシウムが豊富。貧血気味の人や、頭がふらつく、微熱感が続く、気持ちが塞ぐなどを感じる人におすすめです。血を補い、血の巡りがよくなります。月経時の不調にもよいでしょう。

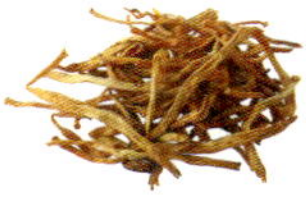

金針菜（p32）

元気のないときや憂鬱なときに効果があるとされる。瘀血を改善し、月経痛、痔によい。

気虚　気滞　血虚　瘀血　**水滞**

くらげ
水母：冬によい食材

高血圧の予防 むくみの解消

食感が楽しく、中華料理では、酢の物などによく使われます。体の余分な熱をとるのでしこり、腫瘍をやわらかくし、小さくすると言われています。また、水分代謝がよくなり、二日酔いやむくみ、便秘によいでしょう。

食材のはたらき

[五味]▶鹹　[五性]▶平　[帰経]▶肝、肺、腎

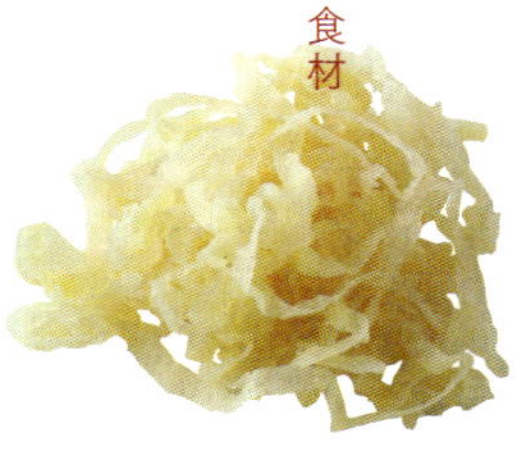

おすすめ薬膳

ダイエット中や高血圧の人に

きゅうりとくらげの和え物

くらげは、生で食べると消化が悪いので必ず熱を通して使用します。消化を促す黒酢で和え、代謝をアップするきゅうりと合わせます。食欲をそそる組み合わせですが、低カロリーなのでダイエット中の人にも安心です。

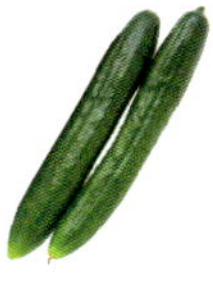

きゅうり（p59）

水分代謝を盛んにする作用があり、尿の出をよくするので、排尿異常やむくみによい。

気虚　気滞　血虚　瘀血　水滞

こんぶ
子宮筋腫や便秘 しこりをほぐす

● 昆布：冬によい食材

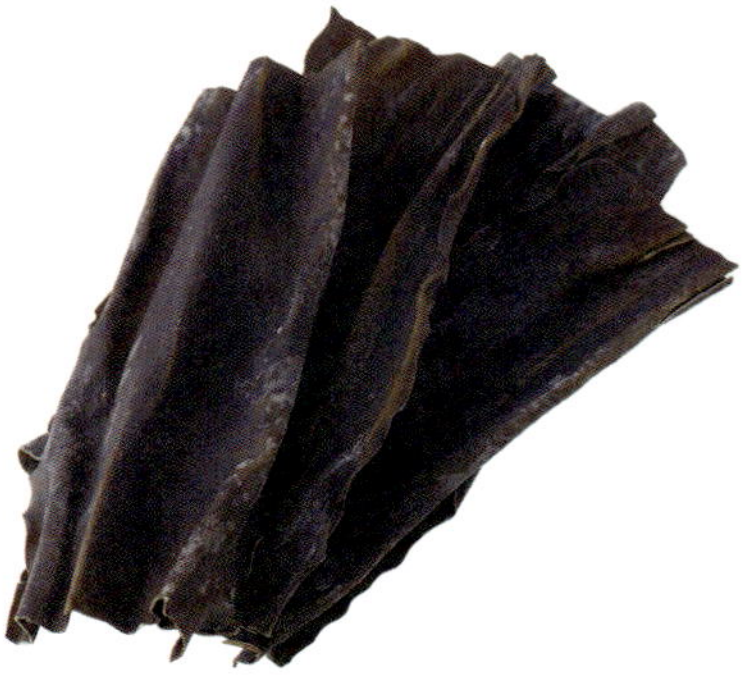

体のしこりをほぐし、腫瘍をやわらかく小さくする作用により、リンパ腫や子宮筋腫、便秘などによいとされる昆布。体の熱を冷まし、余分な水分をとり、むくみを解消します。動脈硬化、高血圧など、生活習慣病の予防に、とり入れたい食材です。体を冷やす作用があるので、冷え症や軟便気味な人はとり過ぎに注意しましょう。

食材のはたらき

［五味］▶鹹　［五性］▶寒　［帰経］▶肝、脾、腎

おすすめ薬膳

動脈硬化、高血圧の予防に

昆布と黒きくらげのスープ（レシピはp141）

血を補い、気血の巡りをよくします。水の巡りもよくなるので、むくみが気になるときにもよいでしょう。冷えが気になる人は、しょうがやとうがらしなどを加えてピリ辛のスープにして、黒ごまを加えてもよいでしょう。

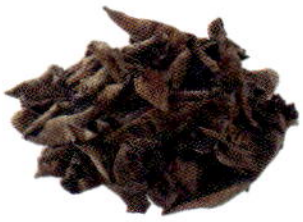

黒きくらげ（p35）
気・血を補い、疲れやすい、顔色の悪さを改善。がん、動脈硬化の予防、痔によい。

しこりやむくみに

昆布とひじきの炒め物

腎の働きをよくする海藻類をたっぷりととり入れて、滋養強壮、老化防止に。月経不順や月経前症候群、子宮筋腫など、女性特有のトラブルにも効果的です。ミネラルが豊富なので、美髪効果も期待できます。

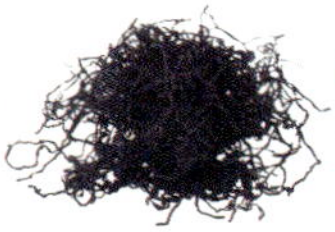

ひじき（p49）
血を補い、腎を養う。しこりやしびれ、むくみや痛みなどの消炎作用がある。

TOPICS

昆布のうま味や栄養たっぷり！ 昆布茶やとろろ昆布を利用しよう。

昆布を削ったとろろ昆布、粉にした昆布茶を使うと、手軽に昆布の効能をとり入れることができます。味噌汁や煮物、炒め物に加えれば、うま味成分グルタミン酸によって、おいしさもぐっとアップします。昆布茶にプーアール茶とはとむぎ粉末を加えてお茶として飲むと、ダイエットによいとされています。

気虚　気滞　血虚　瘀血　水滞

のり

海苔：冬によい食材

咳や痰など喉のトラブルに

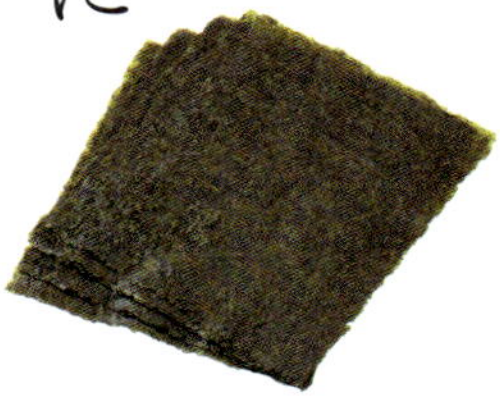

化痰効果があるので、咳や痰の改善によいでしょう。動悸や声が小さいなど、気になる症状におすすめです。しこり、腫瘍をやわらかくし、小さくします。利水効果があるので、尿の出をよくし、むくみを解消します。

食材のはたらき

[五味]▶甘、鹹　[五性]▶寒　[帰経]▶肺

おすすめ薬膳

滋養強壮に

やまのいものり巻き

食欲のないときや慢性的な疲労感におすすめの組み合わせです。元気を補うやまのいもをうま味たっぷりののりで包んだ一品。お弁当のおかずや、お酒のつまみに加えてみましょう。喘息の症状にも有効です。

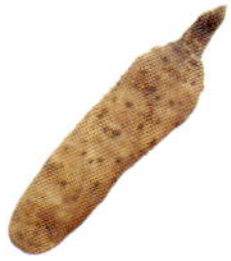

やまのいも (p86)
肺の機能を高め、慢性咳、喘息によい。腎の機能を高め、頻尿、老化の予防によい。

気虚　気滞　血虚　瘀血　水滞

わかめ

若布：春によい食材

甲状腺のトラブル腫れ物を解消

春が旬のわかめ。体の熱を冷まし、余分な水分や痰を出し、腫れ物を治します。有効成分のヨウ素は精神を安定させ、心身を元気にし、甲状腺ホルモンを作るので、甲状腺のトラブル、むくみなどの解消に効果的です。

食材のはたらき

[五味]▶鹹　[五性]▶寒
[帰経]▶肝、脾、腎

おすすめ薬膳

血行をよくして、老廃物を排出

わかめとねぎの酢味噌和え

シャキシャキとしたねぎの食感とミネラルたっぷりのわかめを酢味噌で和えた定番の献立。わかめは体を冷やす食材ですが、ねぎや酢が体を温めて、血行を促します。旬の味として、春の食卓にぴったりの組み合わせです。

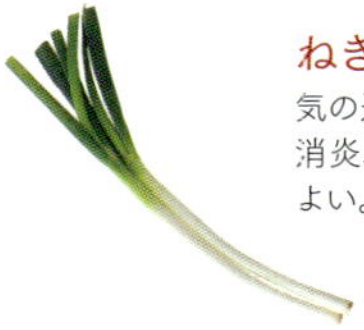

ねぎ (p74)
気の巡りをよくするので、冷えによい。消炎、解毒作用があるので、下痢によい。

季節の薬膳茶

中国では「万病の薬」といわれるお茶。
ちょっとした体の不調はお茶で対処します。
季節の体調に合わせたブレンドを楽しみましょう。

春

春のイライラ、そわそわに

ジャスミンローズ茶

心と体をリラックス。
貧血、低血圧、月経不順に。

【材料（1人分）】
緑茶……2g
ジャスミン……0.5g
ローズ（マイカイカ）……0.5g
はすの実……1個
熱湯……250ml

ローズ（p152）
気を巡らし、鬱を解消する。

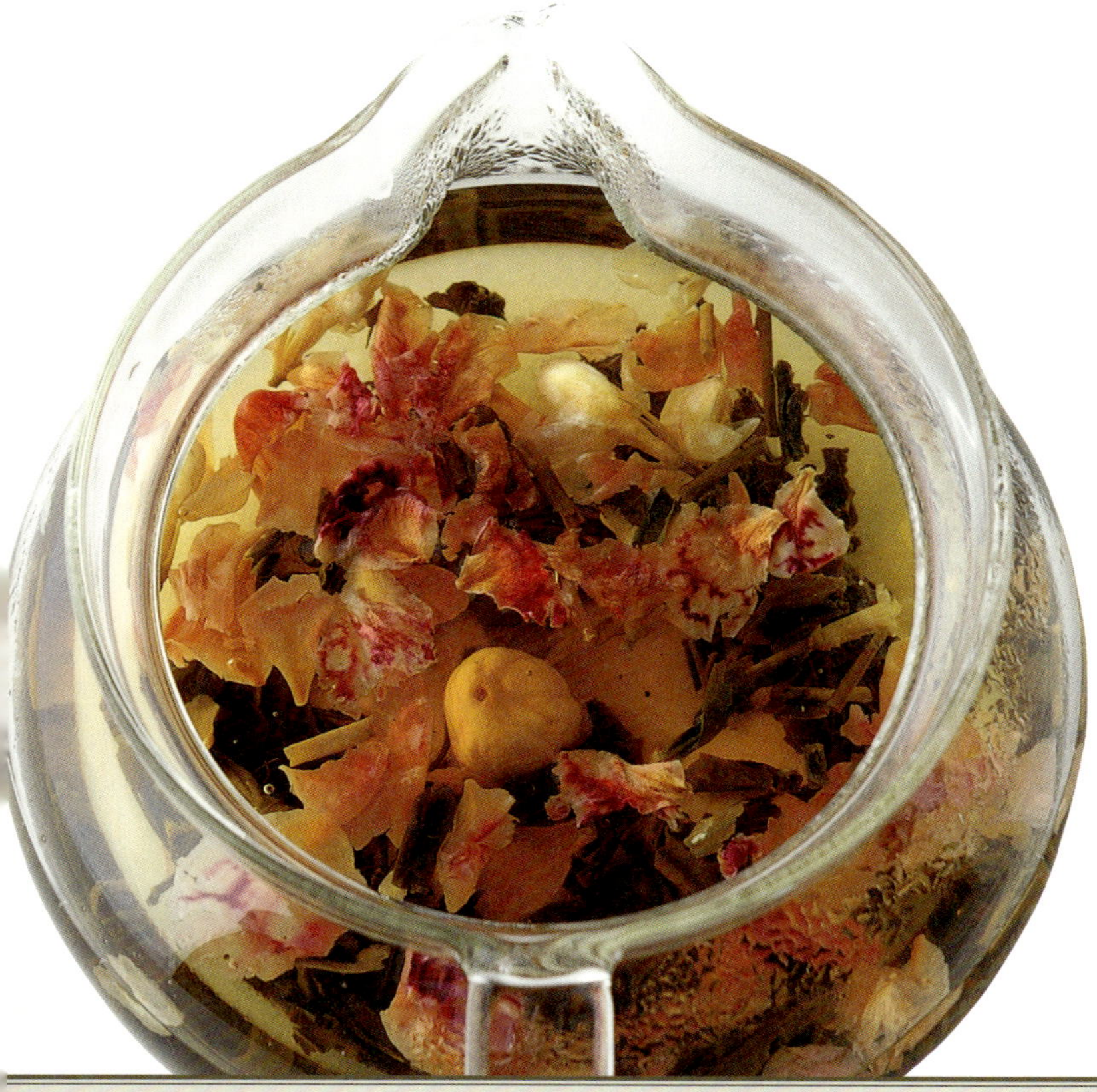

夏

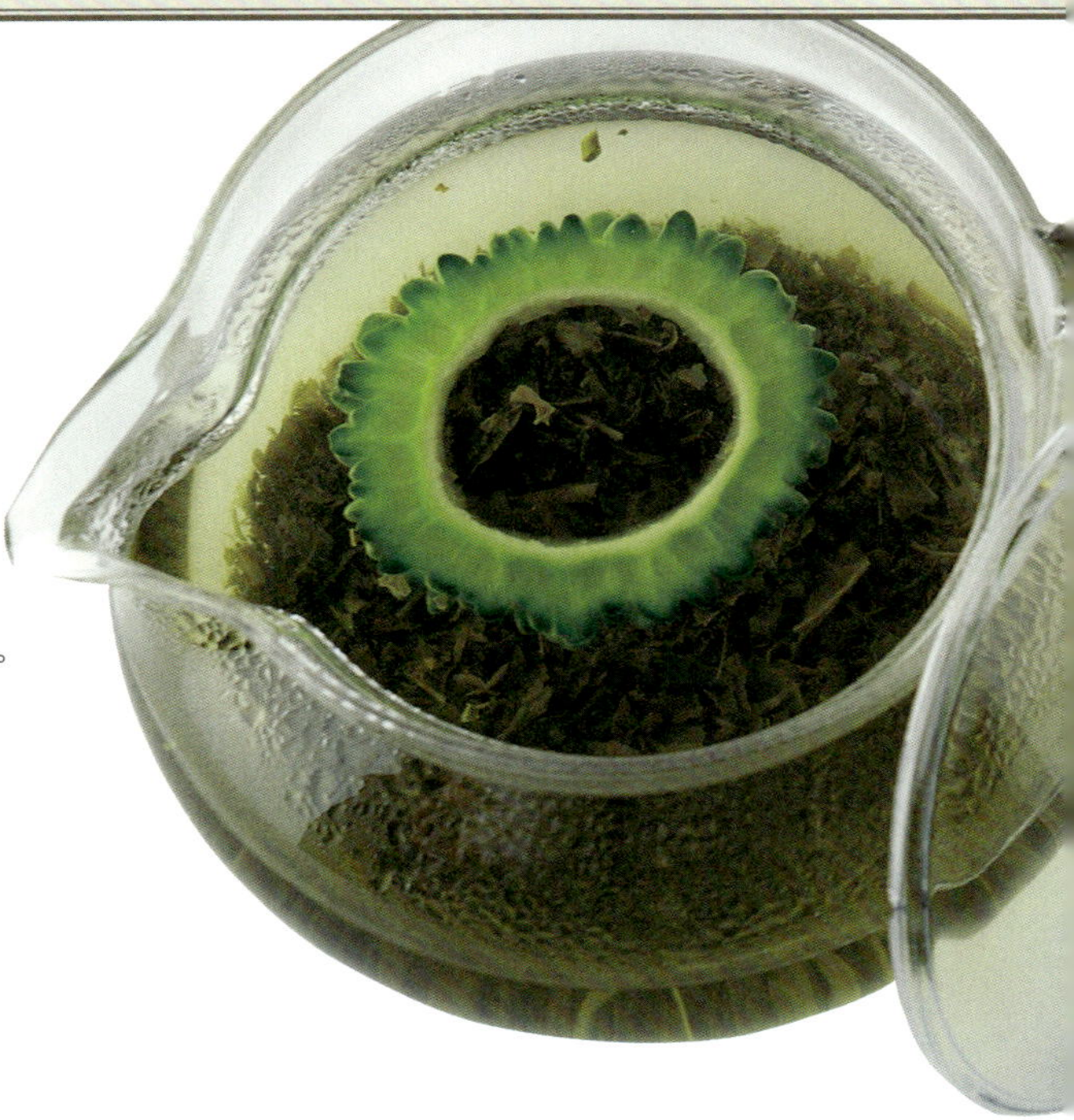

喉を潤し、暑気払いに

にがうり緑茶

余分な熱を外に排出。
疲労回復、目、鼻、喉の不調に。

【材料（1人分）】
緑茶……3g
にがうり……1枚（輪切り）
熱湯……250ml

にがうり（p60）
熱をとり、渇きを止める。

梅雨

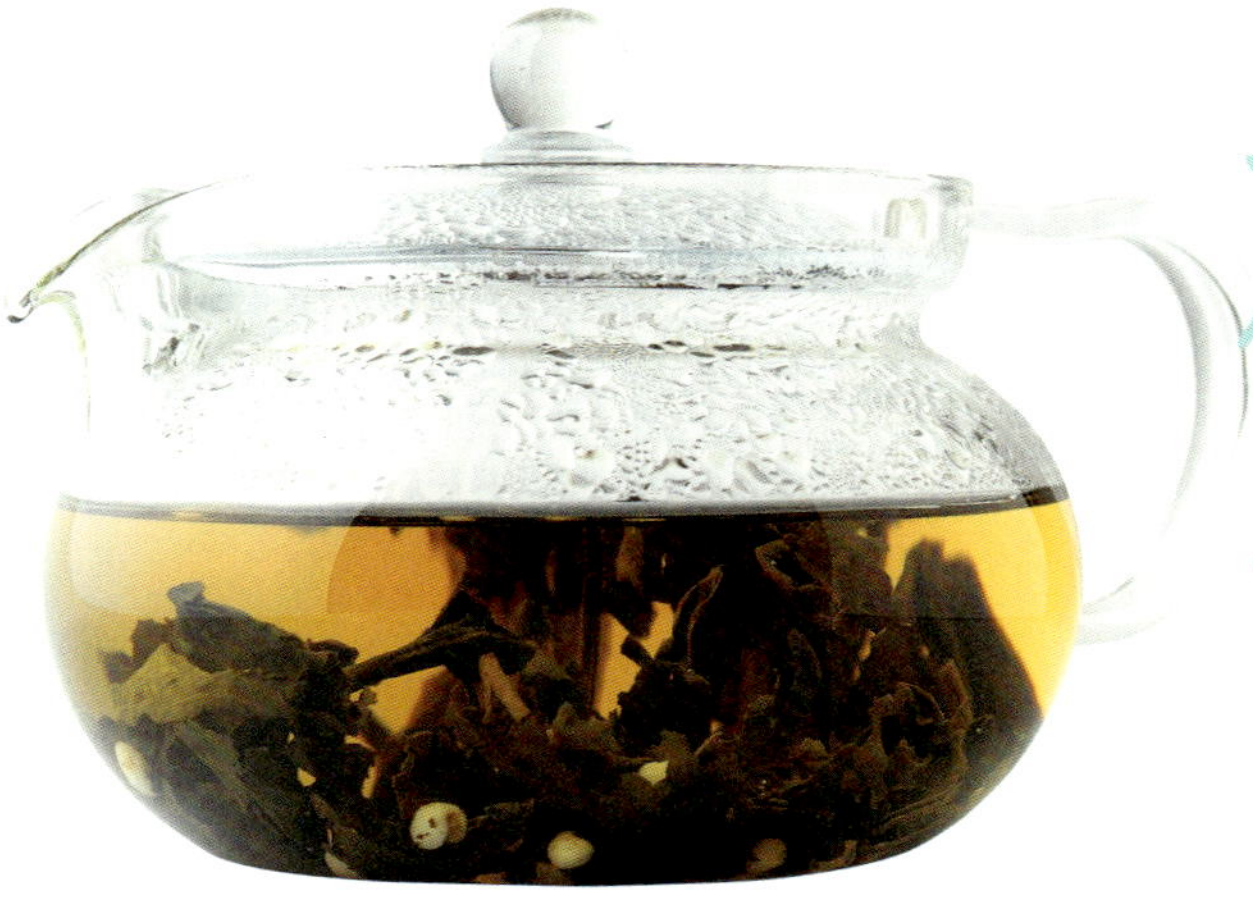

はとむぎ（p43）
余分な水分を排出し、
むくみによい。

だるくて重い体に

はとむぎウーロン茶

水分代謝でむくみを解消。
高血圧、疲労回復、ダイエットに。

【材料（1人分）】
ウーロン茶……2g
はとむぎ……0.5g
熱湯……250ml

秋

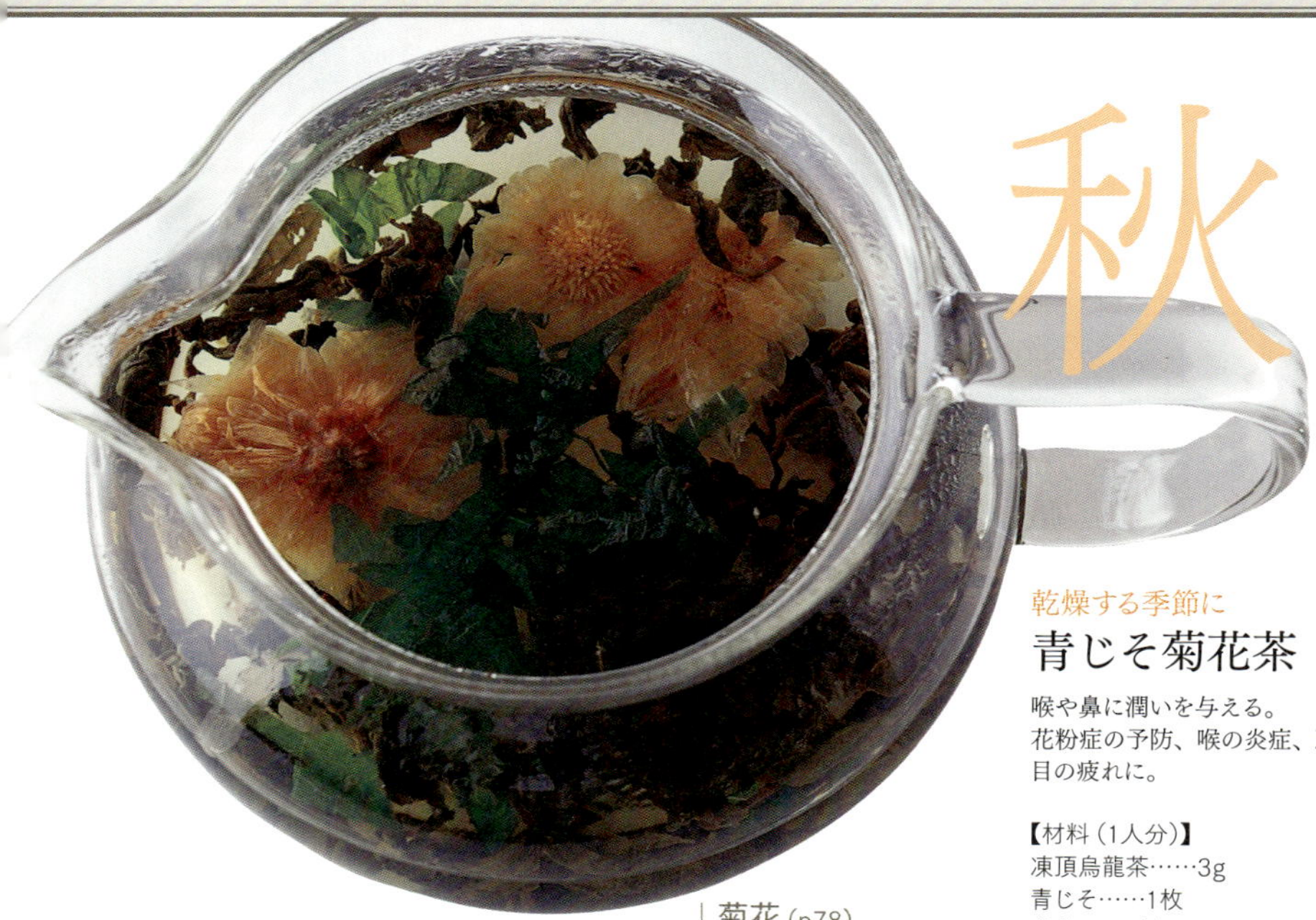

菊花（p78）
熱を冷まし、解毒する。

乾燥する季節に

青じそ菊花茶

喉や鼻に潤いを与える。
花粉症の予防、喉の炎症、頭痛、目の疲れに。

【材料（1人分）】
凍頂烏龍茶……3g
青じそ……1枚
菊花……2輪
熱湯……250ml

冬

寒い季節を乗り切るために

桂花紅茶

体を温めて心身を癒す。
ストレス、美肌、月経前症候群、更年期障害に。

【材料（1人分）】
ライチ紅茶……3g
桂花（きんもくせい）……0.5g
はちみつ
熱湯……250ml

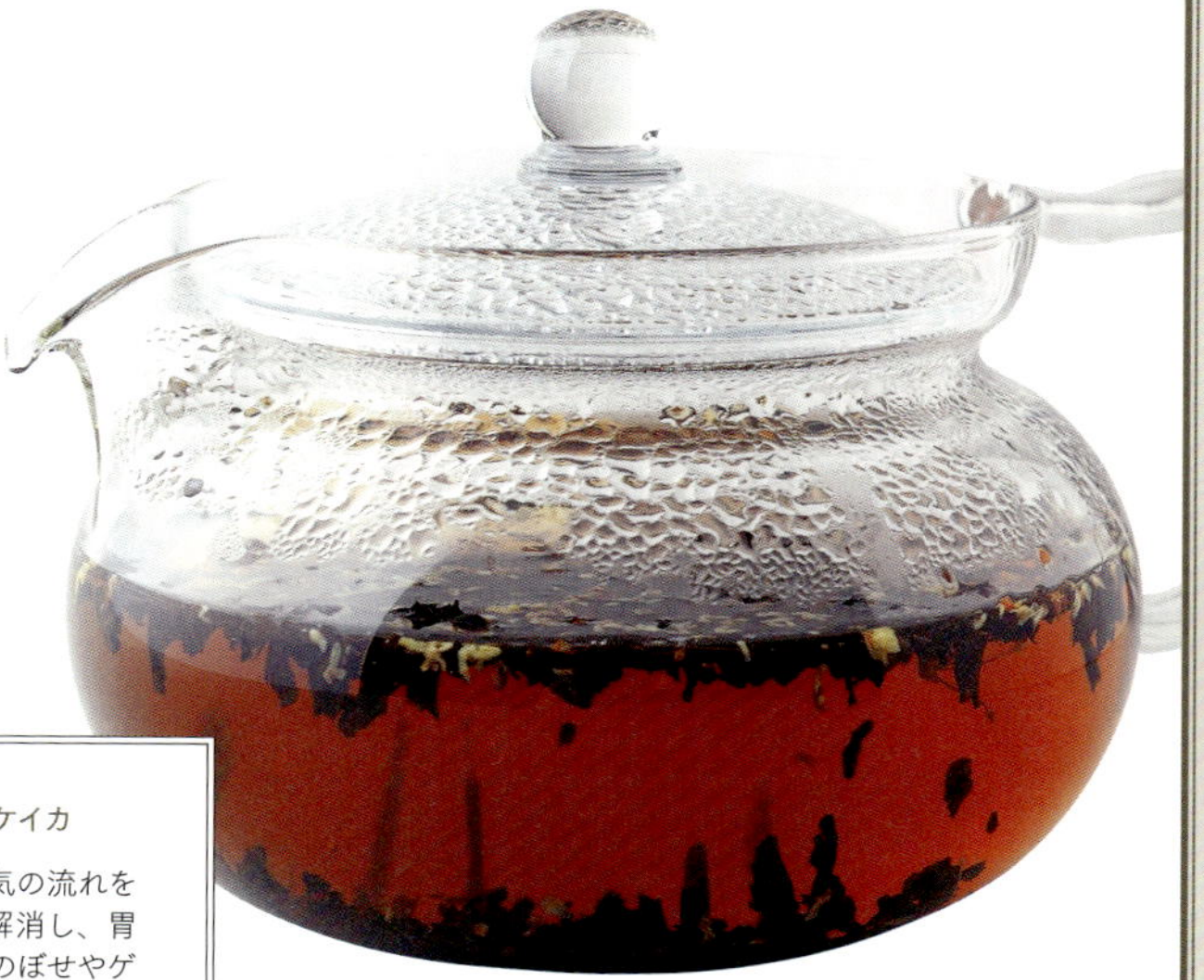

気滞 **きんもくせい** ● 桂花、ケイカ

体を温め、冷えを追い出します。気の流れをよくして、イライラやストレスを解消し、胃腸の調子を整えます。口臭予防、のぼせやゲップ、胃痛、消化不良、食欲不振などによいでしょう。【辛】【温】【肝、心、脾】

おいしいお茶のいれ方

急須やポットで入れる

時間がないときや成分の出やすい茶葉の場合に。

(p52 ～ 55で紹介している薬膳茶は、急須やポットでOK)
❶急須に茶葉を入れ、熱湯を注ぐ。(熱湯250mlに対して茶葉約3g)
❷ふたをして、4 ～ 5分蒸らしてから飲む。急須のお茶は残さず注ぐこと。

やかんで煮出す

やかんは、ホウロウ、アルミ、ガラス、陶器なんでもOK。

ただし、鉄瓶は、鉄の成分がお茶に出てしまい、お茶本来の成分やおいしさを損なうため避ける。

ティーバックなどを使うと、とり出しやすくて便利。
❶沸騰させたお湯800ml ～ 1ℓの中に、茶葉10 ～ 15gを入れる。
❷弱火で5 ～ 10分煮出して、火を止める。時間はお茶の種類や好みの濃さによって調節すること。
❸茶殻をとり出してから、飲む。茶殻を入れたままにしておくと、
煮出したお茶の成分が茶殻に戻ってしまうので、要注意。

薬膳茶の考え方

季節に合う食材やお茶 ＋ 相性のいいベース茶 ＝ 季節の薬膳茶

本書のp150、151で紹介している紅茶、緑茶、ウーロン茶、また、下記の中国茶などのベース茶を参考に、
旬の食材や体調に合うものをプラスして、オリジナルの薬膳茶を楽しみましょう。

● ベース茶

茉《マ》莉《リ》龍珠《ロンジュ》茶（花茶）	ジャスミンの花の香りを、大白種の新芽で作った緑茶に吸着させ、球状に整形。湯の中で華麗に開く様子も楽しめる花茶。気分転換に、不安や憂鬱を軽減、リラックス効果など。
西《セイ》湖《コ》龍井《ロンジン》茶（緑茶）	龍井は中国緑茶の代表的銘柄。茶葉は独特の扁平な形をしており、爽やかな香りとさっぱりとした甘味で飲み飽きない緑茶。夏バテ、インフルエンザの予防作用、体のほてりやのぼせを抑える。
プーアール茶	麹菌を加えて熟成させた茶葉は、独特の芳醇な香りと丸みのあるまろやかな味わいの黒茶。脂肪分解作用があり、ダイエット効果、消化促進、整腸作用、胃のむかつき、血糖値の上昇を抑制する作用など。
凍頂《トウチョウ》烏龍《ウーロン》茶	凍頂山一帯で作られる台湾青茶。堅く締まった球状の茶葉は湯の中で開くと蒼々しい緑色が蘇り、黄金色の水色は蘭のような香りとまろやかな甘味がある。高血圧や動脈硬化や糖尿病など生活習慣病の予防、アレルギー症状の軽減など。
ライチ紅茶	中国紅茶にライチエキスをプラス。甘くてフルーティーなライチの風味がふんだんに楽しめ、飲みやすさが人気のフレーバーティー。体を温めるので冷え症に、むくみ、疲労などに。

野菜

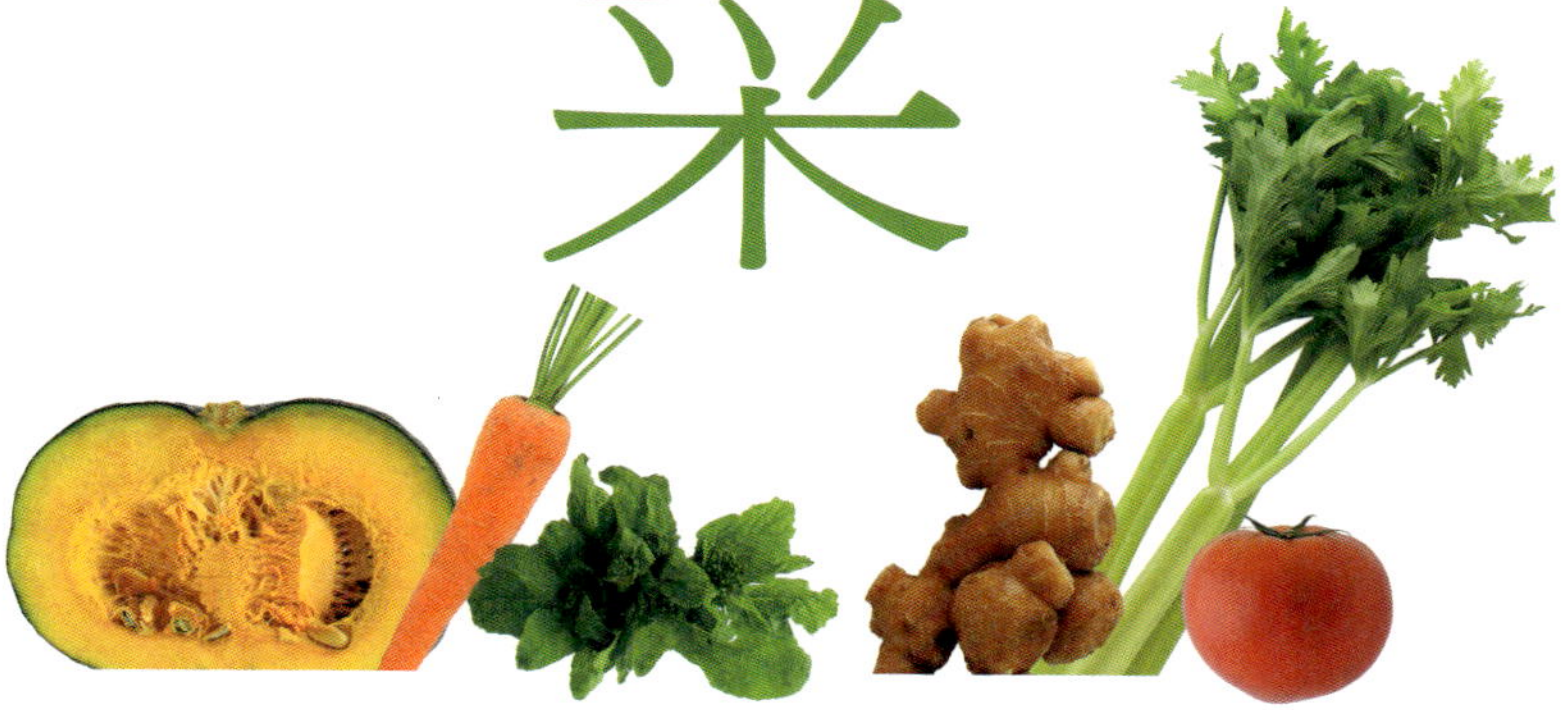

野菜を食べる薬膳的メリット

薬膳では、野菜には「体にスムーズな通り道を作り、巡らせる役割」があると考えます。苦味のある山菜やうど、香りの強いセロリやしそなど、春夏の野菜には**解毒**作用があり、のぼせやイライラを鎮めて、気を巡らせます。また、かぼちゃやかぶ、にんじんなど**旬の野菜の甘み**は、消化を助けてくれるでしょう。夏の暑さに対抗するには、きゅうりやとうがんなどが活躍します。このウリ科の野菜には**利水作用**があり、むくみをとり、水の巡りを促します。体にこもった熱や湿気をとってくれるので、体は涼しく感じるでしょう。**滋養強壮**には、やまのいもやさといもなどのいも類がよいです。胃腸の調子を整えて、食べ物の栄養を逃さず吸収する助けをしてくれます。だいこんやれんこんなどの根野菜には、皮膚や腸の渇きを**潤す**効果があります。肌荒れや便秘の改善には必要です。大切なことは、「**季節**に合わせて」「自分の**体質**に合わせて」とり入れることです。

気虚 気滞 血虚 瘀血 水滞

とうもろこし

食欲不振や胃腸の不調に

●玉蜀黍：夏によい食材

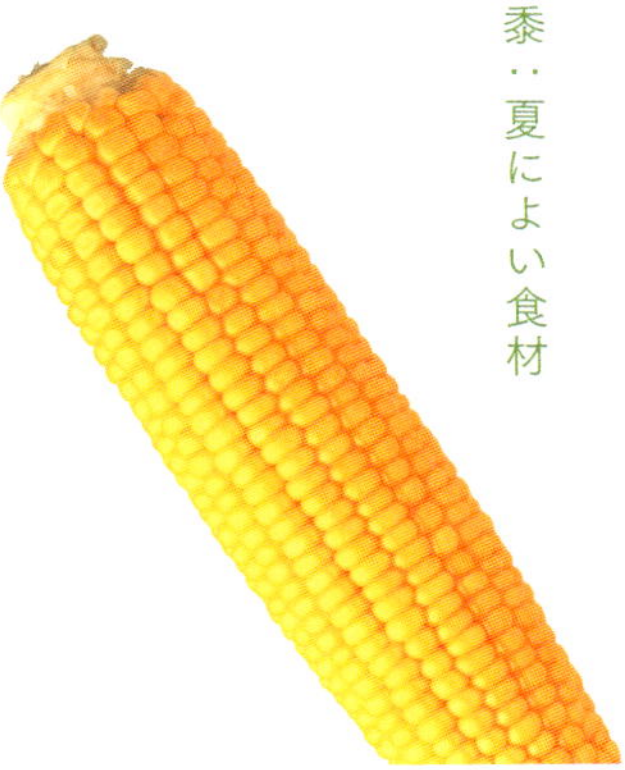

暑い夏の栄養補給に効果的です。たんぱく質や脂質、糖質が玄米並に多く、食物繊維も豊富。とうもろこしには、食物の消化吸収力を高める作用があるため、疲れがとれない、胃腸が弱い、くよくよと悩んでしまうときなどによいでしょう。体の熱を冷まし、余分な水分を出すので、むくみ、尿の出が悪いときもおすすめです。

食材のはたらき

[五味]▶甘 [五性]▶平 [帰経]▶脾、肺

おすすめ薬膳

夏バテ気味のときやむくみが気になるときに

とうもろこしとはとむぎのごはん

元気がない、むくみがあるなど、どちらも気虚、水滞タイプの人におすすめの食材です。利尿作用により、体の中の余分な水分を排出するので、体が軽くなります。とうもろこしは、胚芽ごとこそげとるようにして使いましょう。

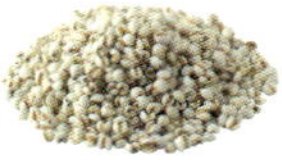

はとむぎ(p43)

脾の働きをよくして、余分な水分を排出し、むくみによい。イボやリウマチにも効果的。

夏のむくみに

とうがんととうもろこしのヒゲのスープ(レシピp138)

利尿作用のあるとうもろこしのヒゲと、体の熱を冷まして夏バテ予防によいとうがんの組み合わせ。ヒゲはよく乾燥させたものを使うか、軽く炒めてから使いましょう。冷えがある人は、しょうがを加えるとよいです。

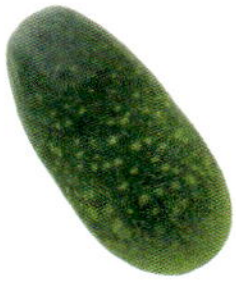

とうがん(p62)

体の熱を冷まし、利尿作用によりむくみによい。また、体に不足している水分を補うので、暑気あたりにも。

水滞 **ナンバンゲ**●南蛮毛

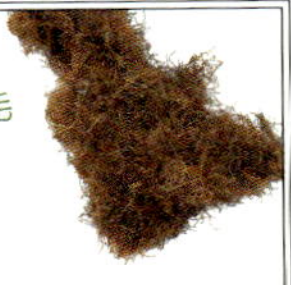

とうもろこしのヒゲ
むくみやすい人に

煎じて飲むと利尿作用があるとして、生薬として使われるとうもろこしのヒゲ。八百屋さんで外皮・ヒゲつきのとうもろこしを見かけたら、ぜひ購入して、ヒゲも利用しましょう。洗って天日干しし、よく乾燥させたら、ヒゲ10～15gに600mlの水が半量になるまで煮出してお茶にします。【甘】【平】【肝、腎】

気虚　気滞　血虚　瘀血　水滞

トマト
夏によい食材

口の渇きを止め体の熱を冷ます

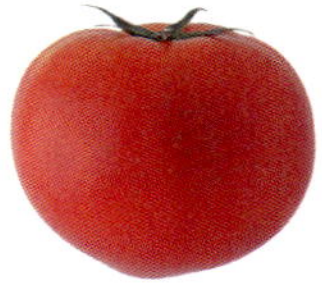

夏場は熱気が体にたまりやすく、不眠や食欲不振になりやすい季節です。トマトには、体の中の熱を冷ます作用があります。口の渇きや、暑気あたり、また、胃腸の働きを高め、消化を促進し、食欲不振にも効果的です。

食材のはたらき

[五味]▶甘、酸　[五性]▶涼　[帰経]▶肝、脾

おすすめ薬膳

体に熱がこもっているとき

トマトとあさりのスープ

うま味成分たっぷりのトマトとあさりの組み合わせ。どちらも体の熱を鎮め、余分な水分をとり除きます。イライラや不眠に有効な心の熱を鎮めるセロリを加えてもよいでしょう。

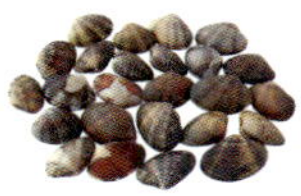

あさり（p122）

熱を冷まして、ほてりを鎮める。余分な水分をとり、尿を出やすくする。

気虚　気滞　血虚　瘀血　水滞

なす
茄子：夏によい食材

気になるむくみや胃もたれに

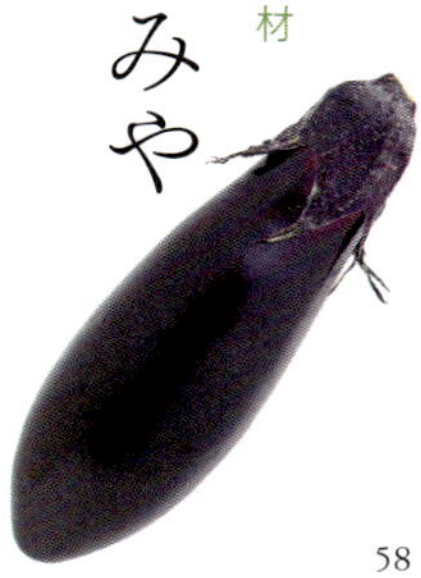

なすには、体の中の熱を冷まし、血液の流れをよくする作用があります。また、利尿作用を活発にしてむくみをとります。脾の働きをよくするので、食欲不振、胃もたれなどを感じたときによいでしょう。急性血便にも有効です。

食材のはたらき

[五味]▶甘　[五性]▶涼　[帰経]▶脾、肺

おすすめ薬膳

食欲不振や胃もたれなど夏バテに

なすのしょうが焼き

なすは涼性のため、食べ過ぎるとお腹を冷し過ぎてしまうことがあります。冷え症の人は、しょうがやねぎなど、辛味の効いた薬味野菜と組み合わせるようにするとよいでしょう。ピリリとした辛味は、気・血の流れをよくする作用があります。

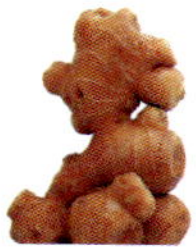

しょうが（p73）

発汗して、冷えを追い出す。お腹を温めて、胃の冷え、嘔吐にも効果的。

気虚　気滞　血虚　瘀血　水滞

きゅうり
体にこもったほてりや喉の渇きに

胡瓜：夏によい食材

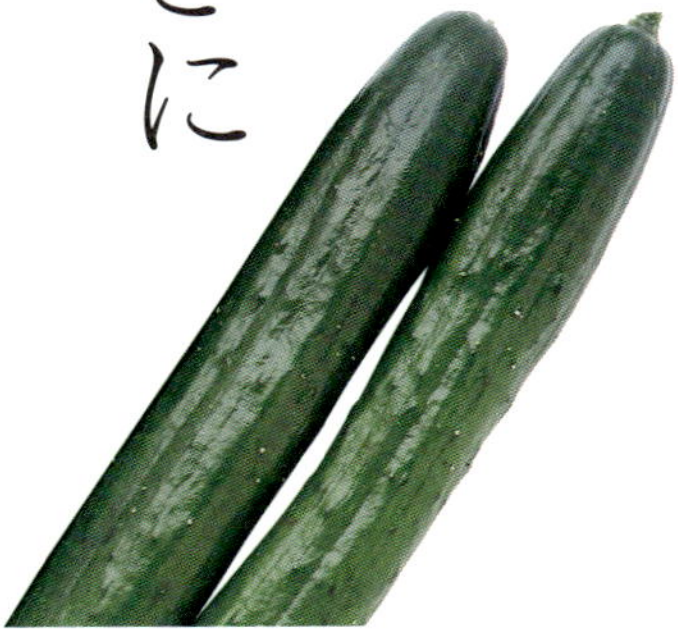

夏の暑さを乗り切るためにはウリ科の水分たっぷりの野菜が最適です。きゅうりには、体の熱と湿をとる作用があるので、たとえば熱があるときの喉の渇きや痛みによいでしょう。暑気あたりの予防にも効果があります。また、水分代謝を盛んにする作用があり、尿の出をよくするので、排尿異常やむくみが気になる人におすすめです。

食材のはたらき

[五味]▶甘　[五性]▶涼　[帰経]▶心、脾

おすすめ薬膳

夏の暑さ対策に

きゅうりのパクチー和え

中国では、ポピュラーな夏のおつまみです。パクチーの刺激的な香りが気を巡らせ、体の中にこもった熱を冷まします。食欲が出ない、暑い日におすすめの一品です。

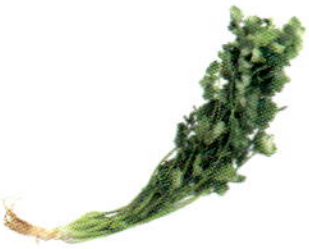

パクチー（p95）

カッとなった気を下げて、気の巡りをよくする。食欲不振、食後のお腹のはりを解消する。

夏のほてり、むくみに

きゅうりとにがうりの炒め物

体の熱を冷ます作用をもつきゅうりとにがうり。苦味には、余分な水分や熱などを外に出す解毒効果があるので、むくみやほてり、便秘などにも有効です。苦味ある食材は、とくに夏場に食べるのがよいでしょう。

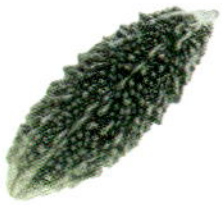

にがうり（p60）

暑気あたりを解消し、夏バテの予防に。目の充血や痛み、口内炎や吹き出物の改善に。

TOPICS

きゅうりは乾燥厳禁！ピクルスなど加工保存

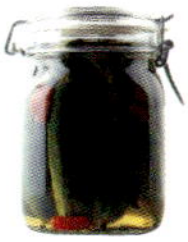

95％以上が水分といわれている夏野菜のきゅうり。乾燥と低温が苦手なので、できるだけ早く食べ切ることが大切です。冷蔵庫に入れる場合は、新聞紙に包み、さらに保存袋に入れます。きゅうりの保存には、ピクルスやぬか漬け、味噌漬けなど、加工しておくのもよいでしょう。

気虚　気滞　血虚　瘀血　水滞

にがうり
吹き出物や口内炎 夏のほてりに

苦瓜：夏によい食材

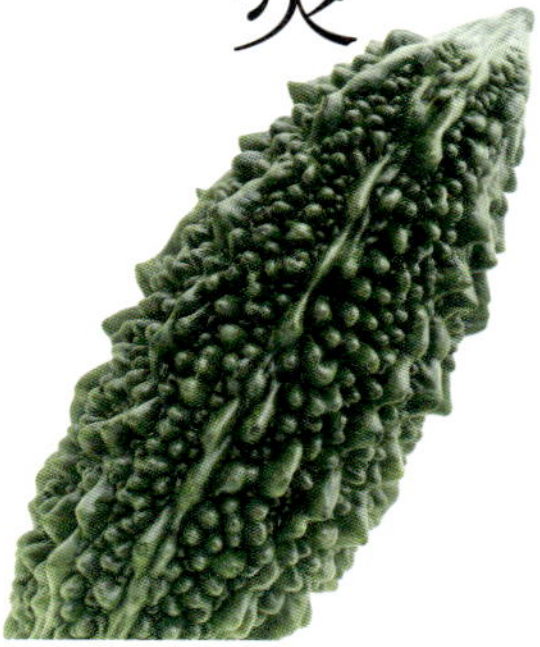

苦味ある食材には、解毒作用があり、とくに体の中にこもった熱をとってくれるため、夏場に食べるのがよいと考えられています。夏のほてりをとり、肌のトラブルや暑さからくるイライラを解消してくれるでしょう。暑気あたりを解消し、夏バテの予防に。目の充血や痛み、口内炎や吹き出物、腫れ物、急性の下痢にも有効です。

食材のはたらき

[五味]▶苦　[五性]▶寒　[帰経]▶心、脾、肺

おすすめ薬膳

疲労を回復して、夏バテ予防に

にがうりと豚肉のお粥

暑さによって消耗した体力を補うのにおすすめの組み合わせです。ビタミンB_1の豊富な豚肉と野菜をたっぷりと入れたお粥に、にがうりを素揚げにしてトッピングしてみましょう。お腹をいたわる献立になります。

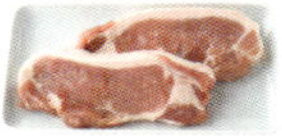

豚肉 (p134)

精力を高め、滋養強壮によい。体に潤いを与えるので、肌の乾燥、空咳、便秘によい。

肌のトラブルやイライラ、便秘に

にがうりと松の実、くこの実の炒め物

気・血を補い、乾燥を潤す松の実やくこの実、にんじんとの組み合わせ。夏の陽射しにダメージを受けた肌に潤いを与えてくれるでしょう。汗をかいたり、気温が高くイライラしたり、気を消耗したときにもおすすめです。

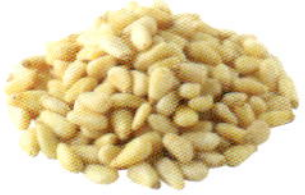

松の実 (p38)

肺を潤すので、空咳や便秘に効果的。乾燥した皮膚と髪の毛に潤いを与える。

TOPICS

ツヤとハリがあって、緑色が濃く、イボが密集しているものを選ぼう！

夏野菜に欠かせないにがうり。トゲトゲした表面のイボには、胃の働きを活発にしたり、紫外線から肌を守るビタミンCが多く含まれています。また、苦味の成分にも食欲を刺激する効果があり、栄養面からも夏バテ予防によい野菜食材です。

気虚　気滞　血虚　瘀血　水滞

ピーマン

梅雨によい食材

憂鬱を解消して胃腸の調子を整える

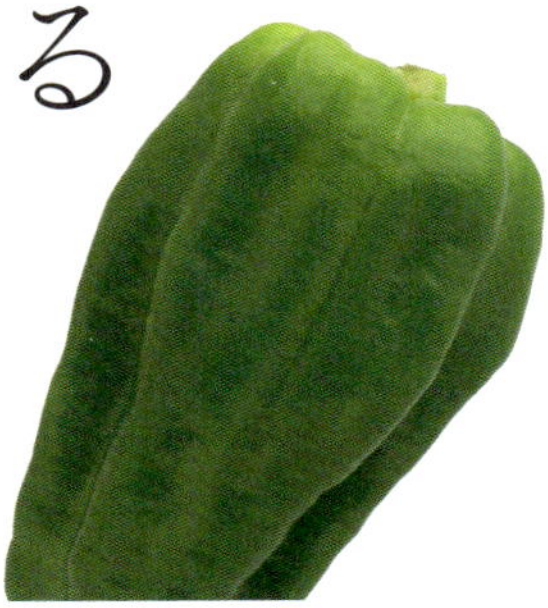

イライラしたり、憂鬱な気持ちになったときに、心を穏やかに鎮める作用があるピーマン。肝の働きをよくして気を巡らせ、精神を安定させるからです。また、血液の流れをよくする作用もあり、瘀血タイプの人や動脈硬化の予防にもよいでしょう。脾の働きをよくするので、胃の調子が整い、食欲不振のときにもおすすめです。

食材のはたらき

［五味］▶甘、辛　［五性］▶温　［帰経］▶肝、心、脾、腎

おすすめ薬膳

胃腸が弱く、疲れやすい人に

ピーマンとじゃがいもの黒ごま炒め

なんとなく疲れやすい、だるさを感じたときにおすすめ。気を補うじゃがいもと気を巡らせるピーマンは、胃腸の調子を整える作用を持っています。黒ごまを合わせると、肝腎の働きをよくして、体に力がわいてきます。

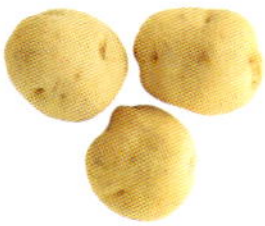

じゃがいも（p87）

気を補い、脾の働きを高めるので、疲れ、息切れによい。消炎、解毒作用が胃痛や胃潰瘍などに有効。

血行促進して、肩こりなどの痛みを解消

ピーマンの肉詰め紅花のせ

血の巡りをよくするピーマンとこりや痛みをとり除く紅花の組み合わせ。ピーマンの肉詰めの上に、紅花を少々トッピングするだけでよいので簡単です。瘀血タイプの人におすすめの献立です。

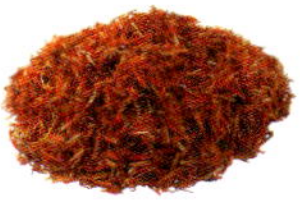

紅花（p28）

血行をよくして、血の滞りをとり除くので、月経不順、月経痛、こりや痛みなどによい（妊婦禁忌）。

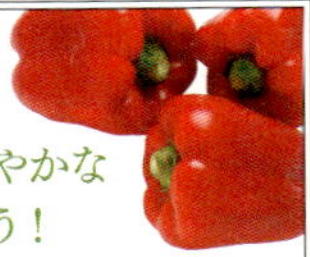

TOPICS

食事を彩りよく！色鮮やかなパプリカをとり入れよう！

中華料理でよく使われる赤ピーマン、赤や黄色、オレンジのパプリカも、薬膳的にはピーマンと同じ効能をもつと考えられています。料理の見た目だけでなく、バランスのよい食事には、食材の色も大事な要素のひとつです。彩りを考えてとり入れてみましょう。

気虚　気滞　血虚　瘀血　水滞

とうがん

夏のほてりや気になるむくみに

冬瓜：夏によい食材

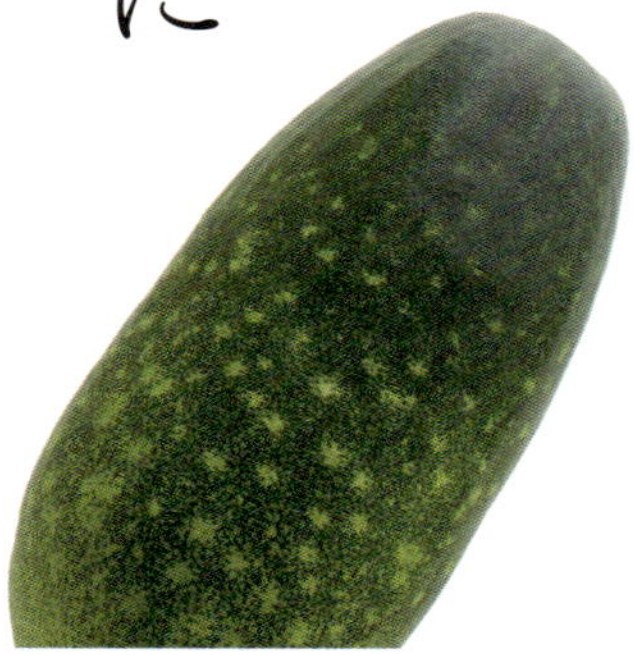

体の熱を冷まし、余分な水分を出すので、むくみに有効なとうがん。淡白な味わいで、食欲がないときや、夏バテ気味のときにおすすめの食材です。利尿作用だけでなく、体に不足している水分を補う作用も合わせてあるので、暑気あたり、喉の渇きなどの症状にも有効です。体の水分代謝を整えるので、肥満や糖尿病にもおすすめです。

食材のはたらき

［五味］▶甘　［五性］▶涼　［帰経］▶心、肺、腎

おすすめ薬膳

夏のむくみに

とうがんとしょうがのスープ

とうがんは涼性なので、体を冷す作用があり、夏の暑さを癒してくれるのですが、冷え症など、夏でも冷えを感じる人は、しょうがやとうがらしなど、体を温める温熱性の食材を組み合わせて、バランスをとりましょう。

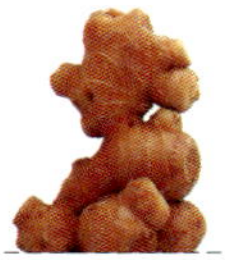

しょうが(p73)

お腹を温め、胃の冷え、嘔吐を止める。肺の働きをよくして、冷えで悪化する咳、痰によい。

夏のほてりやむくみに

とうがんと緑豆の煮物

体の中にこもった熱をとり、利水作用でむくみを改善する緑豆は、台湾やベトナムなど気温や湿度が高い国でよく使われる食材です。どちらもあっさりとした味の食材なので、昆布やチキンスープで煮込み、薄味で調味しましょう。

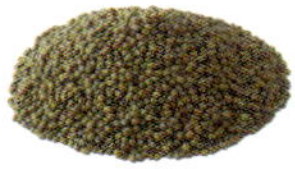

緑豆(p46)

熱をとり、解毒効果があるので、発熱、口内炎、目の充血などによい。むくみ、排尿痛に用いる。

水滞　**トウガシ**・冬瓜子

黄色い痰やおりもの異常、利水に使われる漢方薬

とうがんの種を乾燥させたもので、生薬として用いられています。効能は、むくみや利尿作用のほか、咳や痰、おりものなど、体の中にたまるうみを外に出すものとして、考えられています。一般では購入できないので、先の症状が気になる人は、漢方薬局で相談してみましょう。【甘】【寒】【心、脾、肺】

気虚　気滞　血虚　瘀血　水滞

かぼちゃ

南瓜：夏によい食材

夏の冷えやだるさ食欲不振に

食材のはたらき

［五味］▶ 甘　［五性］▶ 温　［帰経］▶ 脾

おすすめ薬膳

体を温めて、食欲不振を解消

かぼちゃのサラダ紅花散らし

ほこほこしたかぼちゃを茹でて軽くマッシュして調味し、かぼちゃのサラダを作ります。さらに、血行を促進する紅花をトッピング。かぼちゃの甘みが心を和ませてくれる献立です。血行がよくなり、体が温まると、食欲も出てきます。

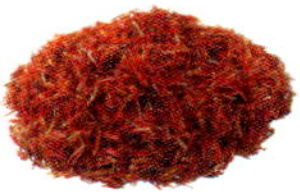

紅花 (p28)

血行をよくして、冷えをとり、体を温める。血行不良からくる痛みやこりを改善（妊婦禁忌）。

慢性疲労、肩こり、便秘、糖尿病に

あずきとかぼちゃのいとこ煮

あずきの煮汁で、かぼちゃを煮て調味し、煮たあずきを加えて合わせるいとこ煮。ほこほことしたかぼちゃの食感と、あずきの風味がおいしい組み合わせです。水分代謝を整えることで、体のだるさや冷えを解消します。

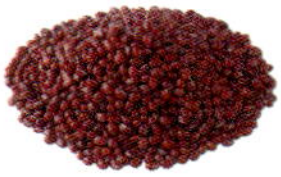

あずき (p47)

脾の働きをよくするので、強い利尿作用により、むくみ全般の解消に。水分代謝を整える。

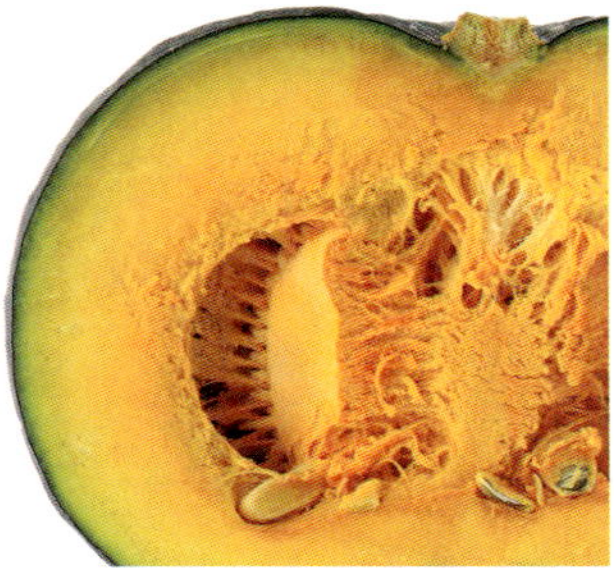

夏が旬のかぼちゃ。日本では「冬至にかぼちゃを食べると風邪をひかない」と伝えられているため、冬の野菜と思いがちですが、実は夏によい食材です。夏野菜には体を冷すものが多く、体は冷えがち。体を温めて、気を補い、体力をつけるかぼちゃは、なんとなくだるい慢性の疲労感や便秘、糖尿病などによいでしょう。

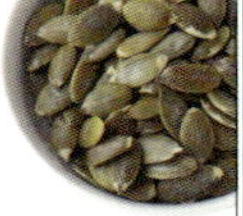

水滞　ナンカシ ● 南瓜子

生薬にもおつまみにも利用されるかぼちゃの種

漢方では、ナンカシと呼ばれ、腸内の寄生虫の治療、母乳不足や産後の手足のむくみになどによいとされています。栄養面では、亜鉛や鉄分が多く含まれていて、成長ホルモンの分泌や貧血改善に有効です。おつまみとして、スーパーなどでも購入できるので、ぜひ利用してみましょう。【甘】【平】【肺】

気虚　気滞　血虚　瘀血　水滞

うど

独活：春によい食材

初期のかぜや頭痛　足腰の冷えに

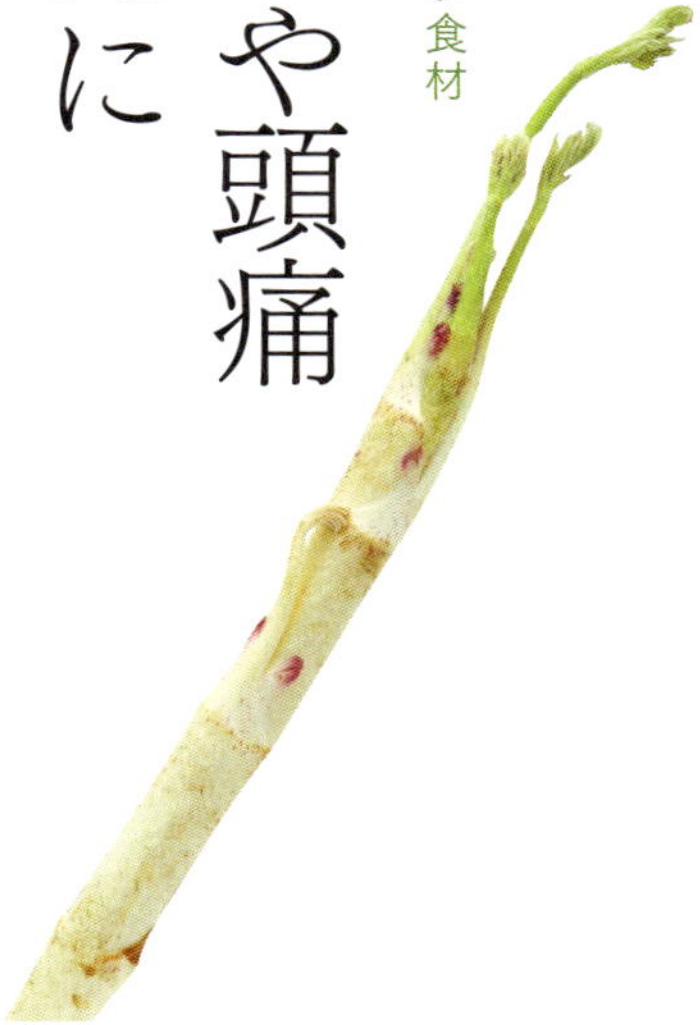

春を呼ぶ食材のひとつ、独特な香りをもつうど。山うどは、高麗人参と同じ、ウコギ科の植物です。風邪の初期症状や、かぜによる頭痛、鼻炎などを緩和します。利尿作用を活発にするので、むくみや、湿疹などが気になる人におすすめです。また、足腰の冷え、肩こりや関節痛などにも有効です。

食材のはたらき

［五味］▶辛、苦　［五性］▶温　［帰経］▶肝、腎

おすすめ薬膳

足腰の冷え、関節の痛みの改善に

うどの酢味噌和え

厚めに皮をむいたうどを酢水でアク抜きし、酢を少し入れた湯で軽く茹で、酢、砂糖、味噌を合わせた酢味噌で和えます。うどの独特の香りと苦味が食欲をそそるだけでなく、血の巡りをよくして、痛みやこり、冷えを追い出します。

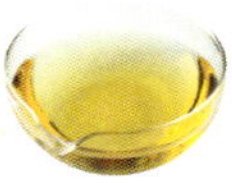

米酢（p145）
血行をよくし、血の滞りを解消するので、しこりを小さくする。消化を促進し、食欲不振によい。

自律神経のバランスを整えたいときに

うどの梅干し和え

酢味噌和えと同様に軽く茹でたうどに、梅肉を合わせた献立です。梅の酸味が肝の働きを助けて、気の巡りをよくします。うどと梅干しは、のぼせやほてり、イライラなど、自律神経の乱れを整える組み合わせです。更年期やプレ更年期の人に。

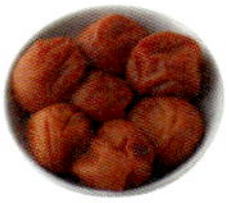

梅干し（p106）
のぼせやほてりを押さえ、水分代謝を整える。気・血の巡りをよくする。

水滞　**ドッカツ**　独活

うどの根は足腰など関節痛の漢方

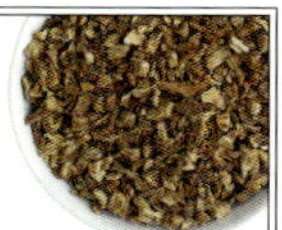

うどの根を乾燥させたものを、漢方ではドッカツと呼び、野菜のうど同様、関節痛や冷え、むくみの改善に用いられています。とくに湿度の高い梅雨時などに、足腰が痛んだり、気分がすぐれない人は、漢方薬局などで相談してみましょう。

気虚　気滞　血虚　瘀血　水滞

なのはな

菜の花：春によい食材

炎症を抑え おできや吹き出物に

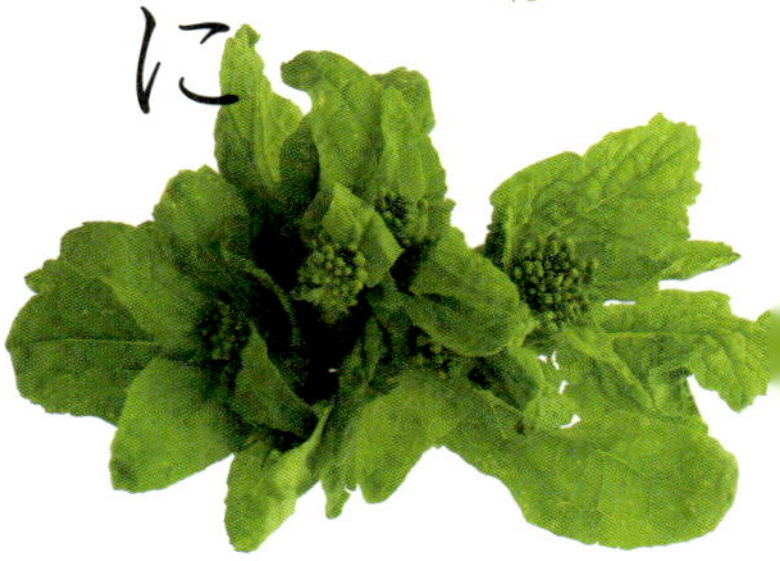

菜の花には肝の機能を高める働きがあるので、目の充血やめまい、のぼせ、イライラなど、心と体の不調によいでしょう。また、辛味には、滞っているものを発散させ、気・血の流れをよくする働きがあります。炎症を抑え、おできや吹き出物など、気になる肌のトラブルを解消します。産後の回復にも有効です。

食材のはたらき

[五味] ▶ 辛　[五性] ▶ 温　[帰経] ▶ 肝、脾、肺

おすすめ薬膳

胃の調子を整える、老化防止に

菜の花とにんにくの炒め物

菜の花の辛味とにんにくの香りが食欲をそそる献立です。つぼみ部分も一緒にとれるので栄養価が高く、肝や脾の働きを高め血流をよくするので老化防止によいでしょう。にんにくが胃腸を温め、代謝を活発にします。

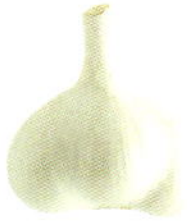

にんにく (p84)

お腹を温め、冷えによる腹痛、下痢によい。気を巡らせ、消化を助ける。滋養強壮、疲労回復に。

肩こりや月経痛に

菜の花とあさりのパスタ

どちらも春によい食材の組み合わせです。あさりは、血を補い、体の中の熱を鎮めるので、肩こりや月経痛などの痛みに効果があります。また、気候がよくなって、そわそわしたり、逆にイライラする不安定な心を和ませます。

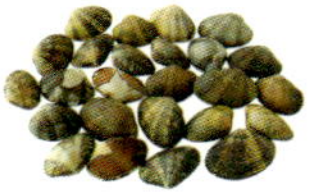

あさり (p122)

陰を補い、ほてりを鎮める。余分な水分をとり、尿を出やすくする。むくみ、黄疸などによい。

TOPICS

春と肝との関係を知って、菜の花を食べよう！

春は、細菌やウイルスの活動が旺盛になるので、花粉症や食中毒の対策に、五臓の肝が活躍します。また、陽気がよくなると、血圧が上昇したり、めまい、目の充血を起しやすくなります。春は、自律神経のバランスが崩れて情緒が不安定になることも多いでしょう。そんなときは、菜の花など肝の機能を高める食材をとり入れるようにしましょう。

気虚　気滞　血虚　瘀血　水滞

たけのこ

咳や痰に慢性の便秘や下痢に

筍：春によい食材

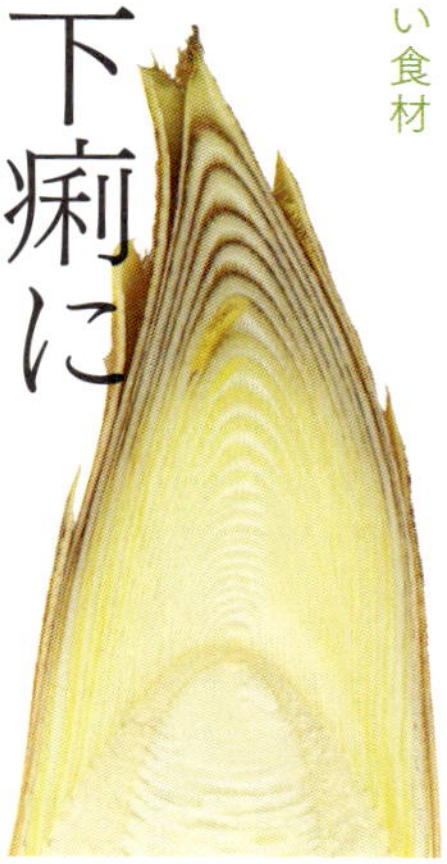

生命力とみずみずしい食感から、春を告げる野菜のひとつといわれるたけのこ。たけのこには、熱をとり、咳、痰を改善したり、利尿作用を高めて、むくみを解消する効果があります。また、食物繊維が多く便通をよくするので、慢性の便秘と下痢によいとされています。はしかやじんましんにも用いられる食材です。

食材のはたらき

[五味] ▶ 甘　[五性] ▶ 寒　[帰経] ▶ 脾、肺

おすすめ薬膳

体の中の余分な熱をとる、咳や痰にも

たけのこの木の芽和え

香り豊かな山椒の若芽を使った木の芽和えは、冬の間寒さで縮こまっていた体を温めて、目覚めさせる献立です。体の中の余分な熱、水分を外に出すことで、体調を整えます。咳や痰、むくみなどが気になるときに、おすすめです。

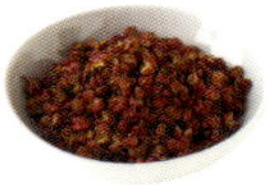

山椒 (p149)

体を温め、冷えからくる胃痛と腹痛、食欲不振、下痢などによい。肺の機能を高める。

整腸作用があるので、便秘の人におすすめ

たけのことくこの実の炒め物

たけのこは食物繊維が多く、整腸作用を促し、大腸がんの予防にもなります。カロリーが低く、お腹をしっかりと満たすので、コレステロールの気になる人に。くこの実は赤ワインに1時間程度浸けて戻すと、香りよく仕上がります。

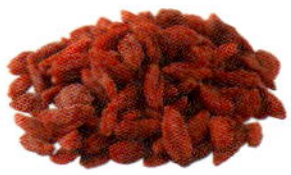

くこの実 (p29)

ほてり、耳鳴り、足腰に力が入らない、精力減退などによい。美容、糖尿病によい。

TOPICS

たけのこの茹で方

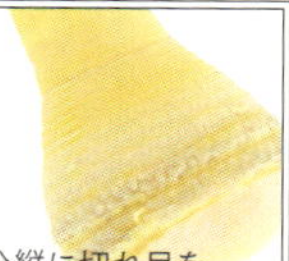

❶硬い皮を剥がし、皮の厚い分縦に切れ目を入れる。❷水10に米ぬか1の割合で、ひたひた状態に浸けて、とうがらし2本を加え1時間弱煮る。❸鍋のまま一晩置き、ぬかを洗い流し、皮を剥がして、水に浸けたまま保存する。たけのこは生長著しい若芽のため、できるだけ早くアクを抜き、茹でておくことが大事です。

気虚　気滞　血虚　瘀血　水滞

キャベツ

春によい食材

胃もたれや胃痛 胸のつかえに

胃の働きを助けるので、食欲増進、胃もたれ、ゲップ、胸のつかえ、胃痛に有効です。虚弱体質や疲れやすい人にもおすすめ。熱と湿をとり除くことから、お腹のはりや黄疸、また消化器系の潰瘍の予防にも効果的です。

食材のはたらき

[五味]▶甘　[五性]▶平　[帰経]▶肝、脾、腎

おすすめ薬膳

食べ過ぎや消化不良に

キャベツの梅干し和え

食欲のないときに梅の酸味でさっぱりといただく献立です。胃の働きをよくし、消化吸収力が高まるので、胃腸の疲れがとれ、疲労回復によいでしょう。梅の酸味が筋肉を引き締め、汗や尿が出過ぎるのを止めます。

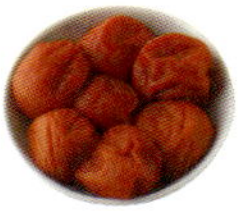

梅干し（p106）
慢性下痢と食中毒の下痢を改善する。消化を助ける。疲労回復、夏バテ、風邪などによい。

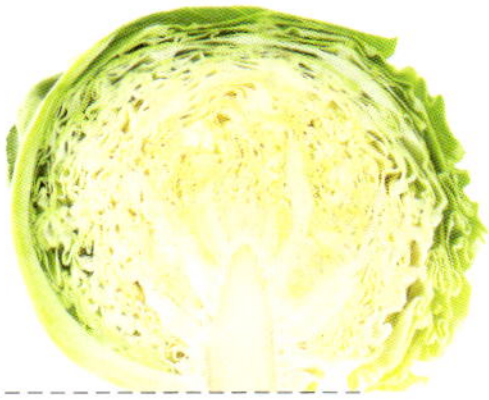

気虚　気滞　血虚　瘀血　水滞

アスパラガス

梅雨によい食材

口の渇き 疲労回復に

アスパラガスは、脾の働きを高め、食欲を増進させることで、元気を補います。また、熱をとり、口の渇きと咳を和らげます。利尿作用があるので、膀胱炎、排尿異常などの不調におすすめです。

食材のはたらき

[五味]▶甘　[五性]▶涼　[帰経]▶脾、肺

おすすめ薬膳

むくみがちのとき、喉の渇きに

とうがんとアスパラガスのスープ

水分代謝が落ちているときに、おすすめの組み合わせです。むくみ、喉の渇きや夏バテなど、水の巡りをよくして解消させます。また、アスパラガスには疲労回復によいアスパラギン酸が豊富に含まれています。

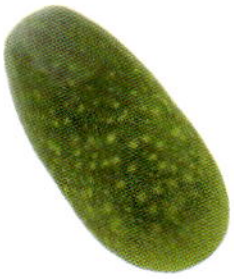

とうがん（p62）
余分な水分を出すので、むくみによい。体に不足している水分を補うので、喉の渇きによい。

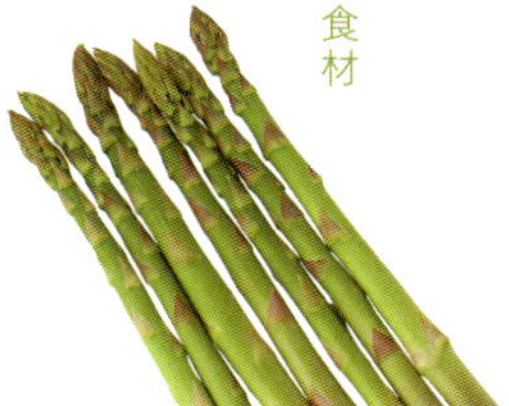

気虚　気滞　血虚　瘀血　水滞

セロリ
春によい食材

気鬱やめまい イライラの解消に

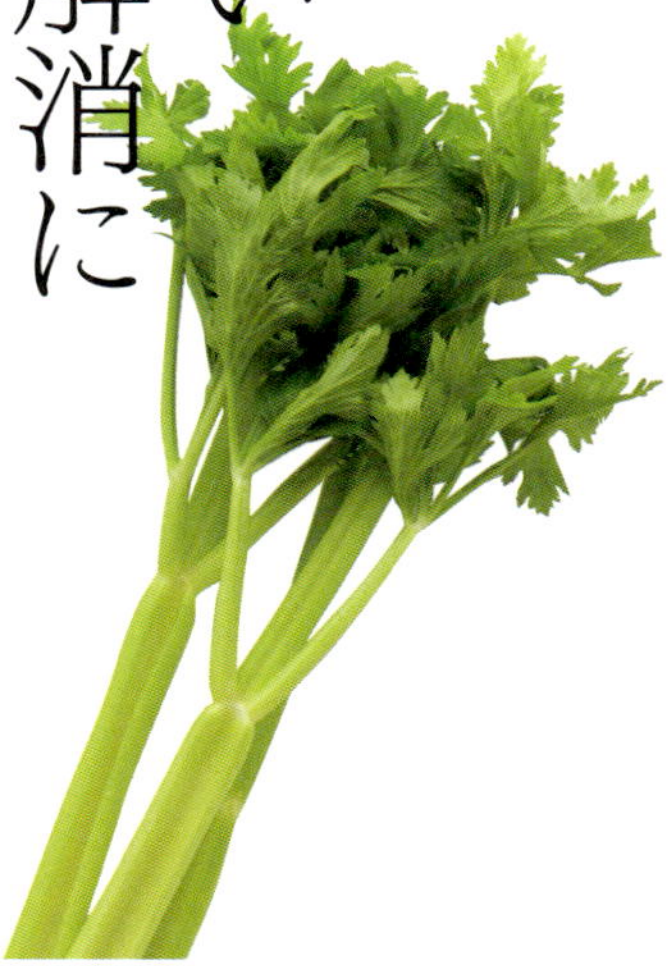

春が旬のセロリ。目が充血したときや目のかすみを感じたときにおすすめの食材です。肝の働きをよくして、目のトラブルやめまい、のぼせ、イライラ、頭痛、情緒不安定など、気が体の上部に上がって熱を帯びている状態をとり除きます。また、余分な水分をとり除き、尿を出しやすくするので、デトックス効果も期待できます。

食材のはたらき

[五味] ▶ 甘、苦　[五性] ▶ 涼　[帰経] ▶ 肝、脾、肺

おすすめ薬膳

イライラや不眠、慢性的な咳の症状に

セロリとゆりねの炒め物

セロリ、ゆりねは、精神を安定させる効果がある食材です。春雨やにんにくのみじん切りなどを加えて炒めて、さっぱり味に調味します。ゆりねのほんのりとした甘みとセロリの香りが、心を穏やかにしてくれるでしょう。

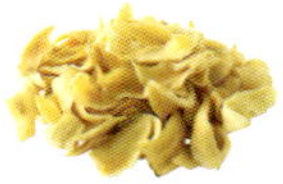

ゆりね (p30)

咳を止め、肌に潤いを与える。イライラを鎮めて、精神を安定させ、不眠によい。

にきびや吹き出物が気になるときに

豆腐とセロリの炒め物

体の中の余分な熱をとる働きがある豆腐と、水分代謝をよくするセロリの組み合わせです。炎症を抑えて、滞りをなくして、にきびや吹き出物などの肌荒れを防ぎ、肌をしっとりと整えます。

豆腐 (p156)

潤いの働きがあるので、空咳、口渇、口臭によい。脾の機能を高め、消化不良、便通によい。

TOPICS

セロリの香りには、心を落ちつけるアロマ効果あり!

セロリの独特な香りや苦味には、精神を安定させて、不眠やイライラに効果があるといわれています。漢方でも気の巡りをよくすると考えられているセロリ。ストレス対策に、よくかんで香りを楽しみましょう。

気虚　気滞　血虚　瘀血　水滞

ブロッコリー

冬によい食材

虚弱体質の改善 老化予防に

五臓の働きをよくするブロッコリーは、虚弱体質の人や元気が出ない人、老化が気になる人におすすめの食材です。とくに胃腸の働きや腎臓の働きをよくします。胃弱や腎機能低下、がん予防にも期待できるでしょう。

食材のはたらき

[五味]▶甘　[五性]▶平　[帰経]▶肝、脾、腎

おすすめ薬膳

胃腸が弱っているときに

ブロッコリーとキャベツのスープ

体が疲れているとき、元気が足りないときに、お腹を温めて、体にやさしいスープです。ブロッコリー、キャベツとも、肝、脾、腎の機能を高めます。薄味に調味して、さっぱりといただきましょう。

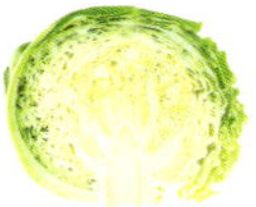

キャベツ(p67)

胃の働きを助け、食欲増進、胃もたれ、ゲップ、胸のつかえ、胃痛によい。虚弱体質、疲労回復にも。

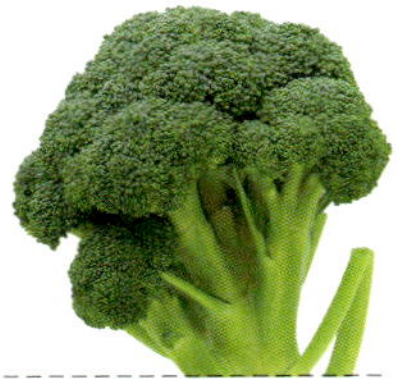

気虚　気滞　血虚　瘀血　水滞

ちんげんさい

青梗菜：秋によい食材

冷えや気になる鬱血に

血の巡りをよくする働きがあるちんげんさい。体の余分な熱を冷まし、イライラや落ち込みを改善して、心を落ちつけます。また、腸の調子を整え、代謝をアップさせます。がん予防にも期待されています。

食材のはたらき

[五味]▶甘　[五性]▶平

[帰経]▶肝、脾、肺

おすすめ薬膳

体を潤し、整腸作用を高める組み合わせ

ちんげんさいのクリーム煮

ちんげんさい料理の定番クリーム煮。甘みがあり、クセのないちんげんさいは鉄分、カルシウムが多く含まれているので、骨粗しょう症予防やリラックス効果に。体を潤し、腸の働きをよくすると、肌もキレイになります。

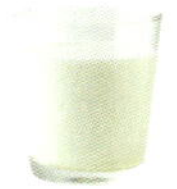

牛乳(p153)

五臓を補い、潤す。喉の渇き、便秘によい。肌を美しくする。体力回復に。

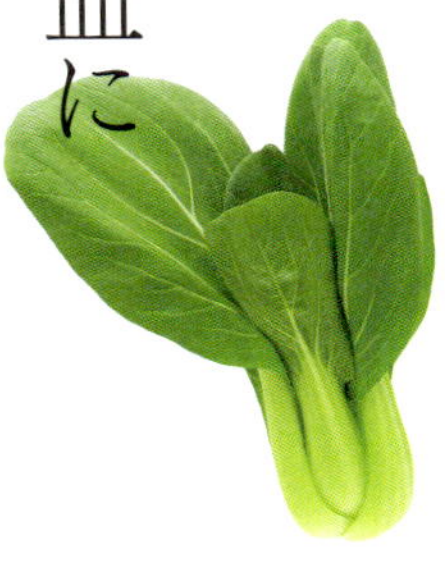

気虚 **気滞** 血虚 瘀血 水滞

しゅんぎく

春菊：秋によい食材

イライラや不眠多夢口臭対策に

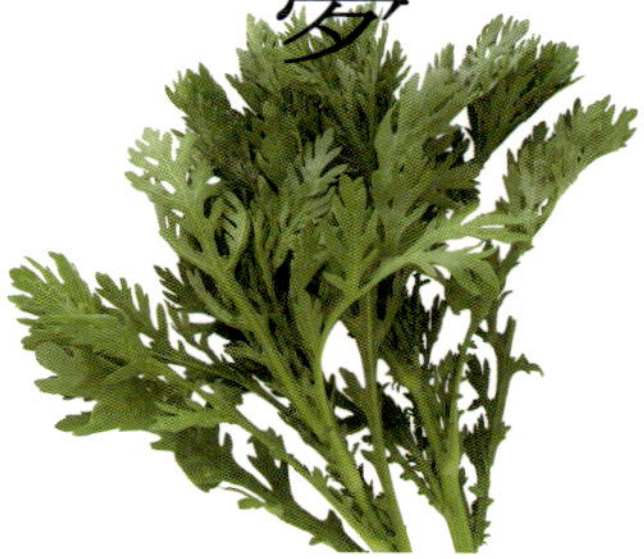

気の巡りをよくするしゅんぎく。眠れない人や、寝ていても夢ばかり見る人におすすめの食材です。胃腸の機能を整えるので、嘔吐、口臭対策によいでしょう。気の巡りと水分代謝をよくし、痰を切り、咳を鎮めます。鉄分、カルシウム、ビタミンAが豊富なので、貧血気味の人やむくみなど女性が気になる不調に有効です。

食材のはたらき

[五味]▶甘、辛　[五性]▶平　[帰経]▶肝、心、脾

おすすめ薬膳

イライラを鎮めて安眠を導く

しゅんぎくのくるみ和え

滋養強壮によいくるみと安神作用のあるしゅんぎくの組み合わせ。ストレスが多く、疲れがたまっている人によいでしょう。くるみは包丁の背などでよく叩き、潤い作用のあるはちみつで和えてペースト状にしてもおいしいです。

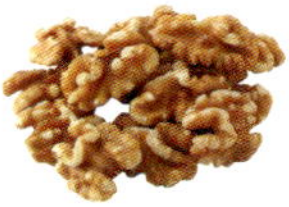

くるみ (p37)
腎を補い、腰痛、耳鳴りなどによい。肺と腎両方の働きをよくするため、慢性咳、喘息によい。

水分代謝を高めて、便秘や二日酔い改善に

しゅんぎくとりんごのジュース

お酒を飲んだ翌朝に、おすすめのジュースです。しゅんぎくは、葉っぱだけを摘んで使います。レモン汁を加えるとさらにすっきり味に。腸を潤し、便秘を和らげ、利尿作用により、余分な水分を排出します。

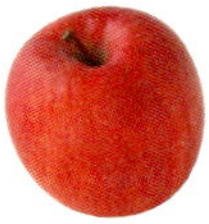

りんご (p116)
消化不良によるお腹のはり、下痢、便秘などによい。熱を冷まし、潤いを与え、二日酔いによい。

TOPICS

しゅんぎくをペーストにして保存しよう！

秋から出回るしゅんぎくを使って、しゅんぎくペーストを作りましょう。魚や肉料理のソースに、パスタやスープにも鮮やかな緑色が大活躍です。❶しゅんぎくの葉100gを摘み、オリーブ油50㎖、にんにく1片、松の実15gをミキサーにかける。❷塩、胡椒で調味する。❸保存瓶に入れて、表面にオリーブ油を注いで密閉保存する。

気虚　気滞　血虚　瘀血　水滞

こまつな

小松菜：冬によい食材

熱とほてりイライラに

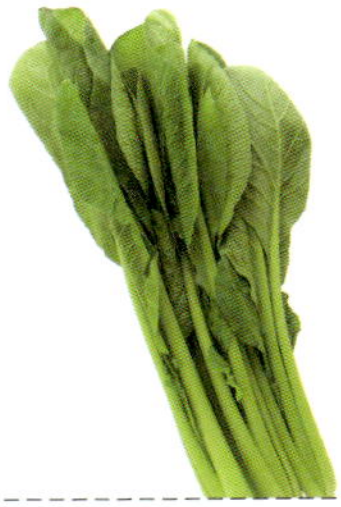

食材のはたらき

[五味]▶辛、甘　[五性]▶涼　[帰経]▶脾、肺

おすすめ薬膳

イライラしやすいときに

菊花とこまつなのおひたし

こまつな、菊花とも、イライラやのぼせなどの改善に効果的な組み合わせです。食感もよくさっぱりといただけます。食用菊は、酢を入れて沸騰させた湯でさっと茹でます。すぐに冷水にとり、茹で過ぎに注意しましょう。

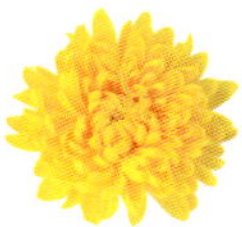

菊花 (p78)

肝の熱をとり、目の充血と目のかすみを改善、めまい、頭痛にもよい。

体がほてる、だるい、イライラするなどの症状に有効なこまつな。体の中の余分な熱をとり、気持ちを鎮める作用があります。喉の腫れや咳、痰などにもよいでしょう。また、消化を助け、消化不良、便秘にも有効です。

気虚　気滞　血虚　瘀血　水滞

ほうれんそう

菠薐草：冬によい食材

悪い顔色や乾燥肌の解消に

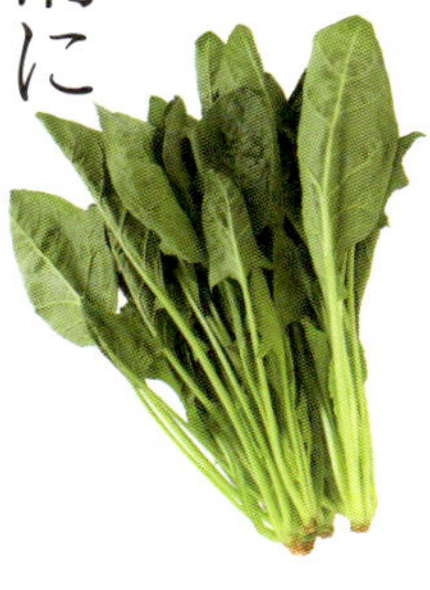

食材のはたらき

[五味]▶甘　[五性]▶涼　[帰経]▶肝、脾、肺

おすすめ薬膳

高齢者や体力のない人の慢性の便秘に

ほうれんそうのごま油炒め

ほうれんそう、ごま油ともに、腸を潤す作用があるため、慢性的な便秘で困っている人にはおすすめの組み合わせです。腸だけでなく、肌や目などの乾燥にも有効です。体の中から潤してくれます。

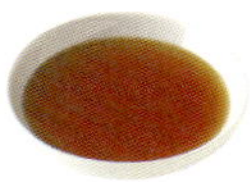

ごま油 (p148)

潤いの働きがあるので、腸の乾燥による便秘、食べ過ぎからの腹痛などによい。

鉄分が豊富で、貧血の改善によいほうれんそうは、漢方でも、血を補い、体を潤す作用があります。顔色が悪い、乾燥肌、慢性便秘などに困っている人におすすめです。また、目の充血、めまい、喉の渇きの解消にも。

気虚　気滞　血虚　瘀血　水滞

はくさい

白菜：冬によい食材

熱があるとき二日酔いの解消に

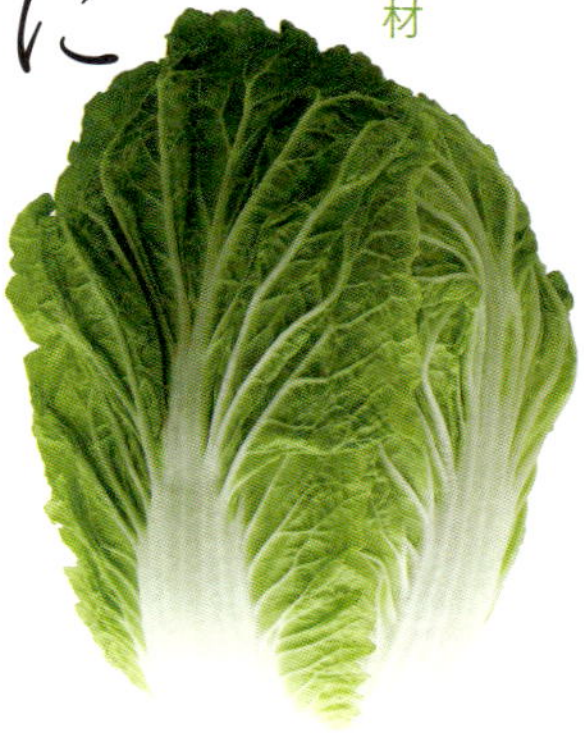

冬の食卓に欠かせないはくさい。低カロリーで淡白な味が魅力です。はくさいは、体にこもった熱を冷ますので、発熱したときや喉の乾燥、咳や痰の改善によいでしょう。また、胃腸の調子を整えて腸を潤すので、便秘にも効果的です。水分代謝がよくなるので、むくみの解消や二日酔いの防止、解消にも有効でしょう。

食材のはたらき

［五味］▶甘　［五性］▶平　［帰経］▶脾、肺

おすすめ薬膳

二日酔いの予防に

はくさいの柿なます

胃のムカムカや口の乾燥などを防ぐ作用をもつ、はくさいと柿の組み合わせ。はくさいは軽く塩漬けして水気をしぼり、柿は皮をむいて切り、合わせ酢で和えます。柿には体を冷やす作用があるので、冷えのある人は注意しましょう。

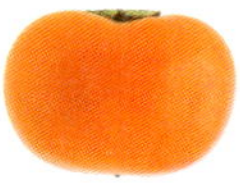

柿（p112）
肺の熱をとり、潤い効果があるので、空咳、喉の渇きによい。二日酔いによい。

五臓六腑の機能を整える組み合わせ

はくさいと黒きくらげの炒め物

滋養強壮によい黒きくらげとの組み合わせにより、心と体の調子を整えます。また、ごま油で炒めることで、潤い効果もアップ。はくさいは、ビタミンCの多い芯の部分や外葉も使い、しっかりといただきましょう。

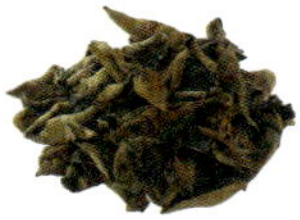

黒きくらげ（p35）
血液をきれいにして、動脈硬化を予防する。滋養強壮、貧血、便秘解消、美肌効果。

TOPICS

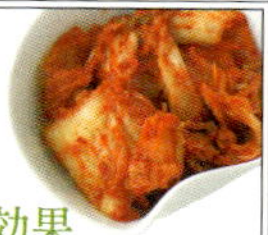

体を温める？冷やす？はくさいキムチの薬膳的効果

はくさいは平性ですが、体にこもった熱を冷ましたり、喉の渇きによいなど、どちらかというと冷やす作用があります。キムチにすることで、しょうがやとうがらしなど温熱性の食材と一緒にとれるので、体を温める食材に変身。また、魚介類などと合わせて作るキムチは乳酸菌も豊富なので、整腸作用にも。

気虚　気滞　血虚　瘀血　水滞

しょうが

かぜの初期に 食欲不振に

生姜：冬によい食材

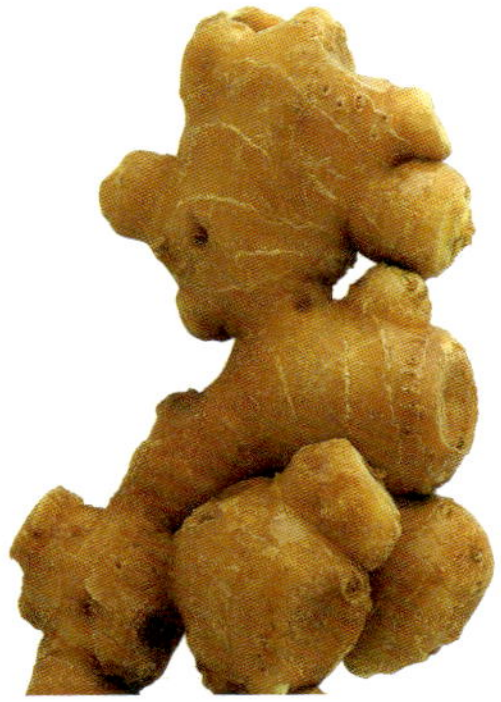

かぜの初期症状に、速効性があるしょうが。新陳代謝を高めて体を温めるので、お腹も温まり、胃の調子を整え、食欲を増進させます。また、冷えで悪化する咳、痰にも有効です。発汗、利尿作用により、むくみが気になる人にもよいでしょう。かにやえび、魚介類などの中毒予防や解毒作用にも効果があります。

食材のはたらき

[五味]▶辛　[五性]▶温　[帰経]▶脾、肺

おすすめ薬膳

冷え症に、風邪の初期症状に

しょうが紅茶

体を温めるしょうがと、温性の紅茶の組み合わせです。温性の黒砂糖で甘みを加えると飲みやすくなります。冷え症の人に、また、心を落ちつかせる作用があるので、落ち込み気味やイライラするときなどにもよいでしょう。

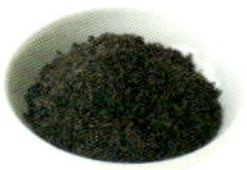

紅茶（p150）

体を温め、冷えをとる。心を鎮め、養う。渇きを止める。利尿作用がある。

パワーチャージしたいときに

しょうがとにんにくの薬味

血行や新陳代謝をよくするしょうがと、強壮・強精作用があるにんにくの組み合わせ。すり下ろしたしょうがと、醤油に漬けたにんにくを刻んで、薬味として使いましょう。肉や魚はもちろん、温野菜や湯豆腐などにもおすすめです。

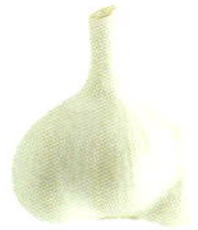

にんにく（p84）

血行をよくして、お腹を温め、冷えによる腹痛、下痢によい。気を巡らせ、消化を助ける。

TOPICS

しょうがを乾燥させずに保存！香りもそのまま

しょうがは水洗いして、汚れなどを包丁でこそげとり、使いやすいサイズにカットします。密閉できるガラス瓶などに入れ、焼酎を注ぎ、冷蔵庫で保存します。焼酎に漬け込んでおくことで乾燥を防ぎ、しょうがの香りも失いません。焼酎臭さもなく、調理に活用できます。

気虚　気滞　血虚　瘀血　水滞

にら
韮：春によい食材

足腰の冷えや疲労回復に

腎の働きを高め、体を温めるので、足腰の冷え、遺精、腰痛などに有効です。気の巡りをよくするので、食欲がないときにもよいでしょう。血の巡りをよくして、狭心症などの胸痛、打撲による腫れと痛みにも効果があります。

食材のはたらき

[五味]▶辛　[五性]▶温
[帰経]▶肝、脾、肺、腎

おすすめ薬膳

スタミナ不足の人や疲労回復に

にらと豚肉の炒め物

どちらも腎の機能を高める食材の組み合わせです。腎は元気の源のため、滋養強壮、疲労回復によいでしょう。また、豚肉は、体に潤いを与えるので、肌の乾燥や腸の乾燥による便秘にも有効です。

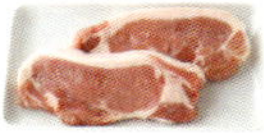

豚肉(p134)
腎を補い、精力を高め、滋養強壮によい。気・血を補い、虚弱体質の体質改善、疲労回復に。

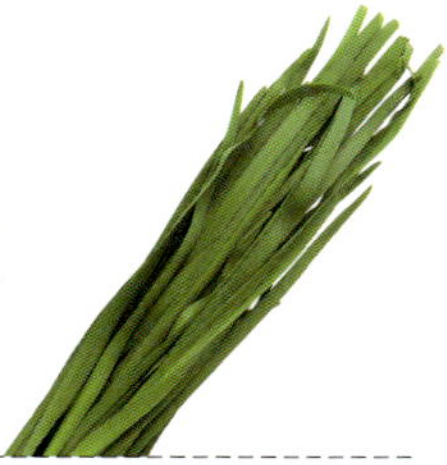

気虚　気滞　血虚　瘀血　水滞

ねぎ
葱：冬によい食材

寒気やかぜ下痢などに

冬に体を温めるねぎは、気・血の巡りをよくする食材です。とくに、寒気を伴うかぜの初期症状に有効です。解毒作用があるので、下痢にも効果的です。炒め物や鍋の具材に、細かく刻んで薬味にと、常備しておきましょう。

食材のはたらき

[五味]▶辛　[五性]▶温　[帰経]▶脾、肺

おすすめ薬膳

かぜのひきはじめの悪寒や冷えに

ねぎ味噌湯

少量の味噌をお湯に溶いて、ねぎやしょうがをたっぷりと入れて飲みます。かぜのひきはじめに、昔からよいとされている組み合わせです。体の余分な熱をとり、気血水の巡りをよくする働きがあります。

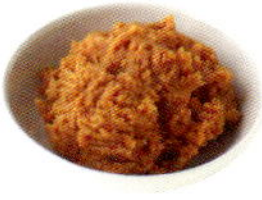

味噌(p146)
食欲不振、むくみによい。熱をとり、解毒効果があるので、発熱、のぼせ、イライラに効果的。

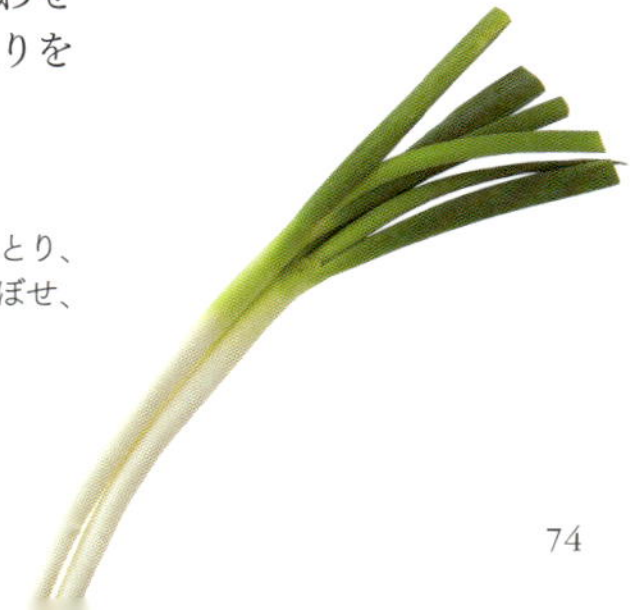

気虚　気滞　血虚　瘀血　水滞

えんどうまめ　むくみ、食欲不振　化膿した湿疹に

豌豆：梅雨によい食材

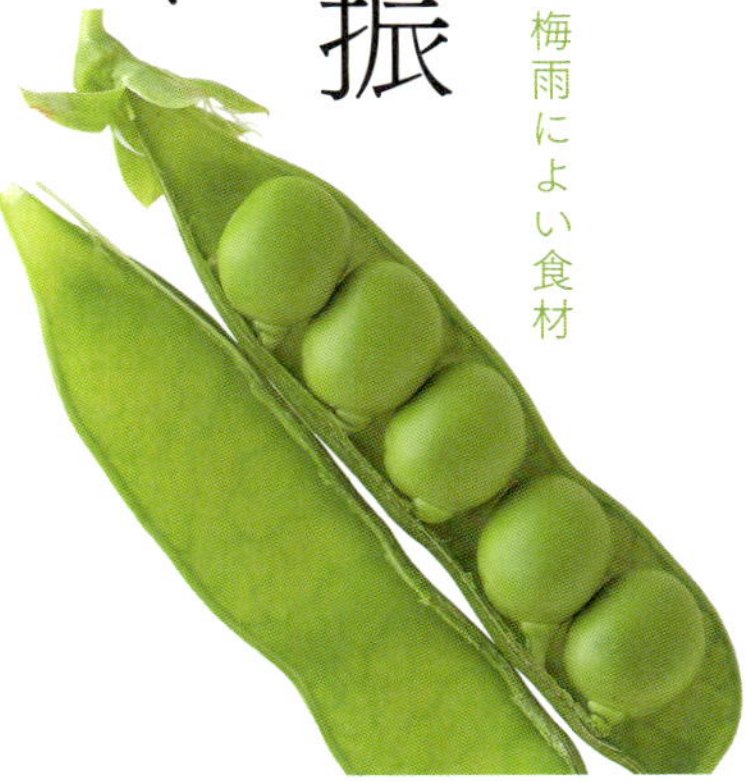

脾の働きをよくして、元気をつけるえんどうまめ。とくに、体の中の湿をとるので、むくみ、食欲不振、嘔吐、下痢などによいとされ、蒸し暑く新陳代謝が落ちる梅雨時期にとり入れたい食材です。解毒の働きがあるので、吹き出物、化膿性の湿疹などによいでしょう。また、生活習慣病の中でも糖尿病におすすめです。

食材のはたらき

[五味]▶甘　[五性]▶平　[帰経]▶脾

おすすめ薬膳

胃腸が弱っているときに

えんどうまめ入りはとむぎごはん

消化吸収力を高めるえんどうまめと、水分代謝をコントロールするはとむぎ。食欲がないとき、夏バテなどにおすすめの献立です。解毒作用があるので、吹き出物や肌荒れが気になる人にもよいでしょう。

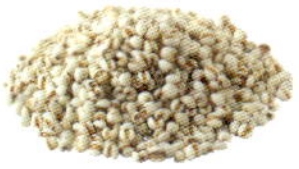

はとむぎ (p43)

脾の働きを高め、余分な水分を排出するので、むくみによい。イボやリウマチにも効果的。

むくみをとって体をスッキリさせたい人に

さやえんどうとなすのおひたし

さやえんどう、なすを使って、さっぱりとおひたしに。体の中の余分な水分を排出します。なすは、血の巡りをよくするので、瘀血タイプの人にもおすすめの組み合わせです。冷えが気になる人は、しょうがなどをプラスして。

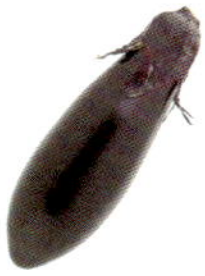

なす (p58)

食欲不振、胃もたれによい。体の熱を冷まし、夏バテによい。尿を出してむくみをとる。

TOPICS

栄養価も抜群な豆苗　味噌汁などにプラスして

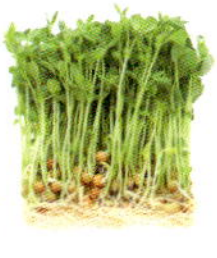

えんどうのスプラウトで若芽とつるを食べる豆苗。栄養価が高く、カロテン、ビタミンB_1、B_2などビタミン・ミネラルが豊富な野菜です。比較的安価で、調理も炒め物に加えたり、味噌汁に入れるだけと簡単です。

気虚　気滞　血虚　瘀血　水滞

そらまめ

蚕豆：梅雨によい食材

食欲がないときに胃腸を丈夫に

豆類は、むくみをとったり、利尿効果の高い食材です。そらまめも、脾の働きをよくすることで、胃腸の消化吸収力を高めて、体の中の余分な水分を追い出してくれます。食が進まないときに、胃腸を丈夫にしてくれるでしょう。

食材のはたらき

[五味]▶甘　[五性]▶平　[帰経]▶脾

おすすめ薬膳

胃が弱い人や、むくみやすいときに

そらまめのビシソワーズ（レシピはp139）

気を補い、脾の働きを高めるそらまめとじゃがいも。どちらも甘の食味をもち、滋養強壮に、また、痛みを和らげる作用があります。胃痛や胃弱、胃酸過多、腹水、むくみなどの症状に有効です。

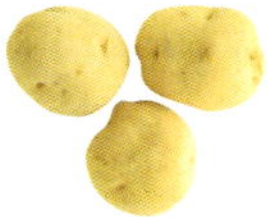

じゃがいも（p87）

消炎、解毒作用があるので、胃痛、胃潰瘍、十二指腸潰瘍、湿疹などによい。

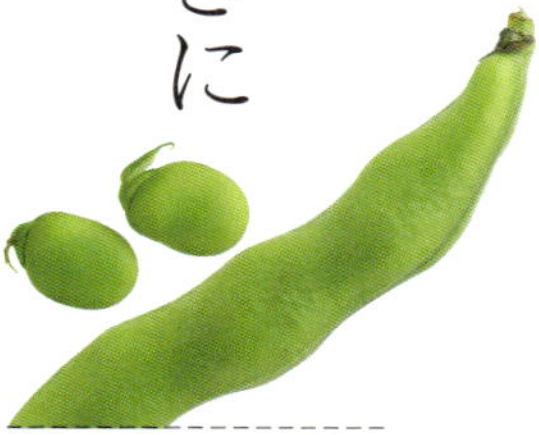

気虚　気滞　血虚　瘀血　水滞

さやいんげん

莢隠元：梅雨によい食材

暑さや湿度での体調不良に

梅雨時期から夏にかけてが旬のさやいんげん。湿度や暑さで消耗する気を補います。また、脾の機能を高めるので、食欲不振や胃のもたれにも有効です。ビタミン・ミネラルをまんべんなく含んでいるので、野菜不足な人におすすめ。

食材のはたらき

[五味]▶甘　[五性]▶平　[帰経]▶脾

おすすめ薬膳

胃もたれ、便秘に

さやいんげんのくるみ和え

さやいんげんをさっと茹でて、斜めに細切りにし、くるみはすり潰して醤油と砂糖で調味します。くるみは、腸を潤すので、便秘の解消のほか、肌荒れにも有効です。気を補い、腎の働きをよくするので、疲労回復にも。

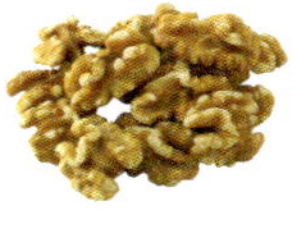

くるみ（p37）

腸を潤して、便通をよくする。腎を補い、腰痛、耳鳴りなどによい。

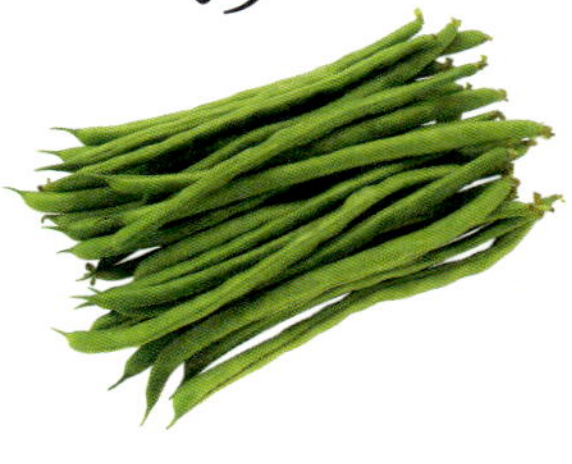

気虚　気滞　血虚　瘀血　水滞

えだまめ

枝豆：夏によい食材

胃腸虚弱や便秘気になる高血圧に

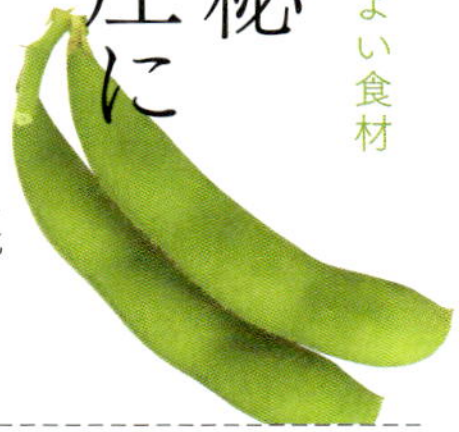

気・血を補い、水の巡りをよくするえだまめ。暑い夏に、元気を与えてくれる食材です。脾の機能を高めるので、胃腸を丈夫にして消化を促進します。便秘の解消や美肌効果、高血圧、肝炎予防にも有効です。

食材のはたらき

[五味]▶甘　[五性]▶平　[帰経]▶脾、腎

おすすめ薬膳

胃腸の調子を整え、高血圧の予防にも

えだまめと豆腐の炒め物

えだまめのたんぱく質は、お腹にやさしく吸収しやすいのが特徴です。体の余分な熱をとる働きのある豆腐との炒め物は、消化を促して、夏の疲れた胃腸にやさしく働きかけます。

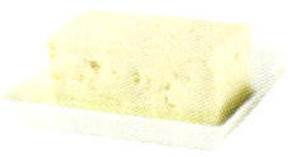

豆腐（p156）

潤いの働きがあるので、空咳、口渇、口臭によい。脾の機能を高め、消化不良、便通によい。

気虚　気滞　血虚　瘀血　水滞

かぶ

蕪：冬によい食材

冷えからくる痛み・消化不良に

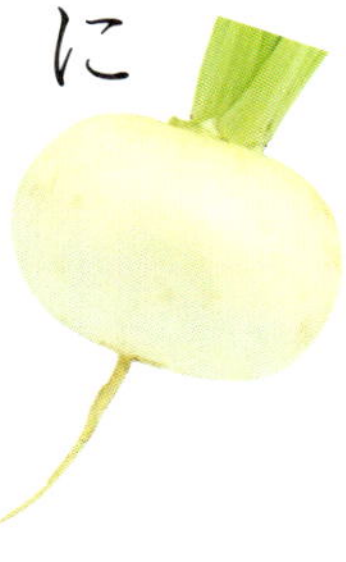

五臓を補うかぶ。お腹を温めるので、胸や腹部の冷えからくる痛み、消化不良に効果があり、乳腺炎や便秘の解消によいでしょう。また、上がった気を降ろす作用があるので、のぼせ、熱をもった腫れ物や吹き出物にも効果的です。

食材のはたらき

[五味]▶甘、辛、苦　[五性]▶温

[帰経]▶脾、肺

おすすめ薬膳

消化不良気味のときに

かぶとセロリのスープ

気血水の巡りをよくするスープです。かぶがお腹を温めるので、胃が重いときにおすすめ。また、セロリには、水分代謝をよくする作用があるので、むくみや気分がすぐれないときなどにもよいでしょう。

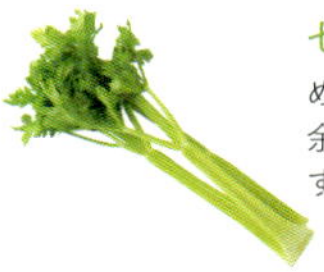

セロリ（p68）

めまい、イライラ、頭痛などによい。余分な水分をとり、尿を出しやすくする。

気虚　気滞　血虚　瘀血　水滞

きっか
疲れ目や充血 目のトラブルに

菊花：春によい食材

春に吹く風に影響される頭痛やのぼせ、花粉症など、主に体の上部に表れるトラブルを防ぎます。目の充血や乾き、目のかすみをよくし、めまいやイライラ、高血圧にもよいでしょう。また、解毒の働きがあるので、吹き出物、腫れ物などがある人にもおすすめです。ほのかな苦味が体内の余分な熱や水分を外に排出します。

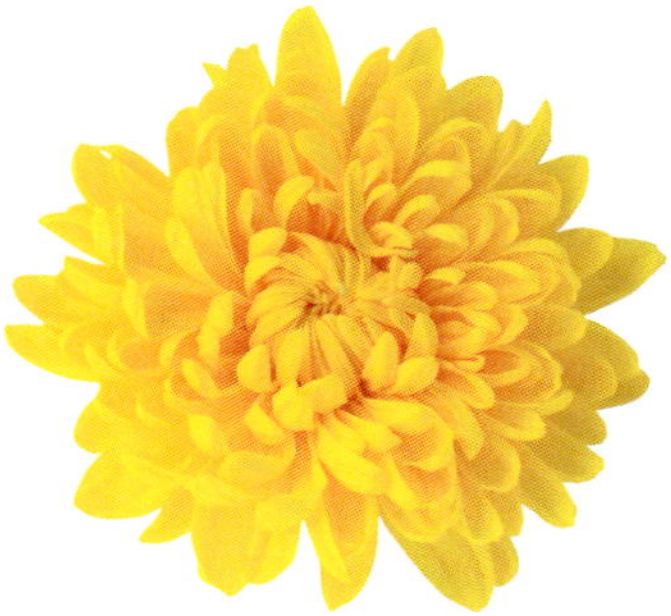

食材のはたらき

［五味］▶辛、甘、苦　［五性］▶涼　［帰経］▶肝、肺

おすすめ薬膳

疲れ目や充血、のぼせ、めまい、喉のイガイガに

菊花とくこの実のゼリー

漢方では、くこの実も菊花も目のトラブルに役立つ食材として用いられています。一度煮出してお茶にし、はちみつ、ゼラチンを加えて冷やし固めます。清涼感をプラスするならミントを加えても。

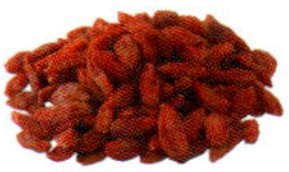

くこの実 (p29)

体全体を強壮し、視力回復に有効。眼精疲労、美容にも効果的。

ドライアイ、喉の渇きに

白きくらげと菊花のスープ

皮膚や内臓を潤す白きくらげと、熱を冷まし、デトックス効果のある菊花のスープ。白きくらげはたっぷりの水で1時間程度戻してから使います。肌を潤し、吹き出物などを改善するので、美肌作りにもよいでしょう。

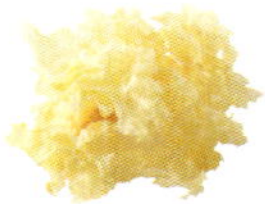

白きくらげ (p35)

虚弱体質で、疲れやすく、息切れによい。肺を潤し、皮膚の乾燥、空咳、喉の渇きなどによい。

TOPICS

乾燥菊花で穏やかな気持ちに

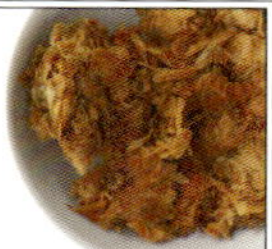

食用菊を乾燥させた菊花。薬膳では、くこの実と中国緑茶とのブレンド茶として用いられています。また、香りには、安眠作用もあるといわれ、ガーゼに包んで枕の中に入れたり、枕元に置くなど、「カモミールのアジア版」ポプリとしても用いられています。

気虚　気滞　血虚　瘀血　水滞

だいこん 喉の不調や胃もたれ かぜの予防に

大根：冬によい食材

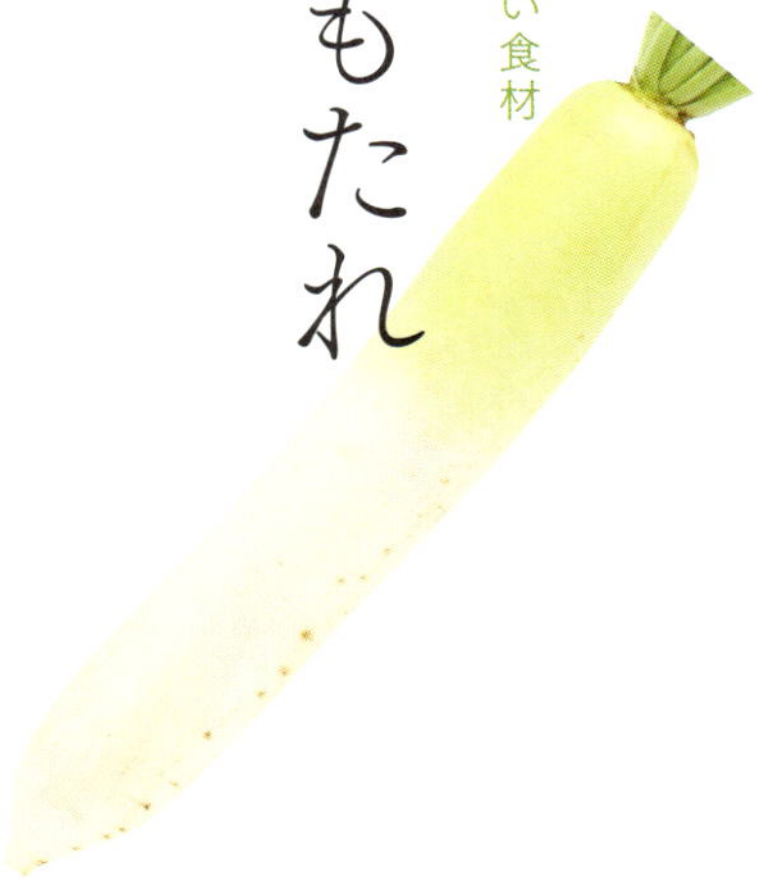

消化を促進し、気の巡りをよくするので、胃もたれ、嘔吐、お腹のはり、便通などによいだいこん。食べると、痰がとれ、気管支がすっきりすることから、喉の不快感、咳、黄色い痰、口内炎などの症状に有効です。また、かぜ、インフルエンザの予防にも効果的です。糖尿病の初期に起こる喉の渇きにもよいでしょう。

食材のはたらき

[五味] ▶ 甘、辛　[五性] ▶ 涼　[帰経] ▶ 脾、肺

おすすめ薬膳

喉の痛み、不快感に

だいこん飴

昔からある民間療法のひとつです。だいこんを皮をむかずに2cm角に切り、広口瓶にひたひたになるほどのはちみつを注ぎ、3時間程度漬け込みます。だいこんが浮かんできたらとり除き、冷蔵庫で保存。熱いお湯で溶かして飲みます。

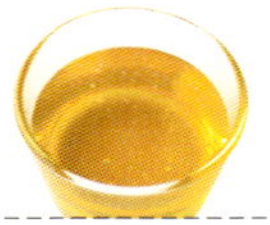

はちみつ (p146)

肺を潤し、咳、痰、皮膚の乾燥によい。喉の痛みを予防するにははちみつを、炎症を抑えるには、水飴をだいこんに合わせるのが効果的。

胃腸の働きを整え、胃もたれを解消

だいこんとしょうがの味噌汁

だいこんは涼性の食材なので、温性のしょうがを加えて、バランスを整えます。消化を促進し、胃の冷えからくる痛みや、イライラなど気の停滞感からくる胃もたれやお腹のはり、便秘を解消します。かぜの予防にもよいでしょう。

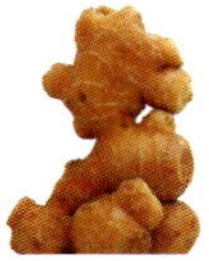

しょうが (p73)

発汗して、寒邪を追い払うのでかぜの初期によい。お腹を温め、胃の冷え、嘔吐を止める。

TOPICS

温め効果！ だいこんの葉は入浴剤になる!?

昔から端午の節句に菖蒲湯、冬至の日にはゆず湯などの入浴方法が伝わっています。だいこんの葉も入浴剤として有効で、葉を天日に干し、鍋でひと掴みを煮出して、その汁を湯船に入れましょう。伝統的には、干葉（ヒバ）と呼ばれ、冷えや乾燥から肌を守る作用があります。

気虚　気滞　血虚　瘀血　水滞

にんじん
目の乾燥 視力低下に

人参：冬によい食材

にんじんは、気になる目のトラブル改善におすすめの食材です。血を補い、目と関係の深い肝の働きを高めて、目の乾きやかすみ、視力低下などによいでしょう。また、消化吸収力を高めるので、食欲不振、下痢、便秘などにも有効です。痰を出し、咳を止める作用があるので、つらい慢性の咳にもよいでしょう。

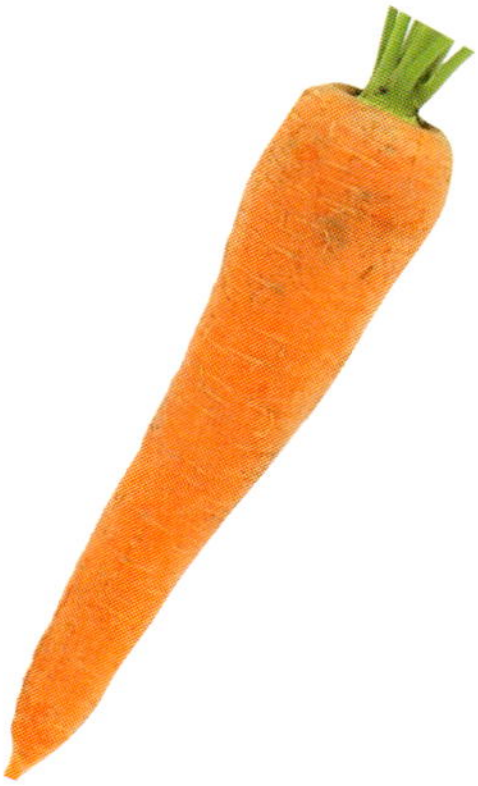

食材のはたらき

［五味］▶甘　［五性］▶平　［帰経］▶肝、脾、肺

おすすめ薬膳

食欲がないときに

しょうが入りにんじんジュース

甘みの強いにんじんに、ピリリとしょうがを効かせたジュースです。どちらも体を温める作用があるので、胃が重いときや食欲のない日によいでしょう。にんじんには、カロテンがたっぷり。免疫力アップにもつながります。

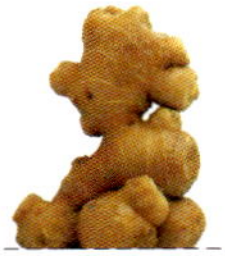

しょうが(p73)

体を温めて、冷えをとる。お腹を温めるので胃腸の調子を整える。解毒作用も。

貧血や、目の疲れを感じる人にも

ほうれんそうとにんじんの炒め物

にんじん、ほうれんそうともに血を補う食材です。目の健康はもちろん、自律神経のコントロールにもよいでしょう。また、体を潤す作用があるので、乾燥肌や便秘などを解消し、美肌効果も期待できます。

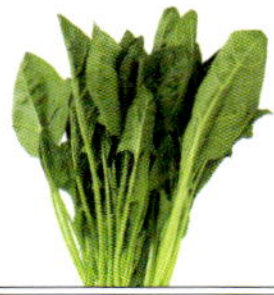

ほうれんそう(p71)

血を補って、顔色が悪い、乾燥肌、慢性便秘によい。肝の熱をとり、目の充血、めまいによい。

TOPICS

水分をよく拭きとり 新聞紙に包んで保存

にんじんは、水分がつくとそこから黒く傷んでしまうので、よく水分を拭きとることが大切です。また、湿度の変化により水分が出ることがあるので、必ず新聞紙に包みます。カットした切り口はラップをして、早めに使い切りましょう。冷暗所、または、冷蔵庫の野菜室で保存します。

気虚　気滞　血虚　瘀血　水滞

ごぼう

● 牛蒡：秋によい食材

体の熱をとり熱からくる便秘に

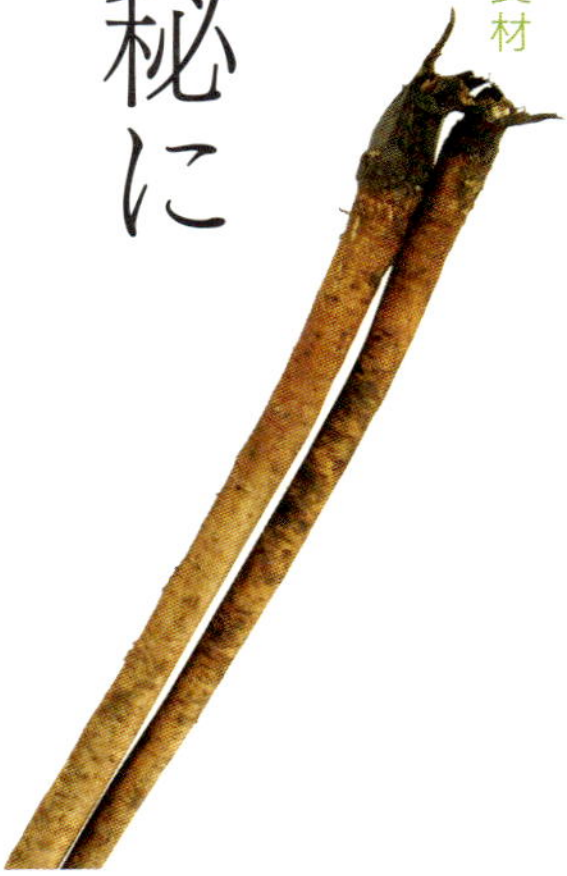

元気ややる気を補い、気の巡りをよくするごぼう。中国では、古くから薬草として用いられていましたが、日本に入り食用化されました。ごぼうは、体の中の余分な熱を冷ます作用から、口の渇きや舌の粘り、熱をもった腫れ物や吹き出物などを改善します。また、便秘、母乳不足、血圧を下げる、コレステロールの抑制にも有効です。

食材のはたらき

[五味]▶甘、辛　[五性]▶涼　[帰経]▶肝、肺

おすすめ薬膳

貧血や便秘気味のときに

ごぼうと金針菜の炒め物

食物繊維が豊富なごぼうと、鉄分が豊富な金針菜の組み合わせです。便秘や貧血が気になる、とくに女性にはおすすめの食材です。きんぴらのように炒めて、彩りにくこの実を加えてもよいでしょう。

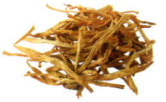

金針菜 (p32)

体の熱を冷まし、水分の代謝をよくして、ほてり、排尿異常、むくみ、黄疸によい。

便秘を解消して美容力アップ

ごぼうとはとむぎのサラダ

水溶性、不溶性の2つの食物繊維をもつごぼうの整腸作用により、便秘や下痢を解消します。腸内環境が整うと、肌の調子がよくなります。また、水分代謝をよくするので、むくみやデトックス効果も期待できます。

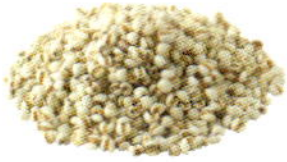

はとむぎ (p43)

余分な水分を排出するので、むくみによい。排膿効果があるので、イボや皮膚の感染症に。

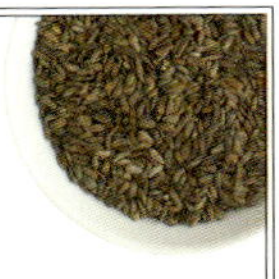

水滞　**ゴボウシ** ● 牛蒡子

発熱や喉の痛みにごぼうの種の漢方

発熱や悪寒、扁桃腺の腫れ、喉の痛みなど風邪の症状に用いられます。冷えが気になる人は、一度乾煎りしてから使用します。炒った種をそのままおつまみに、煎じてお茶にします。一般では購入できないので、漢方薬局で相談してみましょう。乳腺炎でお悩みの方にも。【苦、甘】【寒】【肝、肺】

気虚　気滞　血虚　瘀血　水滞

れんこん

● 蓮根：秋によい食材

慢性の下痢や鼻血、不正出血に

体の中の熱を冷ますことで、体の渇きを潤します。肺の働きを高めて、喉の渇きや痛み、咳、痰などの改善によいでしょう。脾の働きが高まり、消化吸収力がアップするので、食欲不振や慢性下痢の解消に効果的です。また、熱を冷ますことで、血の巡りもよくなります。のぼせや貧血、鼻血、女性の不正出血にも有効です。

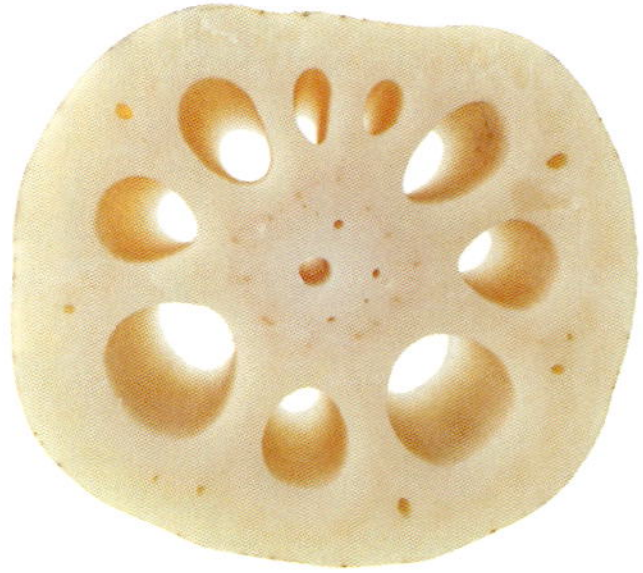

食材のはたらき

［五味］▶甘　［五性］▶寒　［帰経］▶心、脾、肺

おすすめ薬膳

鼻血や女性の不正出血、貧血に

くこの実入りれんこん餅

くこの実が血を補い、れんこんが血の巡りをよくします。瘀血タイプの人におすすめです。血が滞ると、鼻血や貧血、不正出血などが起こりやすくなります。れんこんはすり下ろし、片栗粉や塩、くこの実とよく混ぜて、ごま油で香ばしく焼きましょう。

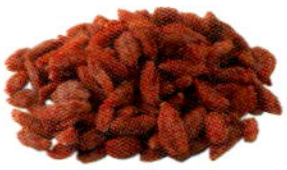

くこの実（p29）
ほてり、耳鳴り、めまい、足腰に力が入らない、精力減退などによい。

咳や痰、喉の痛みに

れんこん湯

寒性のれんこんと温め効果の高いしょうがとの組み合わせで、冷え症の人でも安心です。れんこんは皮つきのまますって絞り、しょうが汁と塩を加えて火にかけます。沸騰させず温かいうちに飲みましょう。喉や気管支の不調に効果がある民間療法です。

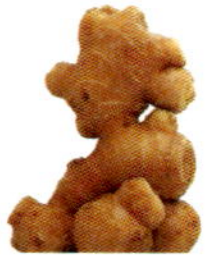

しょうが（p73）
肺の働きを高め、冷えで悪化する咳、痰によい。お腹を温め、胃の冷え、嘔吐を止める。

水滞　カヨウ ● 荷葉

れんこんの葉は楊貴妃も美容のため好んだお茶

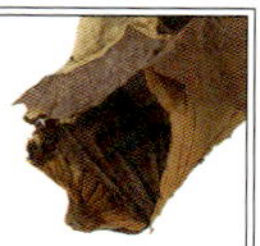

カヨウは、お茶として、下痢止め、鼻血、血便の止血に煎じて飲みます。カヨウには熱を冷やす働きがあるので、余分な水分をとり除き、体液のバランスを調整します。多汗、糖尿病、耳鳴り、出血などを改善します。また、消化機能を高め、血液循環を活発にします。最近では、ダイエットや美肌を目的として人気があります。【苦】【平】【肝、脾】

気虚　気滞　血虚　瘀血　水滞

たまねぎ

玉葱：梅雨によい食材

血の滞りを解消 生活習慣病予防に

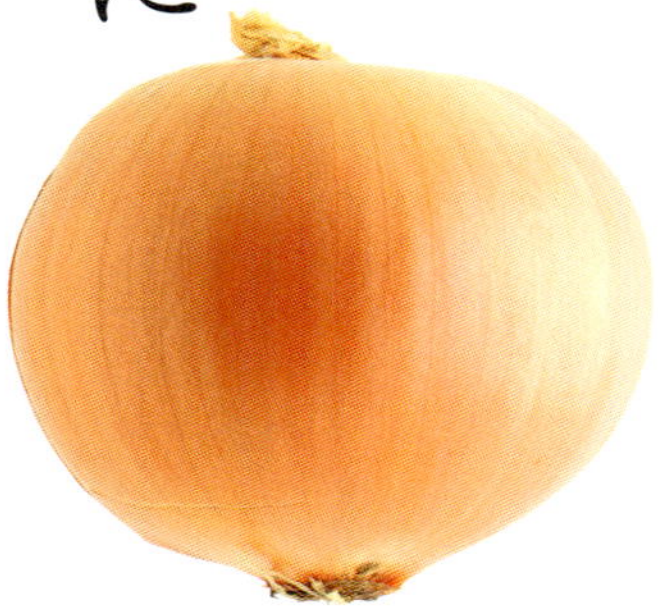

たまねぎは、熱を通すと甘く、生のままではツンと辛いのが特徴です。甘味は滋養強壮に、辛味は、気・血の滞りを解消して巡らせる効果があります。気を巡らせ、胃の働きを高めるので、食欲不振、ゲップ、胃のもたれ、お腹のはりに有効です。また、瘀血を改善し、血栓を防ぐので、生活習慣病の予防にもよいでしょう。

食材のはたらき

［五味］▶甘、辛　［五性］▶温　［帰経］▶肺

おすすめ薬膳

コレステロールが気になる人に、血液さらさら効果

たまねぎドレッシング

たまねぎをみじん切りにして、米酢、ごま油、塩などで調味するドレッシング。肉や野菜、豆腐などにたっぷりかけていただきましょう。たまねぎの辛味成分は揮発性が高いので、切ったらすぐに他の調味料と合わせましょう。

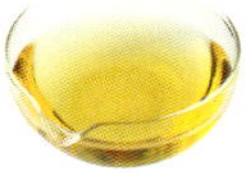

米酢（p145）
血行をよくし、血の滞りを解消する。消化を促進し、食欲不振、消化不良によい。

疲れからくるストレス解消に

たまねぎとみつばのたまごとじ

気を補い、気を全身に巡らせることで、胃の働きを高めます。また、気持ちの停滞感が解消されるので、ストレスがなく晴れやかな気分に。食欲がわき、元気になるでしょう。

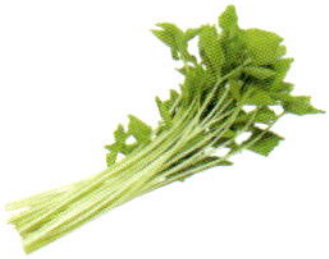

みつば（p93）
全身に気を巡らせる。食欲増進、風邪の予防に。

TOPICS

生食は血液さらさら、煮込みは花粉症に

たまねぎには、注目される機能性成分がたっぷり。新たまねぎやサラダたまねぎなどは、生食でほどよい辛味をしっかりと味わいましょう。たまねぎに含まれる辛味の成分は、揮発性なため、食べる直前に切るとよいでしょう。また、煮込み料理やスープにすると、たまねぎの甘みとうま味が味わえます。花粉症や生活習慣病の予防に効果的です。

気虚　気滞　血虚　瘀血　水滞

にんにく
気血の巡りを改善　パワーチャージに

大蒜：夏によい食材

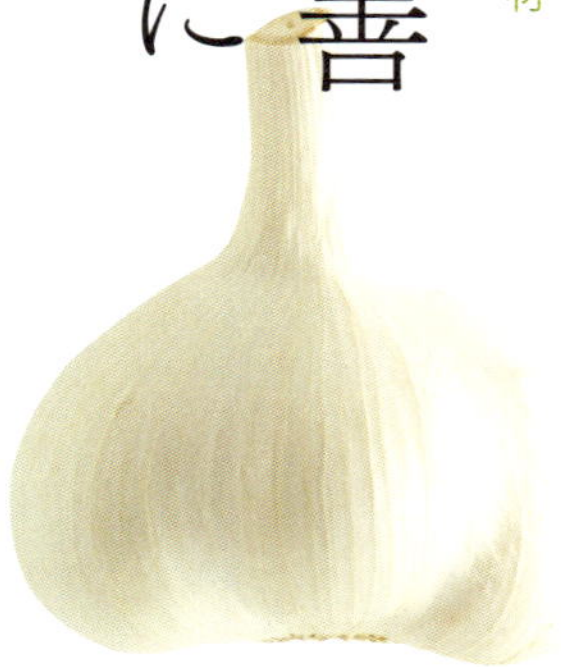

強壮・強精に優れ、世界中でパワーの源として用いられています。血行をよくして体を温める作用があるので、冷えによる腹痛、下痢などによいでしょう。また、強い抗菌、解毒、鎮静作用があります。気を巡らせて、気分の落ち込みやストレスを解消し、消化を助けます。冷たいもののとり過ぎや食欲が落ちる夏場によい食材です。

食材のはたらき

［五味］▶ 辛　［五性］▶ 温　［帰経］▶ 脾、肺

おすすめ薬膳

血液さらさら、血栓予防に

にんにくとたまねぎ

炒め物やスープなどの香りとコクをプラスするために使われるにんにくとたまねぎは、どちらも気・血の巡りをよくする食材です。気を巡らせて消化をよくします。血行をよくするので、血栓を防ぎ、生活習慣病の予防に。

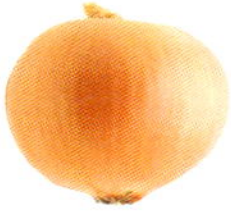

たまねぎ (p83)

気を巡らせ、胃の働きを高めるので、食欲不振などによい。血栓を防ぎ、生活習慣病の予防や改善によい。

血の巡りをよくして、食欲不振に

にんにくの酢漬け

皮をむいたにんにくを保存瓶に入れて、ひたひたまで黒酢を入れます。1か月程度で、香りが落ちつき、煮魚やドレッシング、野菜の酢漬けなどに使えます。にんにくを黒酢に漬けてしばらくするとにんにくが青く変化しますが、問題はありません。

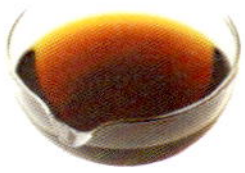

黒酢 (p145)

血行をよくし、血の滞りを解消するので、しこりを小さくする。解毒作用があり、魚や肉の消化を助ける。

TOPICS

スタミナ満点！にんにくの芽

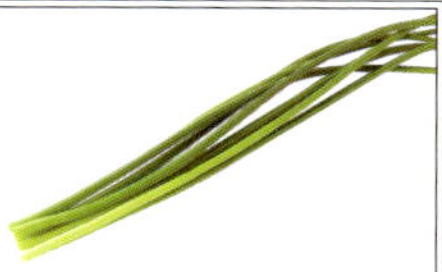

冬から春が旬のにんにくの芽（茎にんにく）は、にんにく同様の効果が期待できます。にんにくの芽は、茎がやわらかく、弾力性のあるものを選びます。食べやすい大きさに切って、豚肉やうなぎなどと炒めるとスタミナ料理に。にんにくは、ビタミンB_1の多い食材と一緒に食べると疲労回復により効果的です。

気虚　気滞　血虚　瘀血　水滞

らっきょう

辣白：梅雨によい食材

冷えとストレスをとり除く

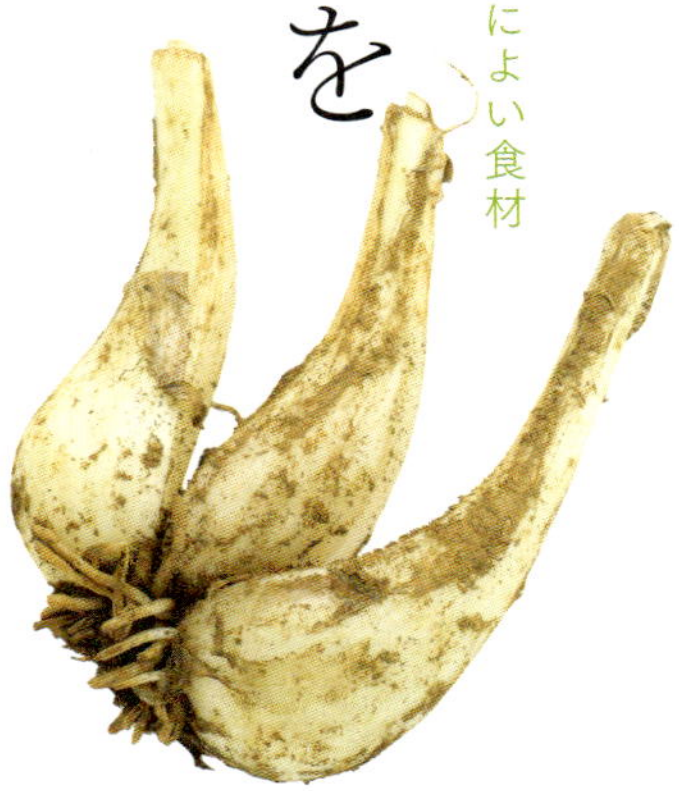

梅雨の時期に出回り、気の巡りをよくし、冷えをとり除く作用があります。とくに、胸痛、胸のつかえによいといわれています。また、冷えとストレスからくる腹痛、下痢、吐き気などにも有効です。梅雨の時期は湿気が高く、体が重く、調子を崩しがちです。気分が滅入っているときにもおすすめの食材です。

食材のはたらき

［五味］▶辛、苦　［五性］▶温　［帰経］▶心、脾、肺

おすすめ薬膳

冷え、イライラに

甘酢らっきょう

❶水洗いしたらっきょう500gにしっかりと塩をふり、半日寝かす。❷流水で洗い水気を切ったら、保存瓶に入れ、とうがらし2本を加える。❸米酢500ml、砂糖カップ1、水カップ1を煮立てた漬け汁を保存瓶にひたひたまで入れる。3か月から半年ほど置くと食べごろです。

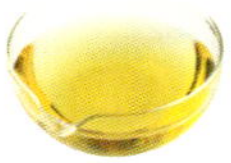

米酢 (p145)

血行をよくして、しこりを小さくする。消化を促進し、食欲不振、消化不良によい。

冷えからの下痢、胸や心臓の痛みに

らっきょう粥

胃腸が弱っているときには、消化のいいお粥などで穀類をとることが大切です。らっきょうの甘酢漬けを細かく刻み、白粥に合わせます。元気を補い、気の巡りがよくなり、消化を促します。体を温めて痛みをとってくれるでしょう。

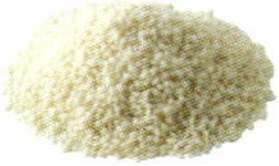

もち米 (p45)

食欲不振、軟便、消化不良などによい。元気をつけるので、汗かき、頻尿、慢性疲労によい。

TOPICS

中国でもらっきょうを食べる？

地方によって違いはあるようですが、中国でもらっきょうは食べられています。実は、らっきょうは中国原産の野菜です。日本では、甘酢漬けにしたらっきょうが一般的で、カレーの漬物のイメージが強いですが、中国では生で食べることが多いようです。刻んで薬味として利用します。

気虚　気滞　血虚　瘀血　水滞

やまのいも

気になる老化や滋養強壮に

山芋、山薬：秋によい食材

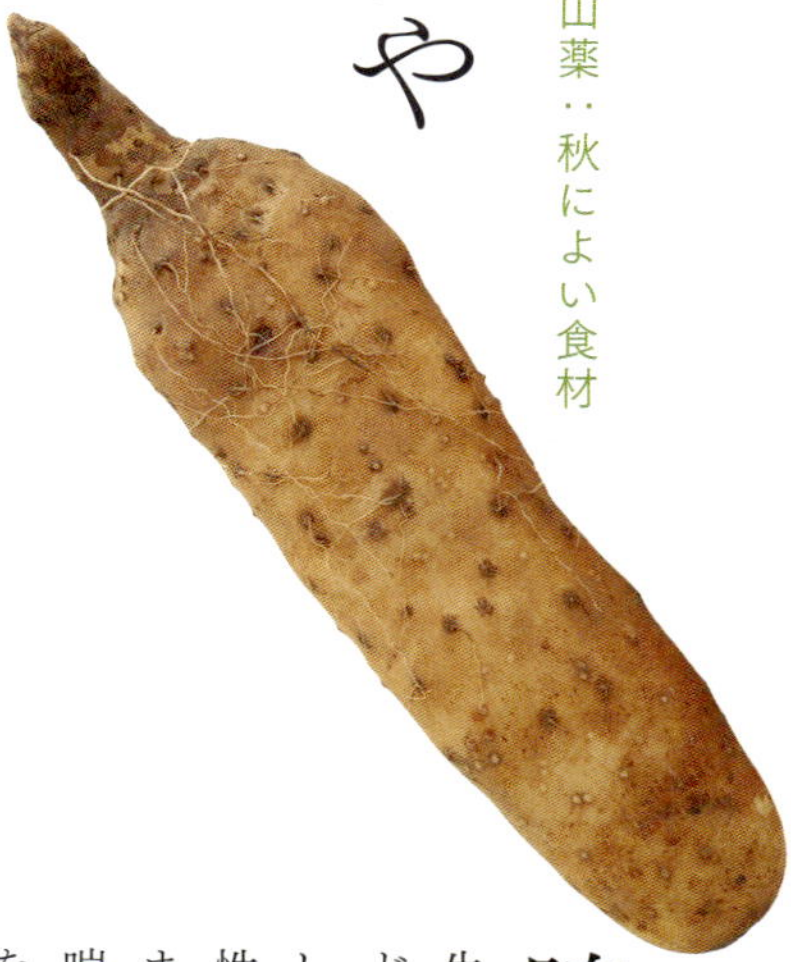

脾肺腎の3つの臓器の気血水を補うやまのいもは、養生に適した食材です。糖尿病など生活習慣病の予防にもよいでしょう。脾の機能を高めて、慢性下痢、食欲不振に有効です。また、肺の機能を高め、慢性の咳、喘息によいでしょう。腎の機能を高め、頻尿、老化防止、疲労回復、滋養強壮など、元気がほしい人におすすめです。

食材のはたらき

[五味]▶甘　[五性]▶平　[帰経]▶脾、肺、腎

おすすめ薬膳

お腹を下したときに

やまのいもと梅干しのなつめ粥

皮をむいたやまのいもを食べやすい大きさにして、米、なつめと一緒にたっぷりの水で炊きます。塩、胡椒で調味し、梅干しを加えます。梅干しが消化を助け下痢を止め、やまのいも、なつめが滋養強壮効果をサポート。酸味が食欲をそそる献立です。

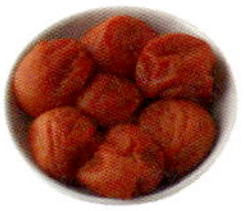

梅干し (p106)

慢性下痢と食中毒の下痢を改善する。食欲増進、消化を助ける。疲労回復、夏バテに。

元気のないときに

やまのいもとくこの実

体に力が入らない、元気が出ないときに、滋養強壮、体力アップの組み合わせです。炒め物やスープ、お粥、山かけごはんなど、やまのいもの献立に、お酒で戻したくこの実を加えましょう。彩りもよく、見た目から食欲がわきます。

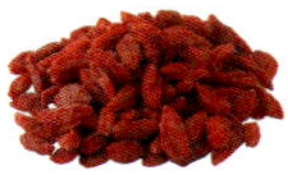

くこの実 (p29)

ほてり、耳鳴り、めまい、足腰に力が入らない、精力減退などによい。

TOPICS

「山のうなぎ」と呼ばれるほど消化よくスタミナ満点

やまのいもは、形状の異なるものなど種類が多く、長いも、やまといも、天然薯も種類のひとつです。保存は、新聞紙に包んで冷暗所に置きます。また、すり下ろしたいもに、酢を少し加えて、密閉袋に入れて平らにして冷凍保存も可能です。秋が旬ですが、長いもは周年出回るので、利用しましょう。

気虚　気滞　血虚　瘀血　水滞

じゃがいも

馬鈴薯：秋によい食材

胃の痛み、便秘 筋肉疲労の解消に

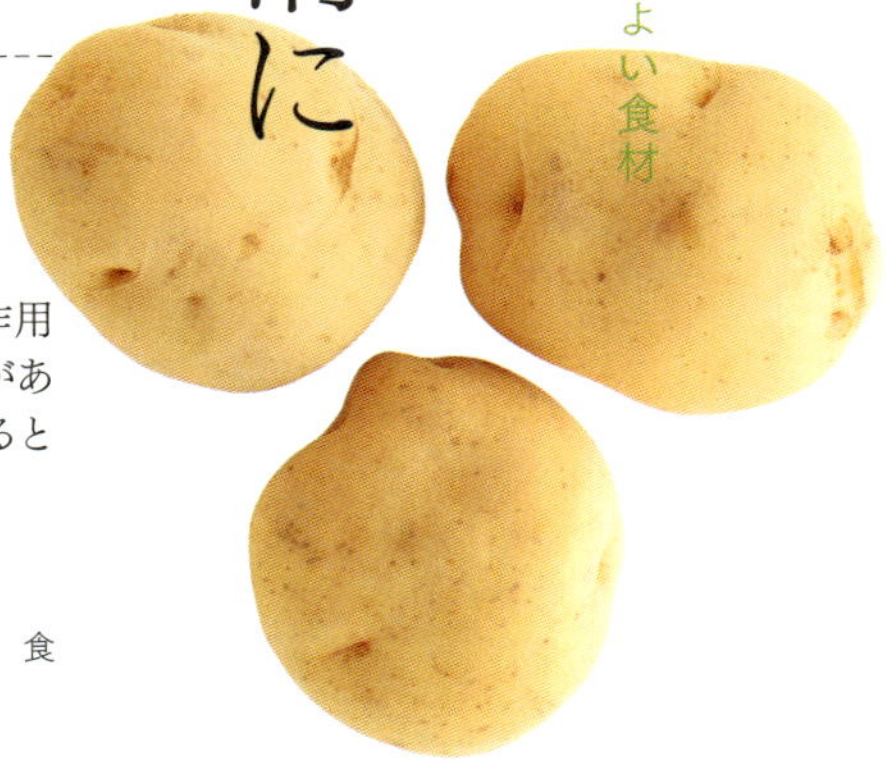

ほどよい甘みが痛みを止め、毒消しの作用をもつじゃがいもは、秋に旬を迎える野菜です。気を補い、脾の働きを高めるので、筋肉疲労や息切れによいでしょう。また、消炎、解毒作用があるので、胃に余分な熱がたまることで起こる胃痛や胃潰瘍、十二指腸潰瘍、また、水分代謝のトラブルによるむくみや湿疹などにも有効です。

食材のはたらき

［五味］▶甘　［五性］▶平　［帰経］▶脾、肺

おすすめ薬膳

胃腸の調子を整えたいときに

じゃがいもと菜の花のサラダ

気を補うじゃがいもと、気・血の滞りを改善する菜の花の組み合わせです。菜の花の苦味には、余分なものを排出する作用があるので、胃痛や便秘に有効です。ほっこりとしたじゃがいもに菜の花のアクセントが効いた献立です。

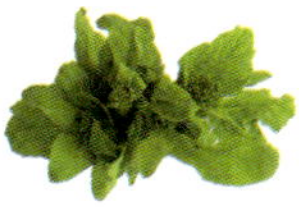

菜の花（p65）

解毒作用により、吹き出物やおできによい。気・血の巡りをよくする。

疲労や便秘に

じゃがいもときのこのマリネ

しいたけやまいたけなどのきのこ類には、元気を補う作用があります。じゃがいもには水分代謝をよくする作用があるので、腸を潤し、便秘を解消します。体が疲れているとき、お腹が重く消化不良なときにおすすめです。

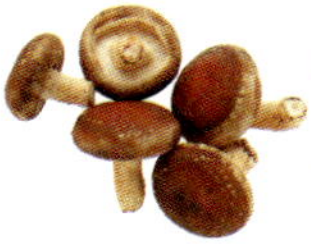

しいたけ（p89）

元気をつけ、弱った体を補強する。消化不良、食欲不振、高血圧、高脂血症などによい。

TOPICS

カレーを薬膳的に考えると？

体を温め、食欲不振に有効です。また、カレーは、多くのスパイスを使うことが特徴。よく使うものに、ターメリック（うこん）、シナモン（桂皮）、クローブ（丁字）、にんにく、カルダモン（小荳蔲《しょうずく》）、パクチー（香菜）、しょうが、フェンネル（茴香）などがあり、どれも漢方では生薬として使用します。うこん以外は温性のため、平性のじゃがいもやにんじん、豚肉、米などとのバランスもよいでしょう。

気虚　気滞　血虚　瘀血　水滞

さといも

里芋：秋によい食材

消化吸収力アップ　滋養強壮に

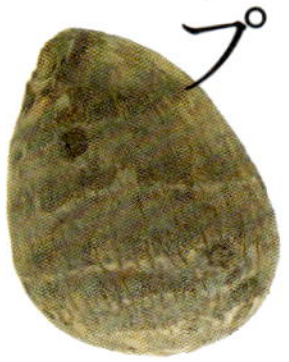

食材のはたらき

[五味]▶甘、辛　[五性]▶平　[帰経]▶脾

疲れやすく、体力がない、食欲があまりなく消化が悪いときに、とり入れたい食材です。滋養強壮の働きがあり、慢性疲労の改善によいとされています。消化を助け便通をよくしたり、解毒の作用でできものを解消したりします。

おすすめ薬膳

喉の痛みや炎症に

さといもと菊花炒め

菊花は熱を冷ますので、風邪による喉の痛みや炎症に作用します。さといもが消化を助けるので、風邪による体調不良におすすめの組み合わせです。さといも粥にしていただくのも風邪や胃腸が弱っているときにはよいでしょう。

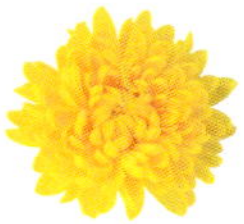

菊花（p78）

熱を冷まして、風邪の初期症状によい。解毒作用があり、腫れ物によい。

気虚　気滞　血虚　瘀血　水滞

さつまいも

薩摩芋：秋によい食材

気疲れや食欲不振　虚弱体質改善に

食材のはたらき

[五味]▶甘　[五性]▶平　[帰経]▶脾、腎

胃腸を活発にして、便秘になりやすい状態を改善します。とくに、虚弱体質の人やお年寄りの方に有効です。また、気を補うので、疲れや食欲不振によいでしょう。利水作用もあるので、むくみ、軟便に効果的です。

おすすめ薬膳

むくみや疲れをとり、美肌力アップ

さつまいもとくるみのサラダ

利水作用により、むくみをとり、腸を潤して便秘を解消します。腸内環境が整うと肌の調子も整います。さつまいもはふかして、細かく刻んだくるみと合わせてサラダに、チーズをのせてグラタンにしてもよいでしょう。

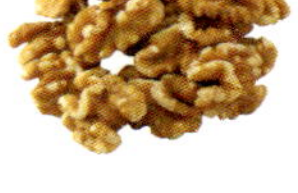

くるみ（p37）

腸を潤して、便通をよくする。血行をよくして、肌や髪に潤いを与える。

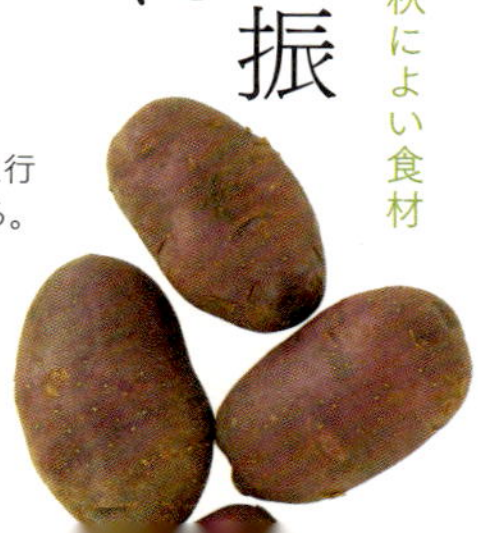

気虚　気滞　血虚　瘀血　水滞

しいたけ
食欲不振に ゲップや胃もたれに

椎茸：春によい食材

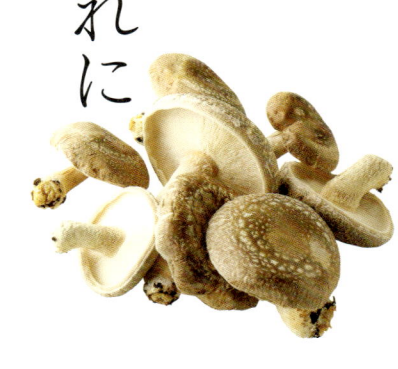

食欲がなかったり、食べると胃がもたれたりなど、胃の消化能力が落ちているときにおすすめの食材です。気を補い、元気をつけ、栄養不足やエネルギー不足で弱った体を補強します。また、しいたけには、食物繊維や免疫力をアップするビタミンDなどの有効成分が多く含まれているので、高血圧、高脂血症などにもよいでしょう。

食材のはたらき

［五味］▶ 甘　［五性］▶ 平　［帰経］▶ 肝、脾

おすすめ薬膳

がんの予防、美肌に

しいたけとはとむぎの炊き込みごはん

肝、脾、肺の機能をよくする食材の組み合わせです。気・血の巡りをよくし、水分代謝を整えます。また、食べた物を十分に消化して栄養を行き渡らせます。食物繊維が豊富なしいたけをたっぷりとれる献立です。

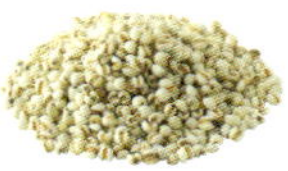

はとむぎ (p43)
利水作用で脾の働きを高め、むくみ改善に。排膿効果により、肌トラブルに有効。

高脂血症に、体力アップに

しいたけと牛肉の煮物

しいたけは食物繊維が多く、血液中のコレステロールを少なくする作用があります。また、牛肉のたんぱく質と合わせることで、血液中のバランスを整えます。煮込み料理にして、滋養強壮に、体力アップにおすすめです。

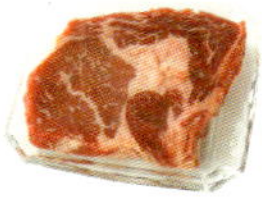

牛肉 (p135)
気・血を補うので、虚弱体質、無気力を改善する。骨や筋肉を強くして、腰や膝に力をつける。

TOPICS

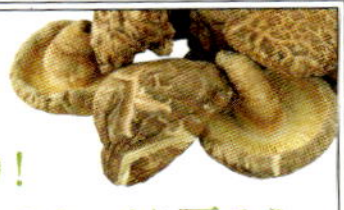

おいしく栄養たっぷり！ 冷水に浸して冷蔵庫でゆっくり戻そう

乾燥させることで、香りやうま味を強化するだけでなく、栄養素が凝縮されます。干ししいたけは、使う分だけひたひたの冷水につけ、冷蔵庫で半日から1日程度じっくりと戻すとよいでしょう。水につけたまま、冷蔵庫で1週間程度は保存できます。戻し汁も一緒に使いましょう。

気虚　気滞　血虚　瘀血　水滞

まいたけ

舞茸・秋によい食材

肥満の予防 免疫力アップに

五臓を補う作用をもつまいたけは、気を補い、血・水を生み出します。きのこ類は、血糖値、アレルギー体質の改善、免疫力アップなどに有効です。また、糖尿病の予防、コレステロールの抑制と排泄によいでしょう。

食材のはたらき

[五味]▶甘　[五性]▶温　[帰経]▶脾

おすすめ薬膳

美しい肌にあこがれる人に

まいたけと鶏肉煮

まいたけやマッシュルームなど、食物繊維が豊富に含まれるきのこをたっぷりと使った献立です。鶏肉には、お腹を温め、消化を促進する作用があるので、体の中から潤います。腸内環境が整うことで、肌も美しく整うでしょう。

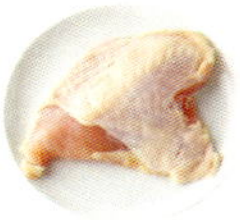

鶏肉 (p132)

お腹を温め、気を補う。虚弱体質の体質改善と産後の体力回復によい。

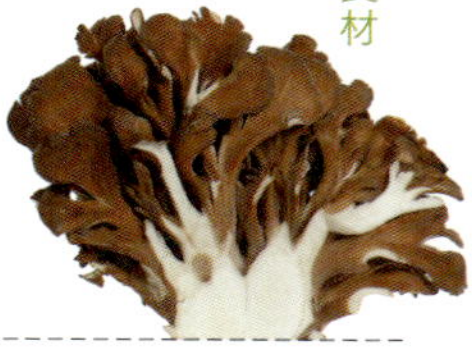

気虚　気滞　血虚　瘀血　水滞

緑豆もやし

夏によい食材

夏バテやむくみに 口内炎や口の渇きに

体の熱と湿をとり除くので、夏バテやむくみなどの解消によいでしょう。また、解毒効果があるので、口内炎、膀胱炎などにも有効です。二日酔いのときの口の渇きを癒します。水太りの人におすすめの食材です。

食材のはたらき

[五味]▶甘　[五性]▶寒　[帰経]▶心、脾

おすすめ薬膳

口内炎や夏バテに

緑豆もやしのにんにく炒め

口内炎や夏バテは、熱が体にこもっているために起こります。そこで、夏の暑さに負けない元気な体を作る献立です。にんにくが気・血を巡らせて、消化を助けます。緑豆もやしが水分代謝を高めて、新陳代謝を活発にしてくれます。

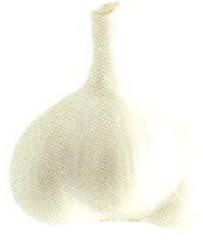

にんにく (p84)

お腹を温め、冷えをとる。気を巡らせ、消化を助ける。滋養強壮、疲労回復に。

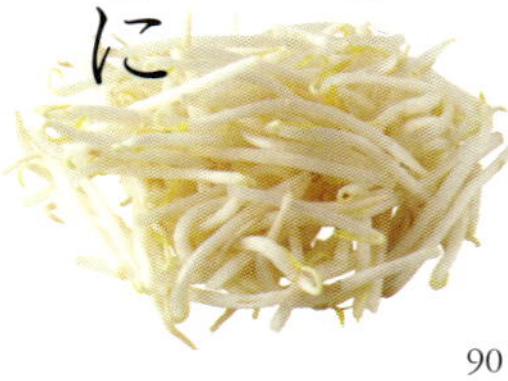

気虚　気滞　血虚　瘀血　水滞

よもぎ

艾葉：梅雨によい食材

冷えからくる痛みに 不正出血や痔に

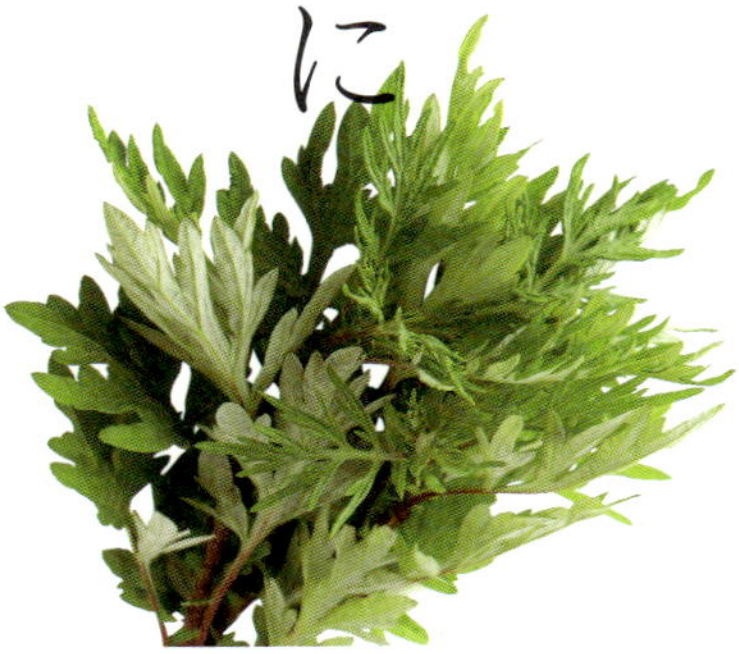

春の野原に芽吹くよもぎ。草餅やよもぎ茶、お灸など、昔から親しまれてきた薬草です。体を温め、寒さの残る春先の冷えからくる痛みをとります。腹痛、月経痛によいでしょう。また、出血を止めるので、虚弱体質の人の不正出血や血便、痔にも有効です。血の巡りをよくするので、肩こりや目の下のクマなどにもよいでしょう。

食材のはたらき

[五味]▶苦、辛　[五性]▶温　[帰経]▶肝、脾、腎

おすすめ薬膳

月経痛、月経不順に

よもぎと紅花

どちらも体を温め、血行をよくする作用があります。お茶にすることが多いですが、味噌汁に加えてもよいでしょう。冷えや月経痛で悩む女性は常備したい食材です。

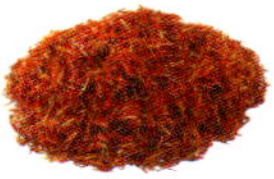

紅花 (p28)

血行をよくして、血の滞りをとり除くので、月経不順、月経痛、産後の腹痛などによい（妊婦禁忌）。

冷えや肩こりが気になる人に

よもぎもち

春の訪れを告げるよもぎもちや草もち。よもぎの若葉のよい香りと、鮮やかな緑色が元気を分けてくれます。もち米には、体を温め、消化を促す作用があり、また、よもぎには、瘀血を解消して血行をよくする作用があるので、冷えや肩こり、月経痛などによいでしょう。

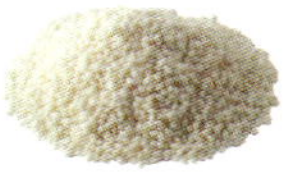

もち米 (p45)

脾の働きを高め、食欲不振、軟便、消化不良などによい。元気をつける。

瘀血　ガイヨウ・艾葉

乾燥させたよもぎは 出血を止める漢方に

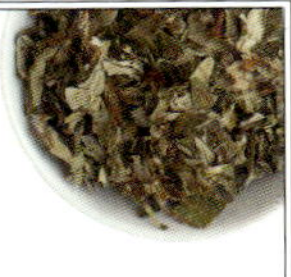

韓国の「よもぎ蒸し」、日本では「よもぎ湯」など古くから用いられるよもぎは、艾葉（ガイヨウ）と呼ばれる生薬です。滋養強壮、止血の効果が高く、子宮出血、痔出血、冷えによる月経痛などの治療に用いられます。また、お灸に使われているモグサの原料です。

【苦、辛】【温】【肝、脾、腎】

気虚 気滞 血虚 瘀血 水滞

しそ

●紫蘇：梅雨によい食材

胃腸の働きを回復 花粉症の緩和に

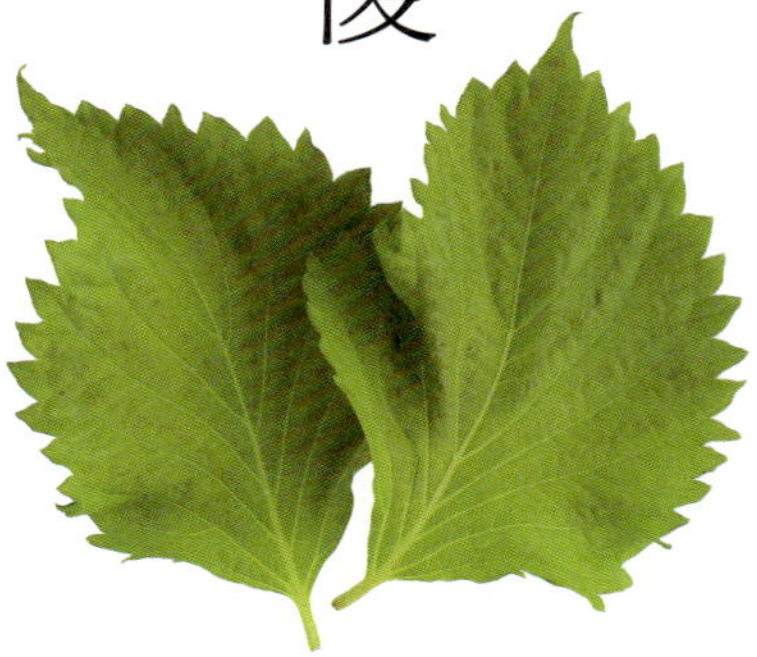

初夏が旬のしそは、発汗を促し、冷えをとり除くので、梅雨冷えなどで調子を崩したときにとり入れたい食材です。花粉症やアレルギー症状にもおすすめ。気の巡りをよくして、胃腸の働きを回復させるので、食欲増進、腹部の膨満感を改善します。また、魚介類の食中毒予防や、中毒症状の嘔吐、下痢などにも有効です。

食材のはたらき

［五味］▶辛　［五性］▶温　［帰経］▶脾、肺

おすすめ薬膳

花粉症を和らげるなら

しそソース（レシピはp159）

体を温めて気の巡りをよくするしそと、体のバリア機能が低下している気虚タイプの人によい松の実と組み合わせ。花粉症やアトピーなどのアレルギー症状を緩和します。くしゃみや鼻水、鼻づまりにもおすすめです。

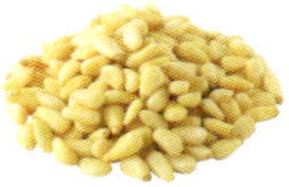

松の実（p38）

体を潤す作用がある。空咳や便秘、皮膚や髪の乾燥によい。アンチエイジングにも有効。

胃腸の回復を食欲増進

しそと白ごま

刺身や煮魚など、魚介類の料理にトッピングとして加えるとよいでしょう。白ごまが､五臓を潤し、胃や腸を守ります。しそには、食欲を促す作用のほか、魚介類の食中毒を予防する働きがあります。

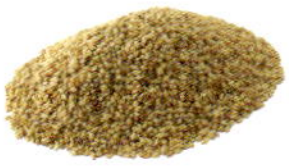

白ごま（p36）

五臓を潤す。脳を活性化させ、体力や精力を増強する。肌の乾燥や便秘の解消に有効。

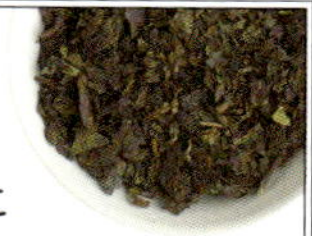

気滞 **ソヨウ** ●蘇葉

風邪や喉のつまり感に しその葉を乾燥させて漢方

しその生葉同様、発汗を促して、寒さをとり、風邪や胃腸虚弱、食欲不振などによいとされています。また、気の巡りをよくするので、吐き気や喉のつまり感、お腹のはりなどにも有効です。魚やかにの食中毒、嘔吐や腹痛にも用いられます。【辛】【温】【脾、肺】

気虚　気滞　血虚　瘀血　水滞

みょうが

● 茗荷：夏によい食材

月経痛や月経不順 血の巡りをよくする

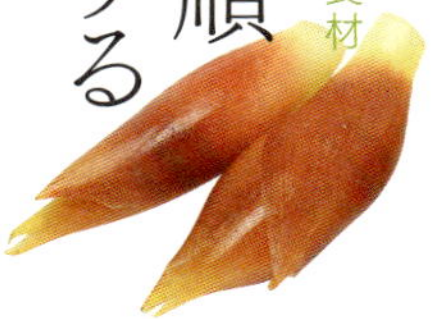

食材のはたらき

[五味] ▶ 辛　[五性] ▶ 温　[帰経] ▶ 肺、腎

おすすめ薬膳

夏バテ、疲労回復に

みょうがの酢漬け

血行が悪く、瘀血タイプの人におすすめの組み合わせです。みょうがは塩をまぶして重しをして、しばらく置きます。全体がしんなりしたら水気を絞り、米酢、砂糖を煮立たせて作った甘酢に漬け込みましょう。

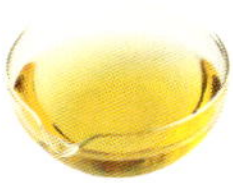

米酢 (p145)

血行をよくし、血の滞りを解消するので、しこりを小さくする。食欲不振、消化不良によい。

みょうがは日本原産で、日本でしか食用とされない野菜のひとつです。体を温めて発汗や血行をうながすので、月経痛や月経不順によいとされています。また解毒の働きがあるので、口内炎や風邪の予防にも効果的です。

気虚　気滞　血虚　瘀血　水滞

みつば

● 三葉：春によい食材

気持ちの停滞感 食欲不振に

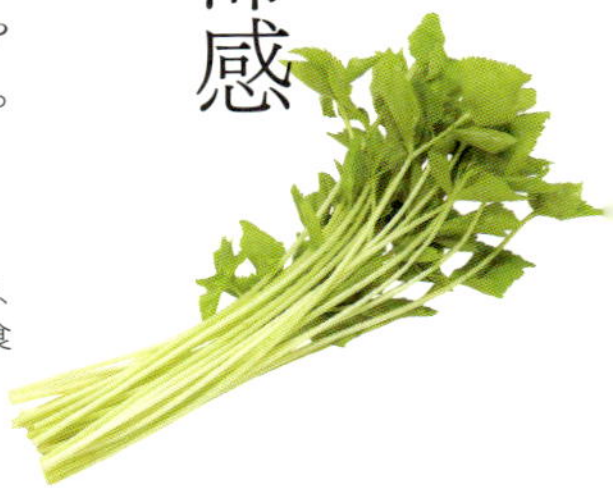

食材のはたらき

[五味] ▶ 甘　[五性] ▶ 涼　[帰経] ▶ 肝、脾

おすすめ薬膳

風邪に

みつばとしょうが

体を温めて汗を出し、お腹を温めて胃腸の調子を整えるので、かぜの初期症状に。また、気を補い、気の巡りをよくするので、疲れやすい、手足が冷えやすい人にもおすすめです。味噌汁に加えても。

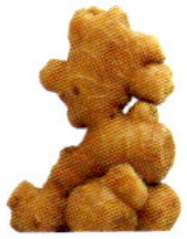

しょうが (p73)

新陳代謝を高めて体を温め、発汗、利尿を促す。胃腸の調子を整え、食欲増進に。

気の巡りをよくし、食欲を促す作用があります。香味野菜には、気・血の巡りをよくする働きがあるので、肩こりや喉のつまり、眠気やため息、ストレスやイライラ感が強い人は積極的にとり入れましょう。

気虚　気滞　血虚　瘀血　水滞

ミント ● 薄荷：春によい食材

頭や顔のほてりや目の充血に

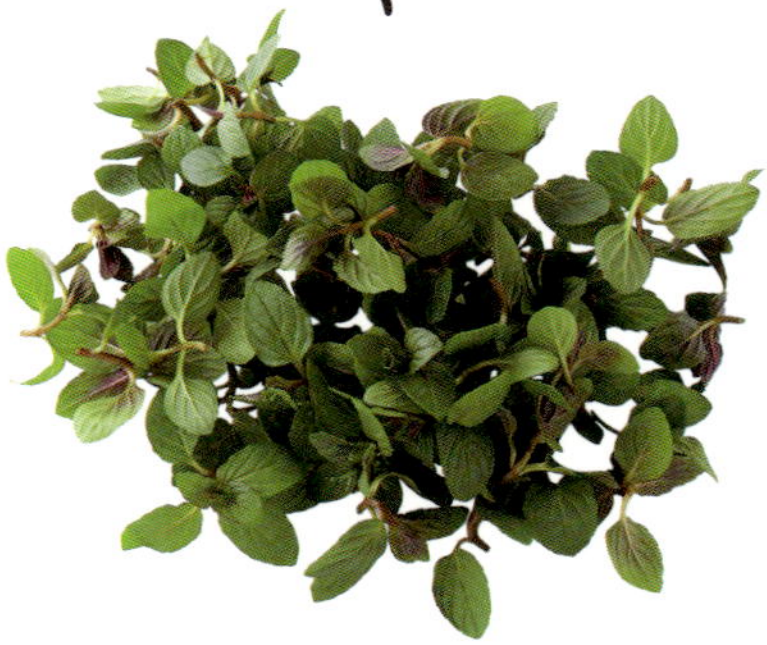

スッキリとした香りが、気分をリフレッシュさせるミント。ハーブティーとしてもおなじみです。ミントは、気の巡りをよくするので、イライラしたり、顔がほてったり、首や肩が熱いときなどにおすすめ。また、花粉症などの鼻づまりや風邪による喉の腫れや痛みにもよいでしょう。お茶やサラダなどに加えても。胃の不調を解消します。

食材のはたらき

［五味］▶辛　［五性］▶涼　［帰経］▶肝、肺

おすすめ薬膳

リフレッシュしたいときに

ミントをいつものお茶にプラスして

喉の渇きを潤す緑茶には、体を冷やす作用があるので、脳をスッキリさせたいときによいでしょう。ミントのさわやかな香りが喉にやさしく、鼻の通りもよくなります。仕事が詰まったときの気分転換にお好みのお茶に加えるのもよいでしょう。

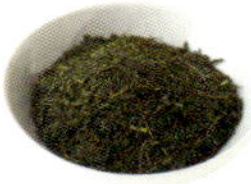

緑茶（p151）

利水作用があるので、むくみ、肥満によい。食欲増進効果があり頭をスッキリさせる。

目の疲れを感じている人に

くこの実のミントゼリー

くこの実とミントを2～3分程度煮だして、お好みで砂糖を加えます。ミントをとり出し、ゼラチンを加えて冷やし固めます。最後にフレッシュミントを飾りましょう。目の充血をとり、目の老化を防ぎます。

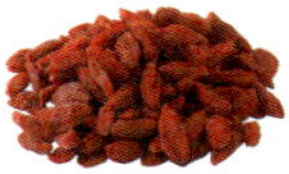

くこの実（p29）

ほてり、耳鳴り、めまいなどに有効。眼精疲労、涙目、視力低下など目のトラブルによい。

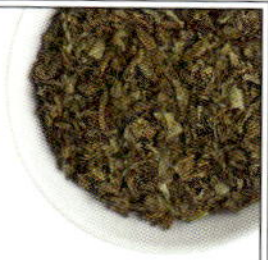

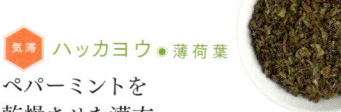

気滞　**ハッカヨウ** ● 薄荷葉

ペパーミントを乾燥させた漢方

体の上部の熱を冷ますので、風邪による頭痛、喉の腫れや痛み、目の充血などの改善に用いられます。また、発疹を促して早く毒を体外に出させる作用があるため、葉をもんで患部に塗布すると、かゆみ止めにも。気の巡りをよくします。【辛】【涼】【肝、肺】

気虚　気滞　血虚　瘀血　水滞

パセリ

春によい食材

滞りを解消し食欲を回復

食材のはたらき

[五味]▶辛　[五性]▶温　[帰経]▶肝、脾、肺

鉄分が豊富で、貧血気味の人におすすめの食材です。血を補い、血行をよくします。パセリの辛味には、発散作用があるので滞っているものを散らして巡らせます。胃もたれや食欲不振、発疹によいでしょう。

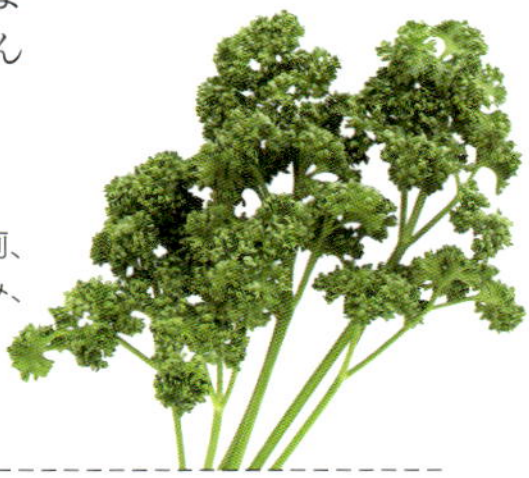

おすすめ薬膳

食欲不振、発疹に

パセリとにんじんのスープ

パセリとにんじんは、香りのよいセリ科の野菜です。パセリは非常に栄養価が高いので、添え物だけでなく、野菜としてたっぷりと食べましょう。食欲のないときにスープに細かく刻んで加えると、気分がほぐれます。

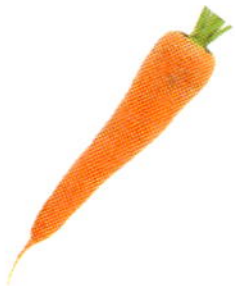

にんじん (p80)

脾の働きを高め、食欲不振、下痢、便秘などによい。目の乾燥、かすみ、視力低下によい。

気虚　気滞　血虚　瘀血　水滞

パクチー

香菜・春によい食材

食欲不振 食後のお腹のはりに

食材のはたらき

[五味]▶辛　[五性]▶温　[帰経]▶肺、脾

コリアンダーとも呼ばれ、古くから世界中で利用されてきました。独特の香りをもち、食欲増進、消化促進の作用があります。体を温めて、胃腸の調子を整えるので、食後のお腹のはりを解消します。

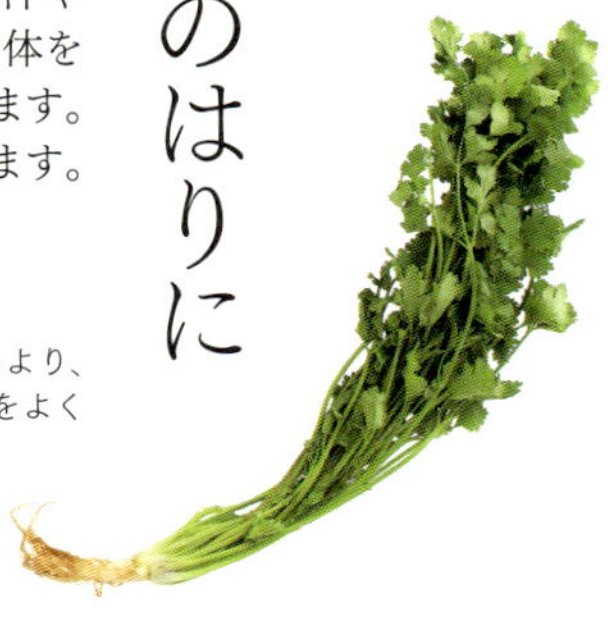

おすすめ薬膳

風邪に

パクチーとねぎのスープ

どちらも体を温める香味野菜です。味噌汁やコンソメスープに加えるとよいでしょう。体を芯から温め、汗を出して、冷えを追い出します。気の巡りをよくするので、食欲が出てきます。かぜの初期症状におすすめです。

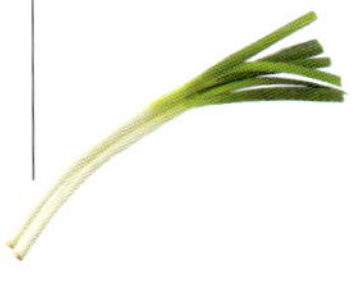

ねぎ (p74)

体を温め、発汗させることにより、かぜの初期によい。気の巡りをよくするので、冷えによい。

体質タイプ別 薬膳ごはん&粥

米や豆、雑穀などの主食は、毎日しっかりと食べてほしいもの。体質に合った食材をご飯と一緒にとり入れましょう。簡単でおいしい、薬膳料理です。

気虚タイプ

疲れやすい、顔色が悪い人に

くこの実入りお粥

体力を回復させ、元気を与える。

【材料（2人分）】
雑穀米……１合
黒豆……15ｇ
やまのいも……50ｇ
干ししいたけ……２枚
ほうれんそう……1/２束
水……１ℓ
油……数滴
くこの実……10ｇ
塩……適量
胡椒……少々

やまのいも (p86)
脾肺腎３つの臓器の気・血を補う。

くこの実 (p29)
血を補い、体を潤す。

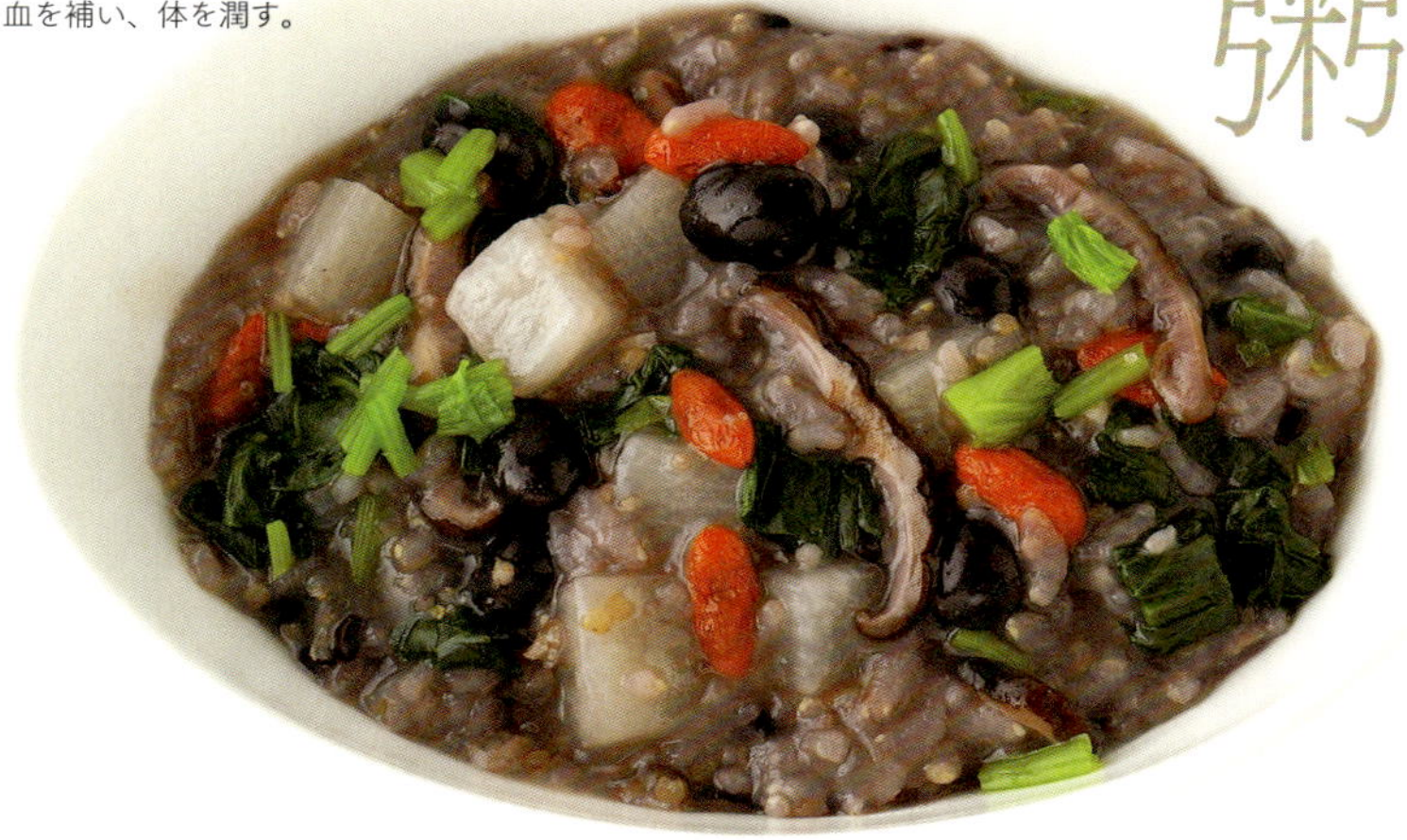

【作り方】
❶雑穀米はといで１時間以上おき、黒豆も水に１時間以上浸けておく。
❷やまのいもは皮をむいて1.5cm角に切る。干ししいたけはやわらかく戻し、薄く切る。
❸ほうれんそうは下茹でしておく。
❹大きめの鍋に水１ℓを沸かし、沸騰したら❶を入れる。再び沸騰したら弱火にし油をたらしてふたを閉め、20分間炊く。
❷とくこの実を入れ、塩、胡椒で調味をした後、さらに20分間炊く。
❺❸を細かく刻んで加え、火を止めて10分間蒸らす。

しそ (p92)
気の巡りをよくし、胃腸の働きを回復する。

白ごま (p36)
五臓を潤す。

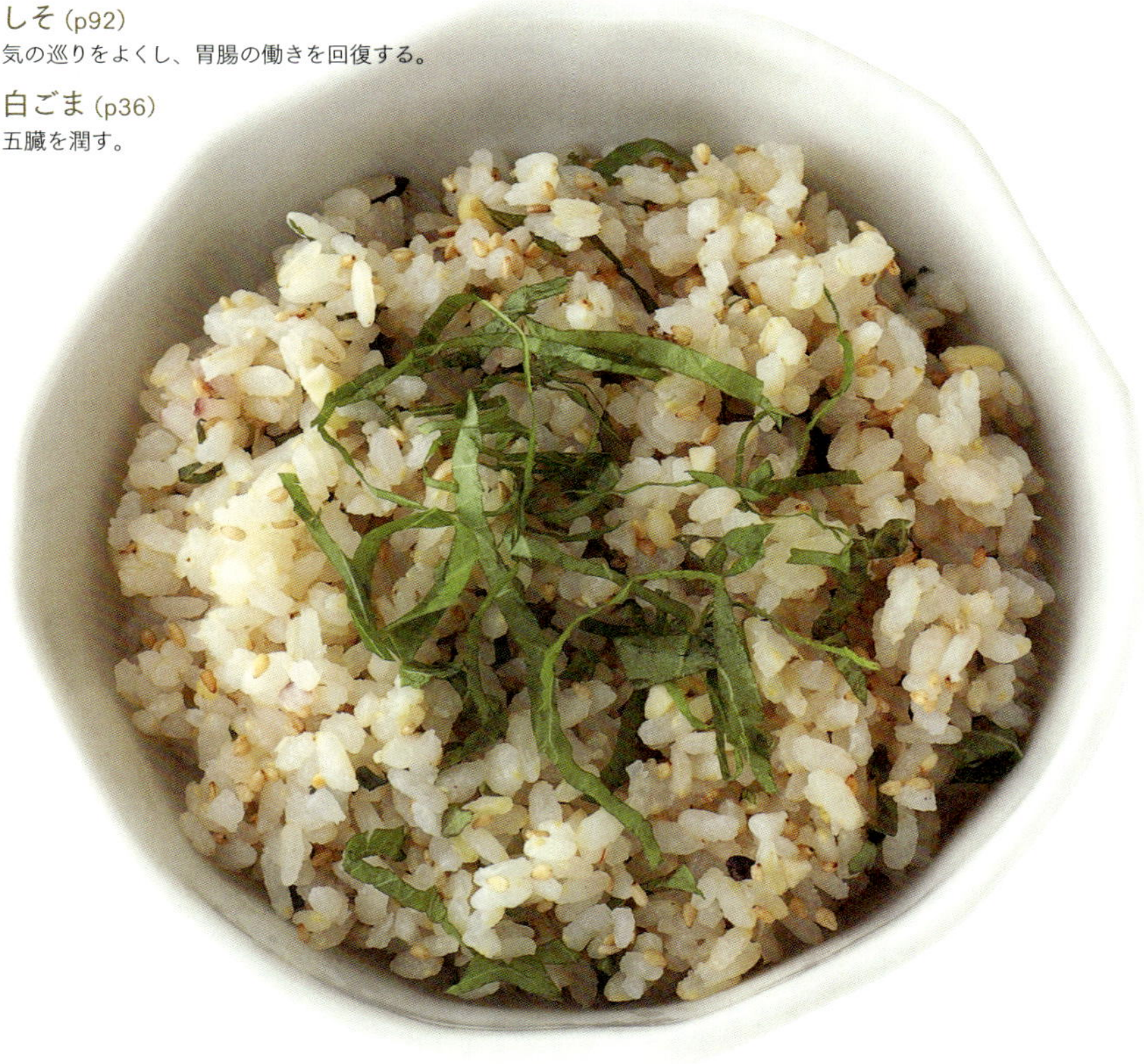

気滞タイプ

怒りっぽい、お腹がはる人に

青じそごはん

香りが食欲を誘い、胃腸の調子を整える。

【材料 (2人分)】
雑穀米……１合
だし汁……200ml
塩……小さじ1/4
青じそ……３枚
白ごま……大さじ1/2

【作り方】
❶雑穀米はといで1時間浸水させ、だし汁と塩を入れて炊く。
❷青じそはみじん切りにする。
❸❶が炊きあがったら、青じそと白ごまをさっくりと混ぜ合わせる。

血虚タイプ

肌や髪の乾燥、不眠に

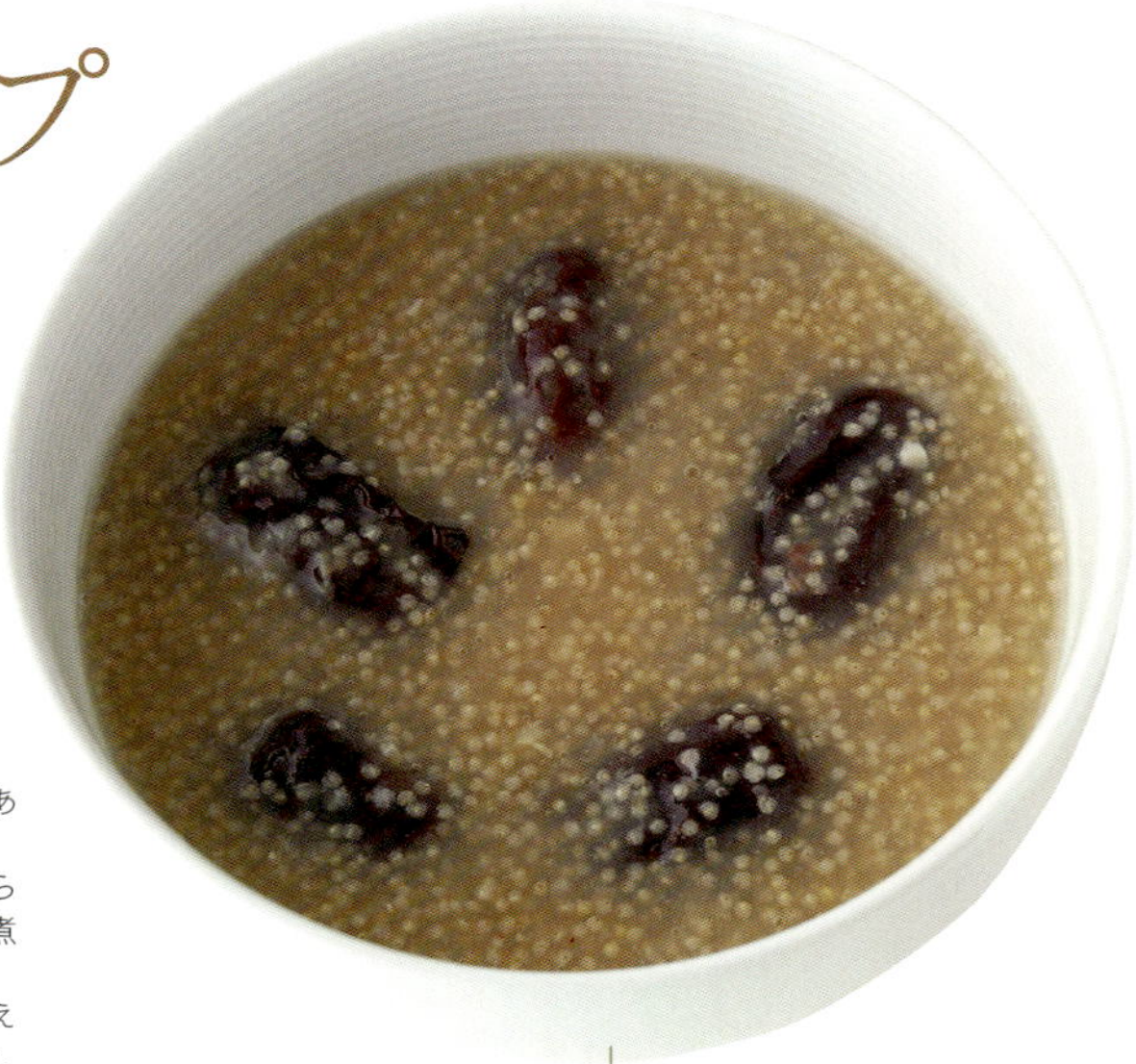

なつめとあわのお粥

体を温めて、貧血を改善。

【材料（2人分）】
水……1ℓ
あわ……1/2カップ
もちあわ……大さじ1
なつめ……8個

【作り方】
❶土鍋に水、さっと洗ったあわともちあわ、なつめを入れて強火にかける。
❷沸騰してきたら弱火にし、ふたをずらして、時々かき混ぜながら1時間ほど煮込む。
※もちあわがない場合は、もち米に代えてもOK。お好みで黒砂糖を加えると、デザート感覚で楽しめる。

なつめ（p27）
血を補って、精神を安定させる。

あわ（p45）
脾の働きを高め、消化を促す。

瘀血タイプ

冷えのぼせ、肩こり、月経不順に

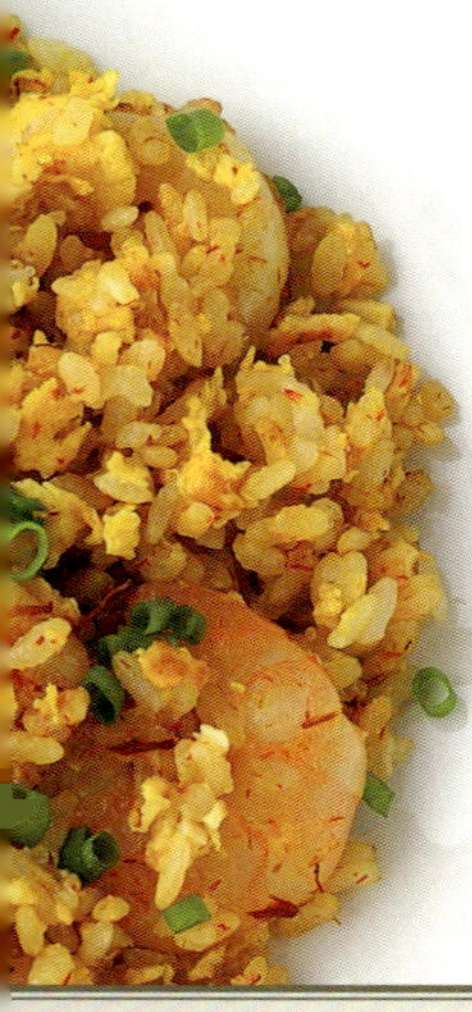

紅花とえびの炒飯

血行をよくして、スタミナアップ。

【材料（2人分）】
むきえび……100g
片栗粉……小さじ4（同量の水で溶く）
たまご……2個
A（だし汁大さじ2、塩小さじ1、胡椒少量）
油……大さじ2
硬めに炊いた雑穀ごはん……茶碗3杯分
紅花……2g
醤油……大さじ2
万能ねぎ……2本

【作り方】
❶むきえびは水溶き片栗粉になじませておく。
❷たまごを溶きほぐし、Aを加えてよく混ぜ合わせる。
❸中華鍋を熱し、油を入れて❶を炒め、皿にとり出しておく。
❹❸の鍋に❷を入れて炒め、8分目まで火が通ったら、雑穀ごはんと❸を加えて炒め合わせる。紅花、醤油を加えて、さっと炒める。
❺器に盛ったら、小口切りした万能ねぎを散らす。

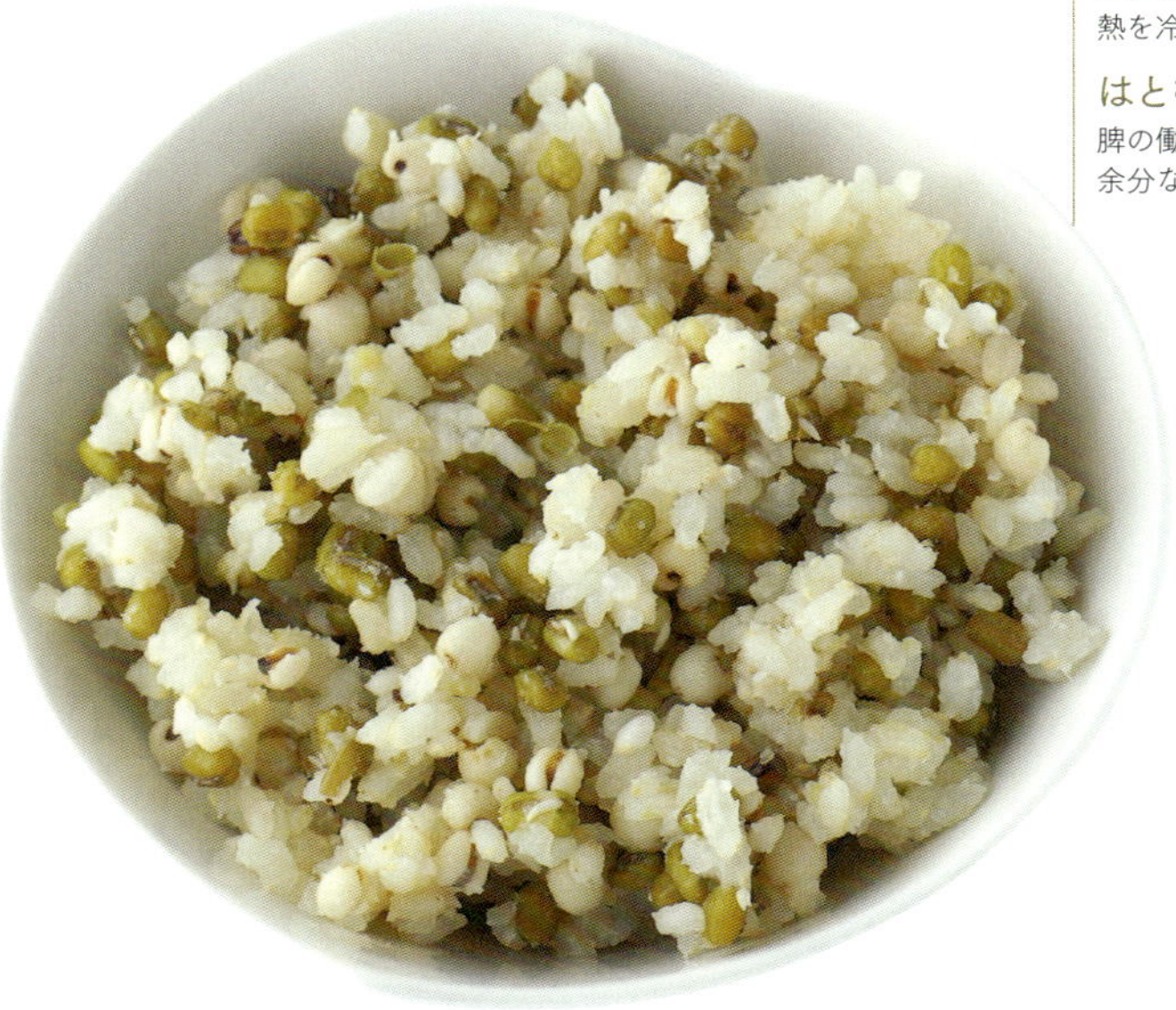

緑豆（p46）
熱を冷まし、解毒する。

はとむぎ（p43）
脾の働きを高め、
余分な水分を排出する。

水滞タイプ

体がだるい、夏バテ気味の人に

緑豆はとむぎごはん

むくみをとって、体スッキリ。

【材料（2人分）】
緑豆……1/4カップ
はとむぎ……1/2カップ
米……1.5合
水……約400ml

【作り方】
❶緑豆とはとむぎは一晩たっぷりの水に浸しておく。
❷米と❶を普通のご飯の水加減で炊く。このとき、戻し汁を使用してもよい。

紅花（p28）
血行をよくして、血の滞りをとる。

えび（p127）
体を温め、足腰の冷えによい。

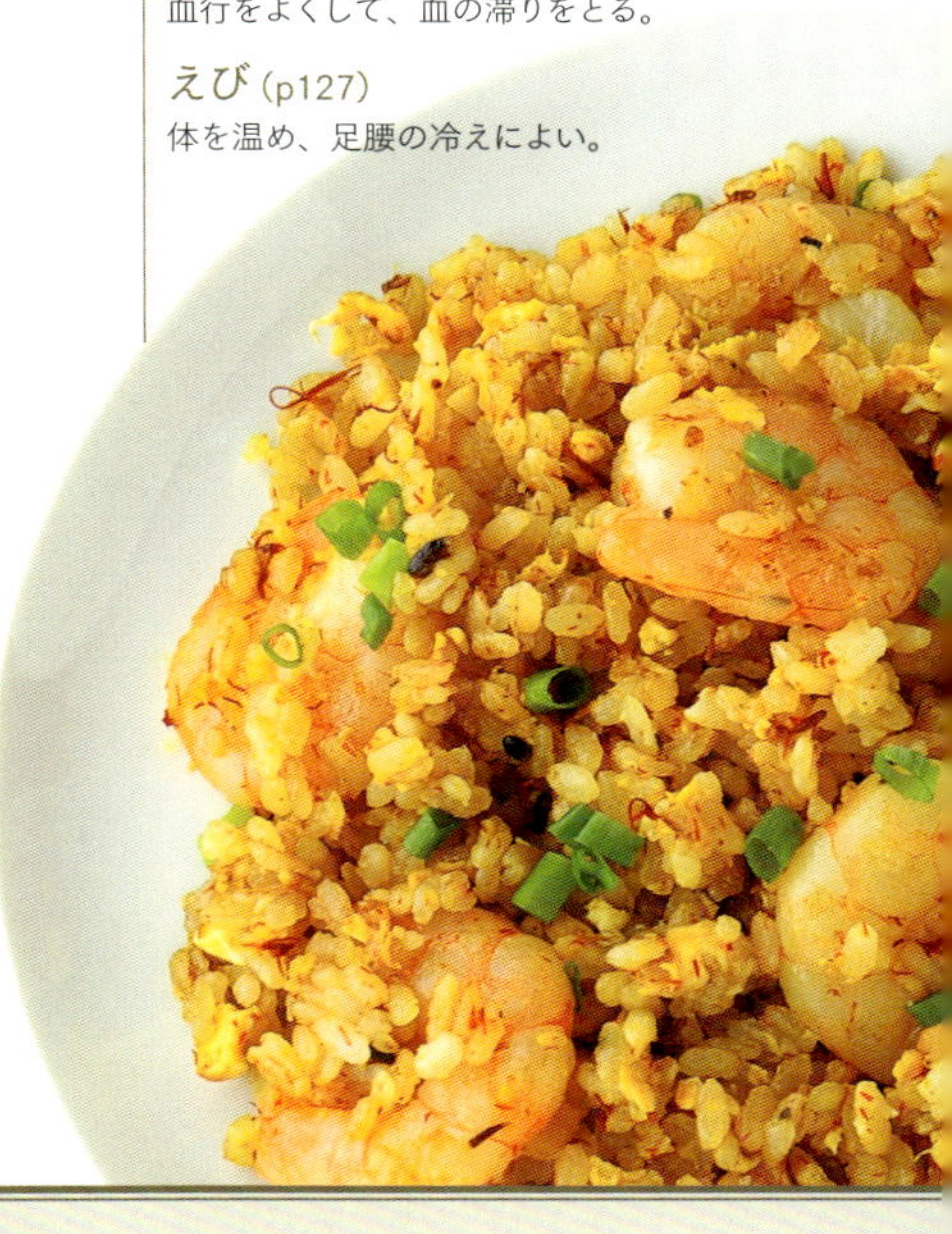

果物

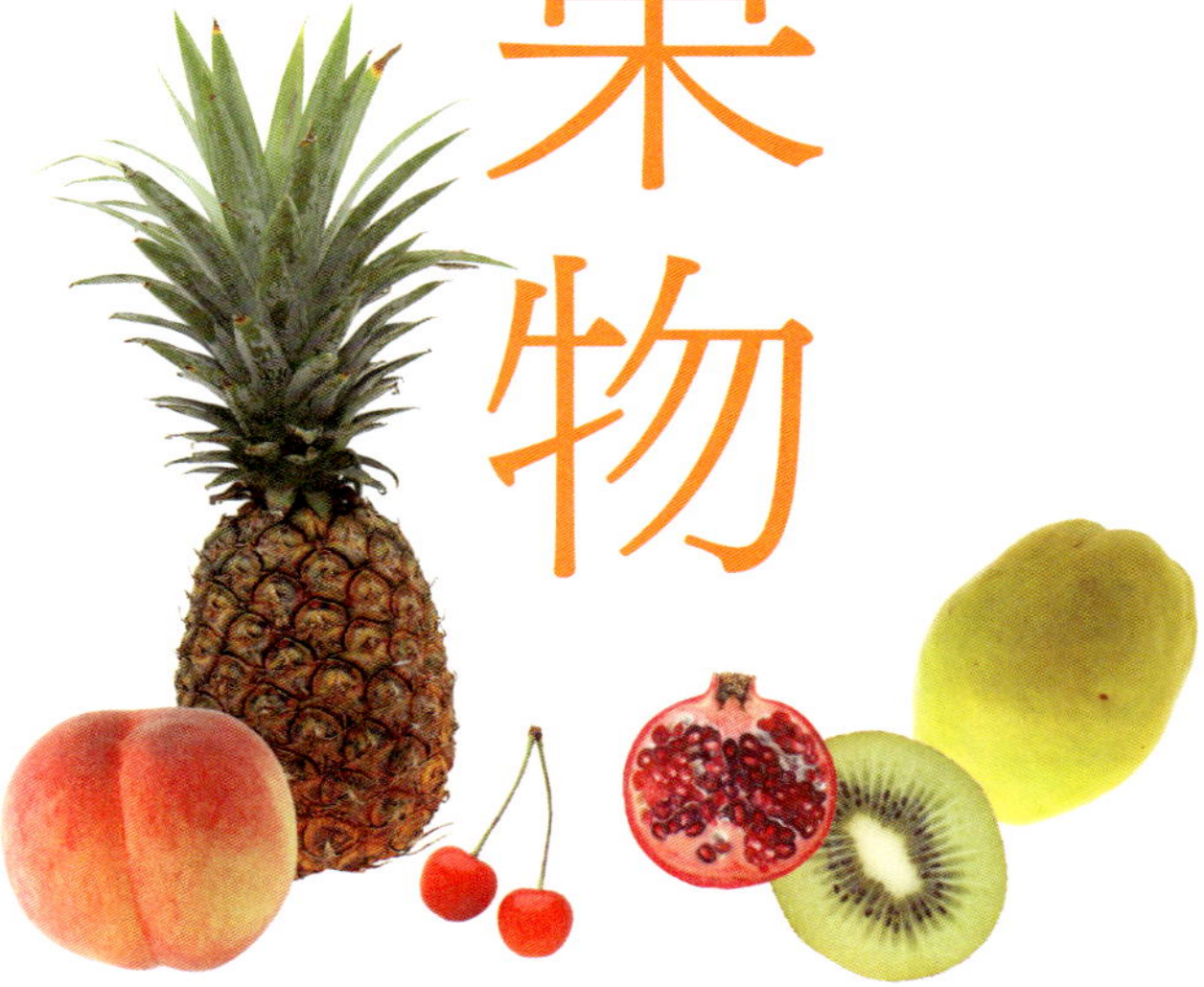

五臓の働きを助ける役割

薬膳では、果物は「五臓の働きを助ける役割」と考えます。おそらく古の人たちは、果物を食べるとなんとなく胃腸の調子がいい、暑い日に食べると**喉の渇き**が癒されて、スッキリするなどと感じたのでしょう。果物に含まれる豊富な水分は、喉や口、目、腸の乾きを癒す**潤い**の作用があります。とくに、南の国の果物には水分が多く、体の熱を冷ましてくれます。暑い日に果物を食べると、体を冷やしてすっきりするのはこのためです。近年増加している**ドライアイ**、ドライマウスの症状によいでしょう。逆に、寒い地方で育てられるさくらんぼやもも、あんずなどは、果物の中でも体を冷やさないという特徴があります。冷えを感じる人は、果物を**常温で食べる**とよいでしょう。また、なしを煮込んだり、りんごを焼いたりと、火を通して食べるのもおすすめです。ただし、水分が多い果物は、ダイエットには向きません。

気虚　気滞　血虚　瘀血　水滞

いちご

苺：春によい食材

空咳や喉の痛み 消化不良に

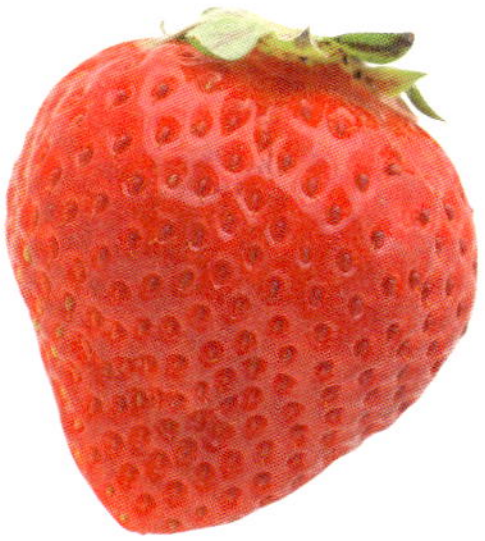

ビタミンCや食物繊維が豊富ないちごには、胃をスッキリとさせて消化を助け、食欲不振、お腹のはりや便秘を解消する効果があります。体の熱を冷まして、喉を潤すので、乾燥しがちな春先の空咳、喉の痛みによいでしょう。皮膚の抵抗力を高めて、肌の調子を整えます。目元のクマや気になるシミにも有効です。

食材のはたらき

[五味]▶甘、酸　[五性]▶涼　[帰経]▶肝、脾、肺

おすすめ薬膳

疲労回復、美肌アップに

いちご酒

いちご300gに対して、ホワイトリカー600ml、はちみつ50g、お好みでレモンを加えます。2週間ほどで、美しいルビー色のいちご酒ができ上がります。春は自律神経が乱れやすい季節。甘い香りが、春の不安定な心を和ませてくれるでしょう。

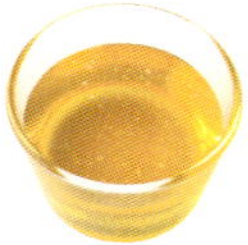

はちみつ (p146)

脾の機能を高めるので、食欲不振、疲れやすい人によい。腸を整え、肌荒れを防ぐ。

暑さによる胃腸の不調や便秘に

いちごとバナナのミックスジュース

体の余分な熱を冷まして、胃をスッキリさせるいちごと、腸を潤すバナナの組み合わせ。五臓を養う牛乳を加えれば、さらに滋養強壮、疲労回復にも効果的です。食欲のないときに、元気を補いたいときにおすすめ。

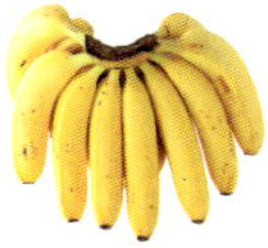

バナナ (p109)

熱を冷まし、潤いの作用より、喉の渇きや腸の乾燥による便秘に効果的。胃腸を丈夫にする。

TOPICS

旬の時期にまとめ買い 自家製ジャムにして保存

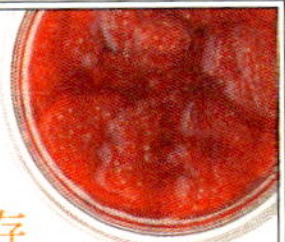

いちごの量の30～40%の砂糖、レモン汁を少々用意します。水洗いしてヘタをとったいちごに砂糖をまぶしてしばらく置き、水分が出てきたら火にかけて、焦がさないようにアクをとりながら煮詰め、レモン汁を回しかけて少し煮詰めたら熱いうちに保存瓶に移しましょう。

気虚　気滞　血虚　瘀血　水滞

ライチ

荔枝：春によい食材

肌や髪の乾燥エイジングケアに

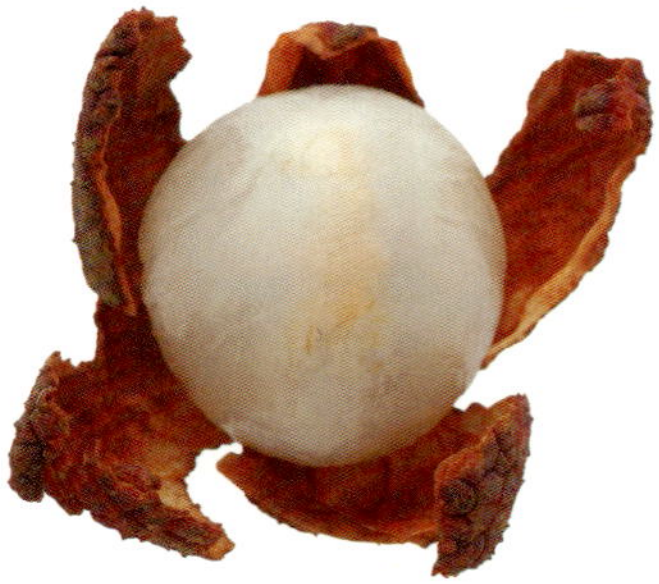

楊貴妃が愛した果物として伝説が残るライチ。血を補って、肌や髪に潤いを与えます。消化吸収力が高まり、慢性の下痢や食欲不振のときによいでしょう。とくに、体力のないお年寄りや虚弱体質の人、病後の体力強化によいといわれています。また、気を巡らせて、イライラや、ストレスからくる吐き気やゲップを抑えます。

食材のはたらき

[五味]▶甘、酸　[五性]▶温　[帰経]▶肝、脾

おすすめ薬膳

肌を潤しきれいに、エイジングケアに

ライチとくこの実のゼリー

美容によいライチを使ったデザートです。フレッシュはもちろん、缶詰やシロップなどを使っても大丈夫。はちみつで甘さを調節して、水でふやかした粉ゼラチンを加えて、冷やし固めます。少し固まったところで、水に浸しておいたくこの実、ライチの果肉を入れます。

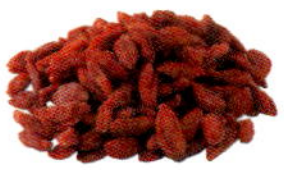

くこの実 (p29)

肝と腎を潤すので、ほてり、耳鳴り、めまいを改善し、肌荒れや乾燥に効果的。老化予防に。

疲労や全身の倦怠感に

ライチとなつめのスイーツ

体の疲れをとり、滋養強壮効果に優れた食材の組み合わせです。皮をむいたライチと乾燥なつめをワイン（赤・白お好きなほうで）と黒砂糖でコンポートにしてはいかが。さらに八角を入れると風味よく仕上がるでしょう。

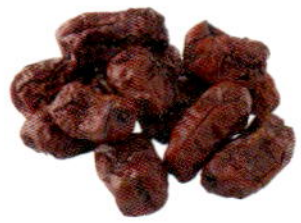

なつめ (p27)

栄養不良、疲れ、食欲不振によい。血を補って、精神を安定させ、不眠、イライラによい。

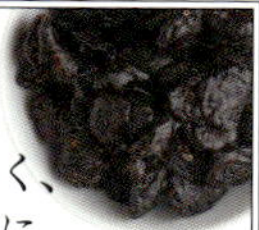

血虚　**リュウガン** ● 竜眼

疲れやすく、寝つきが悪く、不安な気持ちが続くときに

ライチに似たムクロジ科の果実です。甘い香りの果肉を乾燥させたものを生薬として、疲労や不眠、貧血の改善、病後や産後の体力回復などに用いられます。補血、滋養強壮の効果があるので、心を鎮めて、体を養います。
【甘】【温】【心、脾】

気虚　気滞　血虚　瘀血　水滞

グレープフルーツ

●春によい食材

胃の熱感、不快感に 二日酔いに

さわやかな香りとビタミンC、疲れを癒すクエン酸が豊富です。気の巡りをよくして、胃が重い、胃痛など、胃の不快感を抑える作用があります。解毒の機能を高めるので、二日酔いのときにおすすめです。

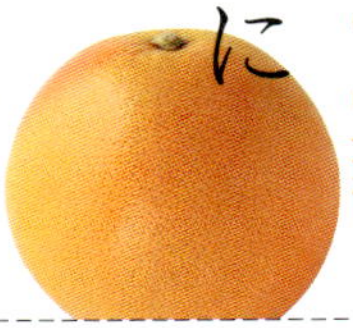

食材のはたらき

[五味]▶甘、酸　[五性]▶寒　[帰経]▶肝、脾

おすすめ薬膳

消化をよくし、二日酔いにも効果的

グレープフルーツとゆずのジャム

果汁を絞った後、外皮を薄切りにして、熱湯で茹でアクをとります。外皮、果肉、果汁、砂糖を煮詰めてアクをとり、とろみがついてきたら、保存瓶に。外皮を2～3回茹でこぼすと苦味が少なくなります。

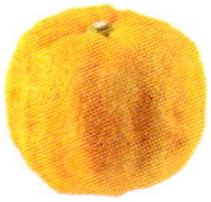

ゆず（p116）

血行や新陳代謝をよくして体熱の発散・発汗・利尿を促進。冷えが気になる人に。

気虚　気滞　血虚　瘀血　水滞

パイナップル

●夏によい食材

夏バテ むくみの解消に

南国のフルーツ・パイナップルは、暑い時期に食べると、夏バテや疲労回復の助けになります。食べ過ぎによる消化不良、下痢、便秘に有効です。利尿作用があり、むくみ、二日酔いなどにもよいでしょう。

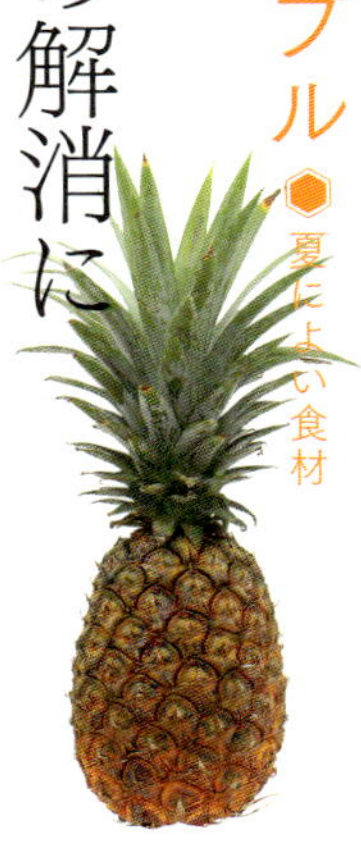

食材のはたらき

[五味]▶甘、酸　[五性]▶平　[帰経]▶脾、腎

おすすめ薬膳

むくみがちのとき、喉の渇きに

パイナップル入り酢豚

肉料理など、脂っこい食材の消化を促すパイナップル。みずみずしい甘酸っぱさが食欲をそそります。夏場などに食欲が落ちたとき、体が重く、むくみがちのときに二日酔い予防におすすめです。

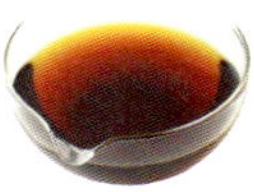

黒酢（p145）

消化を促進し、食欲不振、消化不良によい。解毒作用があり、魚や肉の消化を助ける。

気虚　気滞　血虚　瘀血　水滞

ブルーベリー

夏によい食材

目からくる疲労 老化防止に

食材のはたらき

［五味］▶甘、酸　［五性］▶平
［帰経］▶脾、肺、腎

おすすめ薬膳

目の疲れ、アンチエイジングに

ブルーベリーとくこの実のジャム

くこの実1カップを湯でやわらかくなるまで戻します。鍋にブルーベリー2カップ、くこの実、砂糖大さじ5を入れてまぶし、火にかけて弱火で煮詰めます。お好みでレモン汁を加えると、さっぱりとした味わいに。

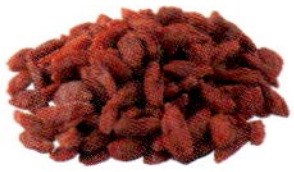

くこの実（p29）
足腰に力が入らない、精力減退などによい。眼精疲労、涙目、視力低下など目のトラブルによい。

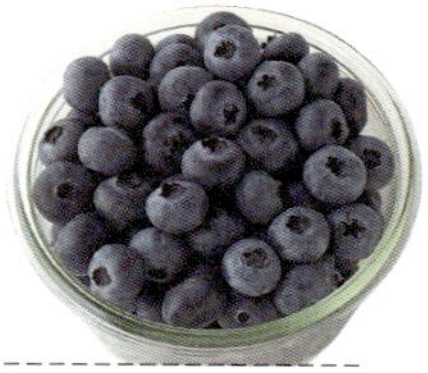

血の巡りをよくする作用があるブルーベリー。目の乾き、充血を和らげるので、パソコンをよく使う人など、眼精疲労に効果的です。また、やる気が出ない、便秘や下痢気味、老化が気になる人にもよいでしょう。

気虚　気滞　血虚　瘀血　水滞

キウイフルーツ

夏によい食材

糖尿病などの 喉の渇きを潤す

食材のはたらき

［五味］▶甘、酸　［五性］▶寒
［帰経］▶肝、脾、腎

おすすめ薬膳

のぼせが気になり、イライラするときに

キウイフルーツといちご

体を冷やして喉の渇きを潤すことで、熱を冷まし、のぼせを鎮めます。また、イライラやストレスからくる吐き気を解消してくれます。ビタミンCも豊富なので、肌荒れなどの美容効果も期待できるでしょう。

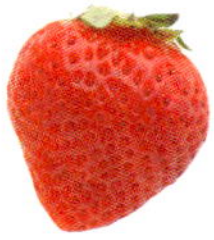

いちご（p101）
熱を冷まし、喉を潤す。空咳、喉の痛みによい。むくみや肌の調子を整える。

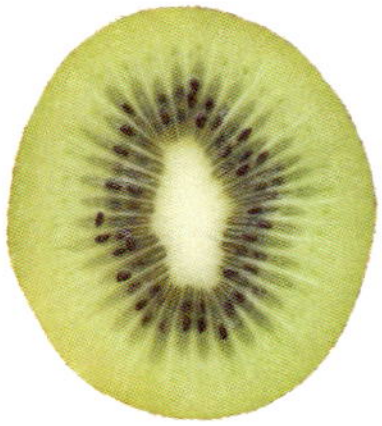

体の熱を冷まし、喉の渇きを解消するので、糖尿病によいといわれています。胃の調子を整えるので、消化を助け、食欲不振によいでしょう。尿の出をよくするので、尿道結石や排尿異常などのトラブルに有効です。

気虚　気滞　血虚　瘀血　水滞

もも

桃：夏によい食材

腸を潤し美肌や便秘解消に

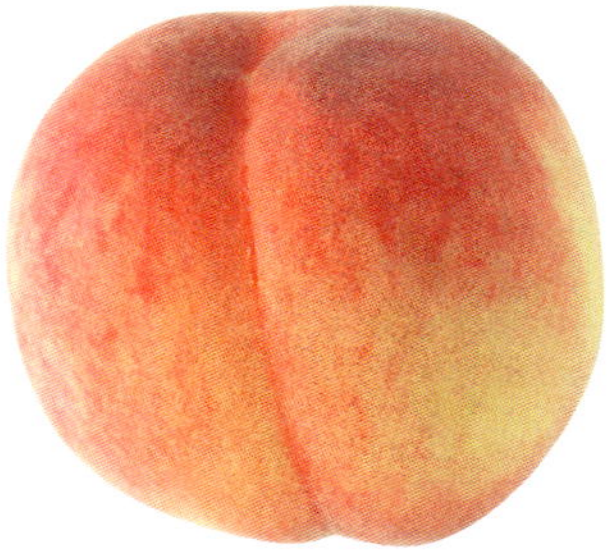

種や葉を生薬として用いるもも。果肉は、食物繊維が豊富で、便秘の解消など整腸作用があります。血行をよくし、体を潤す働きがあるので、美肌効果や腸の乾燥による便秘の解消に有効です。気・血を補うので、疲労や汗かき、寝汗、夏バテによいでしょう。他の果物に比べると体を温める傾向があるので冷え症の人におすすめ。

食材のはたらき

[五味]▶甘、酸　[五性]▶温　[帰経]▶肝、肺

おすすめ薬膳

加齢が気になる人に

ももと白きくらげのスイーツ

潤いの効果が高い白きくらげとももの組み合わせです。肌や髪、喉や腸など、体の内側から潤います。気・血を補い、血の巡りをよくするので、元気がない、疲れやすい人におすすめ。白きくらげは水で戻した後に甘く煮つけて使います。

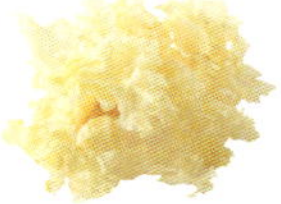

白きくらげ (p35)

疲れやすく、息切れするなど虚弱体質、高齢者に。皮膚の乾燥、胃の不快感に。

血行をよくして、美肌に

ももとローズのゼリー

ローズ2gは200mlの湯で軽く煮出して香りを出し砂糖30gを加えます。水でふやかした粉ゼラチン3gと合わせ、粗熱がとれたらもも1/2個分を加えて、冷やし固めます。気・血の巡りをよくして、ストレスフリーな肌に。

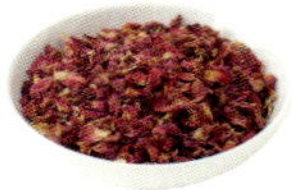

ローズ (p152)

気を巡らし鬱を解消する。血を巡らし、痛みをとるので、頭痛、胃痛、月経痛、打撲などによい。

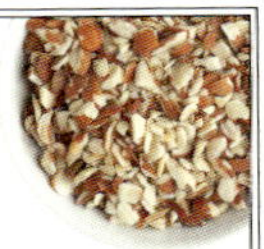

瘀血　**トウニン**・桃仁

瘀血対策の生薬として使われるももの種

血の巡りをよくし、女性ホルモンの乱れを正して、シミやクマを改善します。月経不順や便秘を改善して、老廃物を排出しやすい体を作ります。子宮筋腫などにも有効な生薬です。

【苦】【平】【肝、心、肺】

気虚　気滞　血虚　瘀血　水滞

うめ
夏バテや疲労回復 下痢、胃腸強化に

梅：梅雨によい食材

熱があったり、汗をかき過ぎたり、下痢の症状からくる、喉の渇きをよくします。また、喉の腫れや痛みを和らげます。整腸作用があるので、慢性下痢や食中毒が原因の下痢にも効果があります。栄養の消化吸収をよくし、水分代謝を整えるので、食欲が出て、体の疲れや夏バテ、またかぜ気味のときなどによいでしょう。

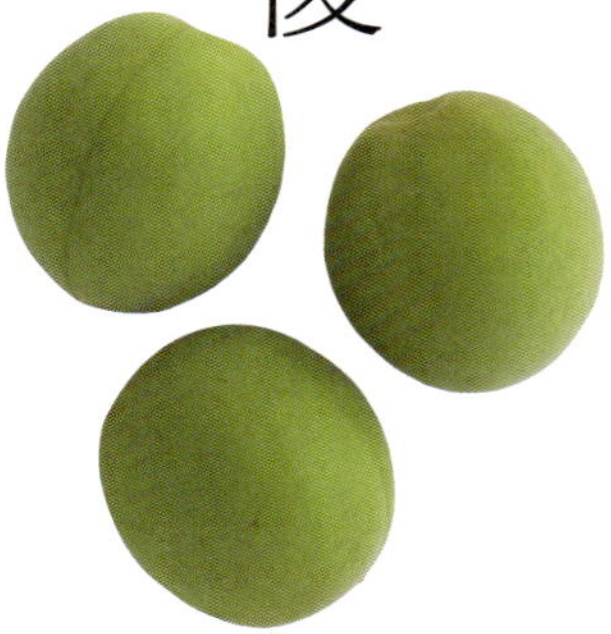

食材のはたらき

[五味]▶酸　[五性]▶平　[帰経]▶肝、脾、肺

おすすめ薬膳

胃腸の調子を整え、体の冷えを解消

梅醤番茶

梅干し1個を茶碗に入れて箸でよく潰し、醤油小さじ1と1/2、しょうがの絞り汁少々を加えます。熱い番茶を注いで、熱いうちに飲みましょう。朝一番、胃腸の調子を整える飲み物として最適です。

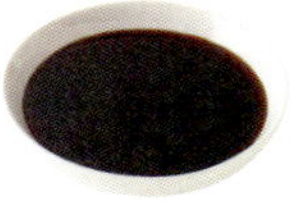

醤油(p143)

夏の暑気あたりによい。解毒効果があるので、食べ物と薬物の中毒によい。食欲増進に。

疲労回復、夏バテに

梅干しと高麗人参のお茶

高麗人参2gを200 ～ 300mlの水から10分くらい煮出します。飲むときに、梅干しとはちみつを加えて飲むとよいでしょう。高麗人参を煮出すのが面倒なときは、顆粒状のものも市販されていて便利です。

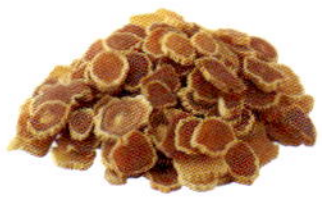

高麗人参(p31)

体液を補い、口渇を止め、体力をつける。食欲不振、汗かき、疲れやすいによい。

TOPICS

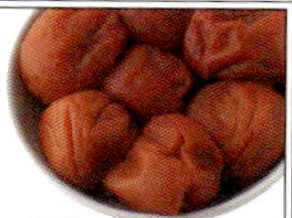

疲れたときの即効薬 いつもの料理にプラスして！

梅干しに含まれるクエン酸がエネルギー代謝に関わり、疲労物質をためずに外に排泄します。同じ疲労回復効果があるにらやねぎなどの香味野菜やビタミンB_1を含む豚肉やうなぎ、雑穀などと一緒に食べるとよいでしょう。抗菌作用もあるので、口臭が気になる人にも。

気虚　気滞　血虚　瘀血　水滞

さくらんぼ

桜桃：梅雨によい食材

関節のこわばり むくみ、肌の老化に

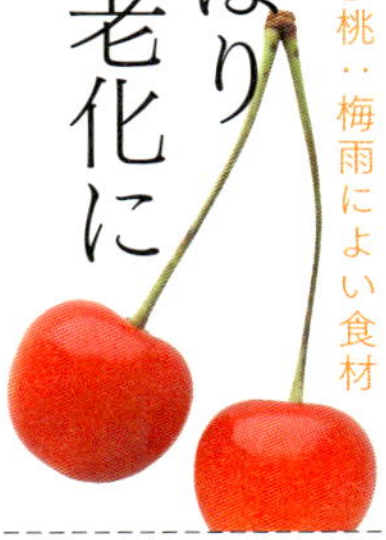

食材のはたらき

[五味]▶甘　[五性]▶温　[帰経]▶脾、肺、腎

おすすめ薬膳

体が疲れたなと感じたら

さくらんぼ酒

初夏に出回るさくらんぼを使って、気を補い、疲労回復に効果的な薬膳酒を作りましょう。さくらんぼ500gに対して、ホワイトリカー720ml、氷砂糖100g、レモン1～2個分の輪切りを加えます。3か月ほどででき上がります。

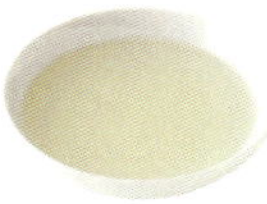

酒（p149）

少量とることで、血行がよくなり、体を温めるので、冷えによい。関節や筋肉の痛み、しびれによい。

湿度の高いときに起こりやすいむくみ、関節や筋肉の痛み、こわばりによいでしょう。脾の働きをよくして消化吸収力を高めるので、食欲不振のときにもおすすめ。また、シミやシワなど肌の老化を防ぎ、皮膚を美しくします。

気虚　気滞　血虚　瘀血　水滞

あんず

杏：梅雨によい食材

暑気あたりに 呼吸器系のトラブルに

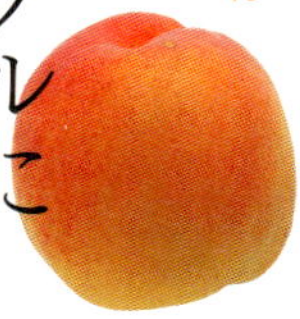

食材のはたらき

[五味]▶甘、酸　[五性]▶温　[帰経]▶肺

おすすめ薬膳

夏バテや喉の渇きに

あんずのはちみつがけ

フレッシュなあんずに、たっぷりとはちみつをかけていただきましょう。また、あんずをはちみつと煮て、コンポート風に仕上げても。梅雨冷えのころ、体を温めて、水分代謝をよくしてくれます。

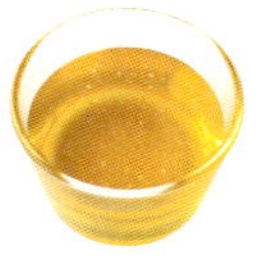

はちみつ（p146）

肺を潤し、咳、痰、皮膚の乾燥によい。腸を潤し、便通をよくする。食欲不振、疲れやすい人に。

甘酸っぱいあんずは、初夏から夏に出回ります。肌や喉の粘膜が乾燥していて風邪をひきやすい人、咳が出るときによいでしょう。また、暑気あたりや慢性の下痢、便秘の解消に有効で、美肌度アップにもよいでしょう。

気虚　気滞　血虚　瘀血　水滞

びわ
ストレスからくる咳や口の渇きを癒す

枇杷：梅雨によい食材

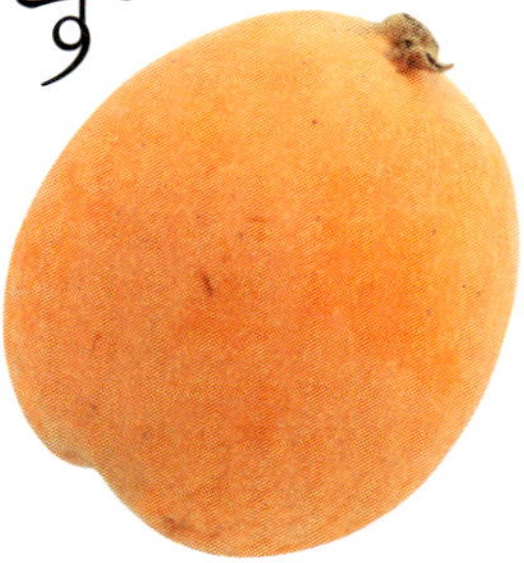

中国から日本に伝わり、江戸時代には咳止めなど優れた薬効をもつ葉の部分が、枇杷葉（ビワヨウ）と呼ばれ、生薬として用いられています。びわの果実は、疲労回復や胃もたれの解消、イライラやのぼせなど気が上がって起こる症状を緩和します。水分代謝をよくするので、便秘や下痢の解消、美肌効果も期待できるでしょう。

食材のはたらき

［五味］▶甘、酸　［五性］▶涼　［帰経］▶肝、脾、肺

おすすめ薬膳

咳が続き、喉の渇きが気になるときに

びわ酒

梅雨の時期に出回るびわは、乾燥や冷やし過ぎに弱く、風味が抜けてしまうため、冷暗所で2、3日の保存が限界です。長期保存をする場合は、びわ酒を作るとよいでしょう。びわ300gはよく洗い水気をとって皮のまま使います。ホワイトリカー600ml、氷砂糖60gと漬け込み、1か月程度熟成させます。

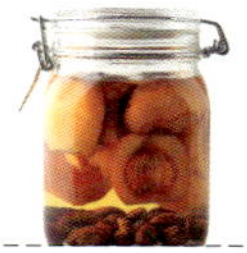

疲労を回復させ、食欲を増進させる

びわのはちみつ漬け

びわが出回る初夏に作っておきたい献立です。びわ1.5kgは、きれいに洗って半分に切ります。はちみつ500gとホワイトリカー50ccを入れて密閉容器で1か月程度寝かします。そのままデザートに、また、ドリンクに加えてもよいでしょう。

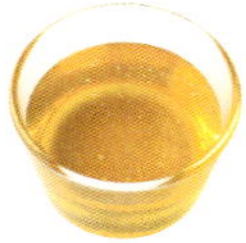

はちみつ (p146)

脾の機能を高めるので、食欲不振、疲れやすい人によい。胃痛、腹痛を和らげる。

水滞　**ビワヨウ** ● 枇杷葉

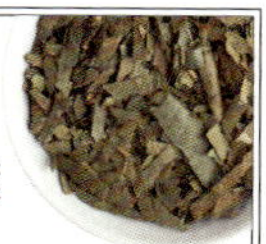

お茶として飲むびわの葉
吐き気や口の渇きに

健康茶として飲まれているびわ茶。使われているのはびわの葉で生薬としても用いられています。ビワヨウは、肺の熱をとり、咳を止め、痰をとり除きます。胃の熱による吐き気、口の渇きにもよいです。1日に6～10gを600mlの湯から煮出して、お茶にして飲むとよいでしょう。【苦】【平】【脾、肺】

気虚　気滞　血虚　瘀血　水滞

バナナ

梅雨によい食材

腸内の乾燥防止　二日酔いにも

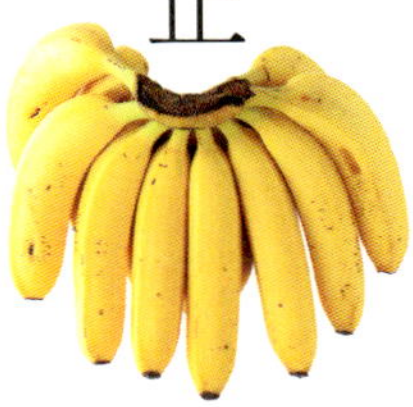

食材のはたらき

[五味] ▶ 甘　[五性] ▶ 寒　[帰経] ▶ 脾、肺

おすすめ薬膳

腸内を潤して、便秘の改善に

くこの実入りバナナジュース

腸内環境を整えて、体力回復、滋養強壮によい組み合わせです。くこの実は水やお湯で戻し、バナナ、牛乳と一緒にミキサーで回します。お酒を飲んだ翌日などにもよいでしょう。

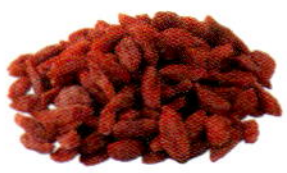

くこの実（p29）

肺を潤し慢性の咳によい。美容、糖尿病によい。肝腎の働きをよくして、老化予防に効果的。

熱帯原産のバナナは、体の熱を冷ます働きがあり、食べ過ぎると体を冷やしてしまい、代謝が悪くなるので、気をつけましょう。また、肺や腸を潤すので、慢性の空咳や便秘の解消によいでしょう。二日酔いの人におすすめです。

気虚　気滞　血虚　瘀血　水滞

すいか

西瓜：夏によい食材

体のほてりやむくみを解消

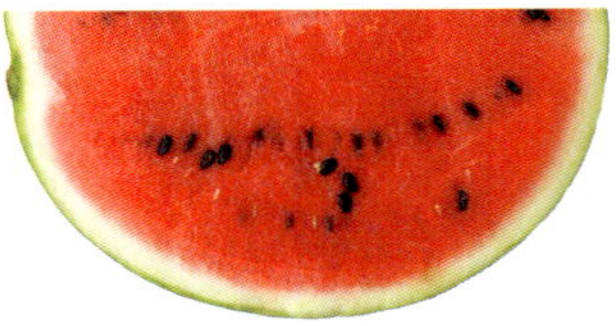

食材のはたらき

[五味] ▶ 甘　[五性] ▶ 寒　[帰経] ▶ 心、脾、腎

おすすめ薬膳

むくみが気になる人に

すいかの皮の酢の物

赤い果肉を食べた残りの、硬い緑色の外皮をむいて、薄く短冊型に切ります。塩を少量ふり、しんなりしたら水気をしぼって、米酢大さじ1、醤油小さじ1、砂糖小さじ1、塩適量で合わせ酢を作り、和えましょう。

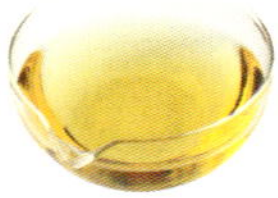

米酢（p145）

血行をよくし、血の滞りを解消する。消化を促進し、食欲不振、消化不良によい。

体の熱を冷まし、喉の渇きをとり、口内炎や発熱後の水分補給によいでしょう。日射病や暑気あたりなど、血液循環が悪く、顔がほてる、頭がすっきりしないときにおすすめです。むくみや排尿異常にもよいでしょう。

気虚　気滞　血虚　瘀血　水滞

かりん

喘息や咳止めに 芳香作用にも

花梨：秋によい食材

実が熟れると香りが強くなり、古来中国では服の袂に入れて香水の代わりに使ったといわれるほど。古くから、喘息や咳止めの生薬として、利用されてきました。利尿作用があるので、むくみや疲労にもよいでしょう。果実は、渋柿以上に渋く、そのままでは生食できないため、はちみつ漬けや果実酒、ジャムにするとよいです。

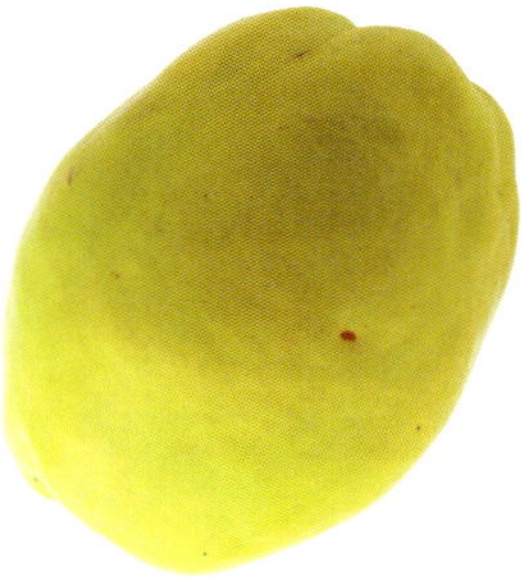

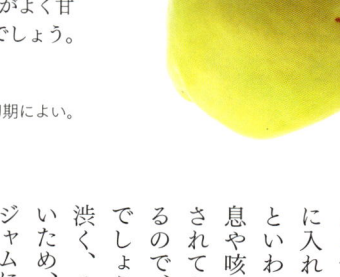

食材のはたらき

[五味]▶酸、渋　[五性]▶平　[帰経]▶脾、肺

おすすめ薬膳

乾いた咳や痰、喘息の人に

かりんのはちみつ漬け

かりんをよく洗い縦半分に切ります。種をとった後皮つきのまま薄くスライスして保存瓶に入れて、はちみつをひたひたまで注ぎます。種も捨てずに加えましょう。1か月程度保存し、お湯で割ったり紅茶に加えるなどしていただきます。

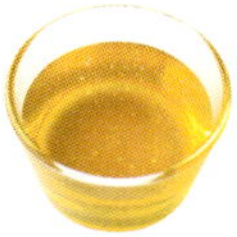

はちみつ (p146)

肺を潤し、咳、痰、皮膚の乾燥によい。腸を潤し、便通をよくする。解毒するので、口内炎によい。

風邪予防、喉の痛みに

かりん茶

市販のかりん茶やかりんのはちみつ漬けをお湯に溶いて、すり下ろしたしょうがを加えます。体を温め、冷えをとり、風邪の予防や咳、喉の痛みによいでしょう。香りがよく甘いお茶なので、ほっと一息入れたいときにもよいでしょう。

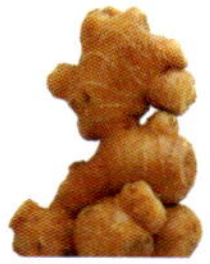

しょうが (p73)

発汗して冷えを追い払うので、風邪の初期によい。お腹を温め、胃の冷え、嘔吐を止める。

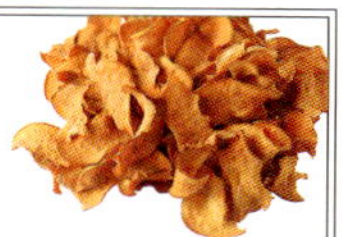

TOPICS

晩秋に出回る果実 乾燥させてお茶にしよう

乾燥かりんを作って、煎じてお茶にしたり、湯で戻したかりんを煮物などに使ってもよいでしょう。かりんをよく洗い、できるだけ薄く切ります。天日干しで十分乾燥させます。密閉瓶に乾燥剤と一緒に入れておけば、常温保存可能です。

気虚　気滞　血虚　瘀血　水滞

いちじく

● 無花果：秋によい食材

胃腸の調子を整え便通をよくする

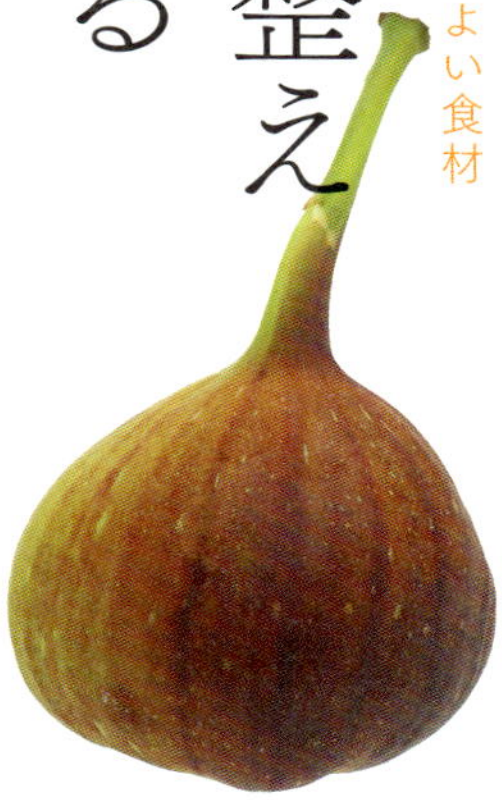

食材のはたらき

［五味］▶甘　［五性］▶平　［帰経］▶脾、肺

おすすめ薬膳

喉の炎症を解消したいときに

いちじくとなしのゼリー

乾燥いちじく8個、皮をむいて種をとりひと口大にしたなし1/2個、氷砂糖20g、水500mlを入れ、1時間弱煮ます。いちじく、なしをとり出し、残った汁に粉ゼラチンを加えて溶かし、器に果物、汁を注ぎ、冷蔵庫で冷やし固めます。

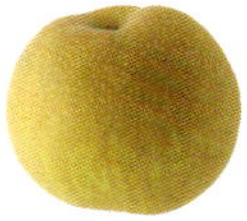

なし (p113)

発熱後の喉の渇きによい。肺に潤いを与え、熱を下げるので、空咳、痰切れが悪い、喉の炎症によい。

女性ホルモンの働きをよくする組み合わせ

はとむぎと黒豆のいちじく煮

はとむぎ20ｇと黒豆1/2カップ、水3カップを入れて、中火で30分間煮、さらにいちじくを加え、やわらかくなるまで煮ます。煮汁を少し残すくらいまで煮詰めて、水あめ大さじ１と塩少々を入れて味を調えましょう。

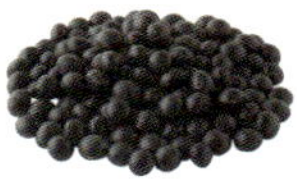

黒豆 (p48)

水分代謝をよくし、むくみをとる。滋養強壮、生理不順、腰痛、老化防止によい。血の巡りによい。

不老長寿の果物といわれるいちじく。豊富な食物繊維を含み、生食すると消化を助け、便通をよくするので、便秘、吐血、鼻血などに用いられます。また、体の余分な熱を冷ますので、喉の腫れ、痛み、声がれ、空咳を和らげます。胃腸の調子を整えて、潤い効果が期待できるいちじくは、古くから痔の特効薬としても知られています。

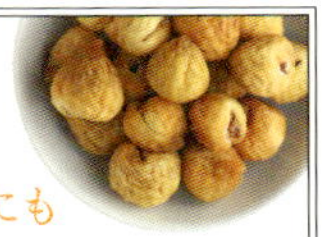

TOPICS

市販のドライいちじくにも食物繊維がたっぷり！

いちじくは、食物繊維やミネラル分が豊富で、腸の働きを活発にするといわれています。もちろん、漢方的効果も変わらず、整腸作用や喉を潤す効果などがあります。パンやクッキーに入れて焼いたり、そのままおつまみにしたり。便秘気味の人におすすめです。

気虚　気滞　血虚　瘀血　水滞

かき ● 柿：秋によい食材

肺を潤し喉の渇きを癒す

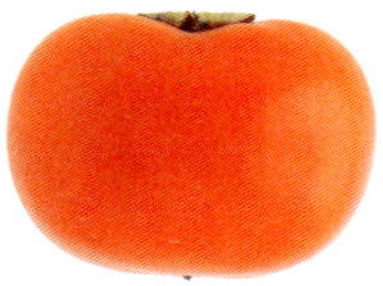

食材のはたらき

[五味]▶甘　[五性]▶寒　[帰経]▶心、肺

おすすめ薬膳

飲み過ぎた翌日に、二日酔いに

柿ジュース

ビタミンCの豊富な柿と潤い効果があるヨーグルトの組み合わせ。ともに、寒性の食材なので、冷え症の人はとり過ぎに注意しましょう。ジュースにする場合は、干し柿を使ってもよいでしょう。

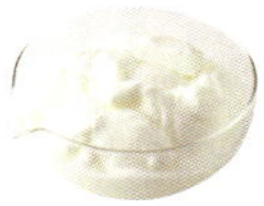

ヨーグルト（p153）
潤い効果があるので、発熱やほてり、不眠、口の渇き、便秘、皮膚の乾燥、免疫力向上に効果的。

柿のヘタは、生薬で柿蔕（シテイ）と呼ばれ、しゃっくり止めの効果があります。葉は柿葉（シヨウ）と呼ばれ、咳止めや止血薬として使われます。果実は、空咳、喉の渇きに有効です。二日酔いの予防にもよいでしょう。

気虚　気滞　血虚　瘀血　水滞

ざくろ ● 石榴：秋によい食材

下痢止めや止血肺の機能改善に

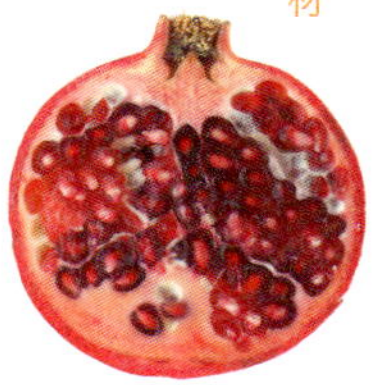

食材のはたらき

[五味]▶甘、酸、渋　[五性]▶温
[帰経]▶肺、腎

おすすめ薬膳

更年期障害、骨粗しょう症予防に

ざくろ酒

熟したざくろ300gは汁を出さないよう果皮をむき、レモンは皮をむいて輪切りに。ざくろの実、果皮、レモン1個を入れ、氷砂糖80g、ホワイトリカー600mlを注ぎます。果皮を1週間程度で引き上げ、2か月程度が飲みごろです。

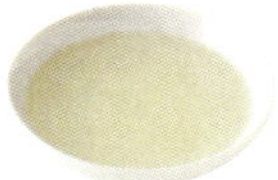

酒（p149）
少量とることで、血行がよくなり、体を温める。冷えによる関節や筋肉の痛み、しびれによい。

薬用に各部位が用いられているざくろ。慢性の下痢や血便、不正出血を止め、肺結核の咳や老年性慢性気管支炎、喉の炎症、かすれ声を改善するなど、肺の機能を高めます。また、更年期障害の症状にもよいでしょう。

気虚　気滞　血虚　瘀血　水滞

なし

喉の渇きを潤し二日酔いに

梨：秋によい食材

食材のはたらき

［五味］▶甘、酸　［五性］▶涼　［帰経］▶心、脾、肺

おすすめ薬膳

咳が続き、痰がからんでいるときに

なしのはちみつ煮

潤い作用を持つなしとはちみつの組み合わせです。体の熱をとり、冷やすなしですが、はちみつと煮ることで冷え過ぎを防ぐことができます。デザートとしてはもちろん、鶏肉や豚肉、しょうがや八角などと煮込んでもよいでしょう。

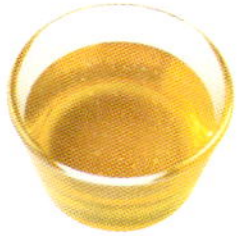

はちみつ (p146)

肺を潤し、咳、痰、皮膚の乾燥によい。解毒するので、口内炎によい。

にきびや吹き出物に

なしとセロリのジュース

利水作用があるので、むくみを感じたり、潤い不足のときにもおすすめの組み合わせです。繊維質が多く整腸作用も期待できます。にきびや吹き出物など、熱をもって赤みのある肌のトラブルに効果があります。

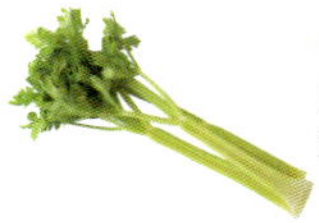

セロリ (p68)

肝の熱をとり、目の充血と目のかすみをよくする。解毒作用があり、にきびや吹き出物に有効。

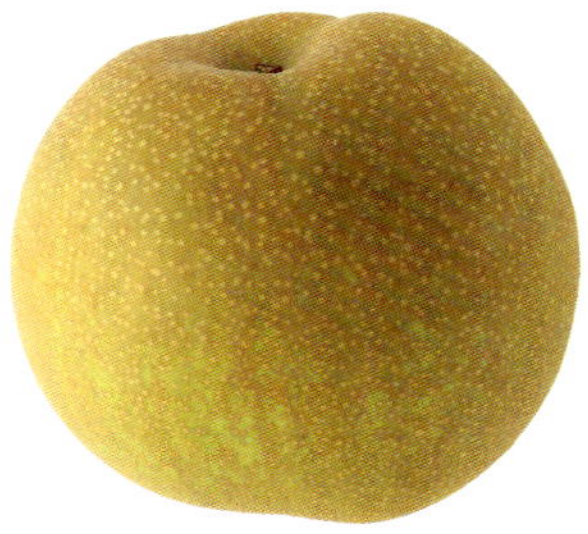

秋は肺を潤す食材をとり入れることが大切です。水分を多く含んだなしは、秋が旬の果物。肺に潤いを与え、熱を下げるので、発熱後の喉の渇き、空咳、痰切れが悪いときや喉の炎症によいでしょう。また、酒毒をとり除くので、お酒を飲み過ぎたときにおすすめです。体を冷やすので冷え症の人は食べ過ぎに注意しましょう。

TOPICS

焼肉にひと手間！ すり下ろしたなしでおいしさアップ！

韓国では、料理にもよく使われるなし。たんぱく質分解酵素を含んでいるので、すり下ろして肉をやわらかくするのに使ってみましょう。市販の焼肉のタレにすり下ろしたなしを加えて、肉を漬け込むと、臭みがとれて肉もやわらかくなります。

気虚　気滞　血虚　瘀血　水滞

ぶどう
葡萄：秋によい食材

疲労回復 むくみの解消に

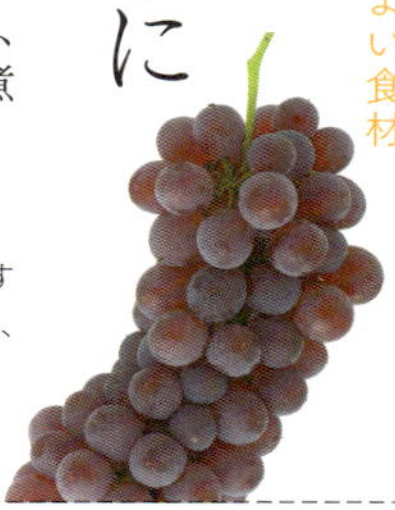

食材のはたらき

[五味]▶甘、酸　[五性]▶平
[帰経]▶脾、肺、腎

おすすめ薬膳

元気をつけて、パワーアップ

さつまいものぶどう煮

どちらも秋が旬の食材です。ぶどう200gは皮をむき、さつまいも400gは輪切りにします。鍋にさつまいも、砂糖大さじ2、水2カップ、塩少々を加えて煮、途中でぶどうを加えて煮汁がなくなるまで煮詰めます。

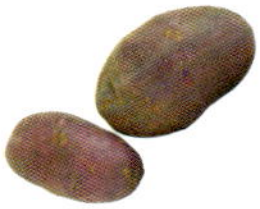

さつまいも (p88)
胃腸を活発にして、便秘になりやすい状態を改善する。気を補い、疲れ、食欲不振によい。

気・血を補い、元気をつけるぶどう。体内ですばやくエネルギー源になるので、疲労回復の即効食材として用いましょう。肺を潤すので、喉の渇きに有効です。また、腎の機能を高め、むくみを解消、排尿異常にもよいでしょう。

気虚　気滞　血虚　瘀血　水滞

アボカド
秋によい食材

肝機能の改善 コレステロールの抑制に

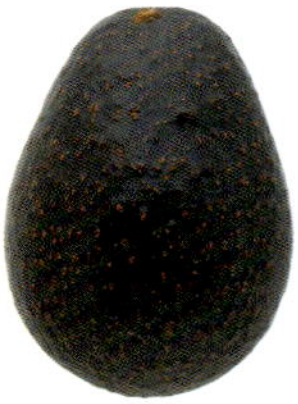

食材のはたらき

[五味]▶甘、酸　[五性]▶涼　[帰経]▶肝、脾

おすすめ薬膳

コレステロールが気になる人に

えびとアボカドのサラダ

コレステロールや血圧をコントロールするタウリンを含むえび。アボカドとの組み合わせで、気の巡りをよくし、血液循環や新陳代謝を促進します。生活習慣病の予防や、体力をつけたいときによいでしょう。

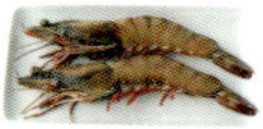

えび (p127)
腎を丈夫にして、精力を高め、体力増加。めまい、ふらつき、手足の震えなどによい。温め効果がある。

コレステロールを減らす働きがあるオレイン酸を含みます。便通や肝機能の改善、コレステロールの抑制と排泄によいでしょう。また、気を補うので、疲労がたまっているときや新陳代謝が悪いときなどにおすすめです。

気虚　気滞　血虚　瘀血　水滞

みかん
咳や痰の改善に 食欲のないときに

● 蜜柑：冬によい食材

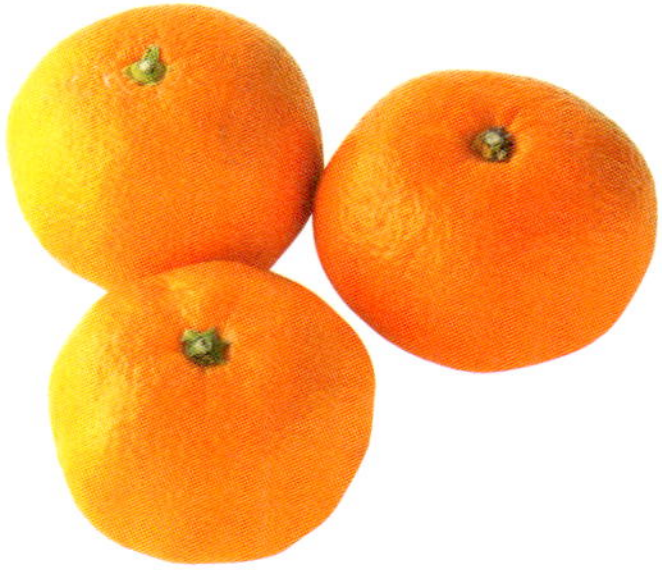

ビタミンCを豊富に含むみかんは、免疫力を高め、昔からかぜの予防によいといわれてきました。胃の働きを活発にして、消化吸収を促進するので、食欲のないときにとり入れましょう。気の巡りをよくして、喉や胸がつかえるなどの症状をとり除きます。咳や痰、ゲップ、腹部の膨満感などにも有効です。美肌づくりにもよいでしょう。

食材のはたらき

［五味］▶ 甘、酸　［五性］▶ 涼　［帰経］▶ 脾、肺

おすすめ薬膳

風邪をひいたなと感じたら

みかんの葛ゼリー

風邪の初期症状に効くといわれる葛粉を使います。みかんの絞り汁と葛粉、砂糖を合わせて加熱してとろみを出します。みかんの皮を干して作ったチンピと、しょうがの絞り汁を加えればでき上がり。温かいうちに食べましょう。

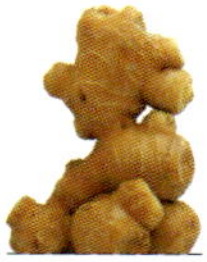

しょうが (p73)

発汗して冷えを追い払うので、風邪の初期症状に。お腹を温め、嘔吐を止める。

胃の不快感を解消するなら

チンピ粥

チンピ20gを煎じます。チンピをとり除き、米100gを加えて、ゆっくりと炊きましょう。仕上げにねぎを刻んで薬味として加えると、さらに温め効果がアップ。気の巡りをよくして、胃腸の調子を整えます。

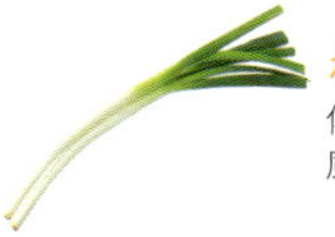

ねぎ (p74)

体を温め、発汗させることにより、冷えを追い払い、風邪の初期によい。気の巡りをよくする。

気滞 **チンピ** ● 陳皮

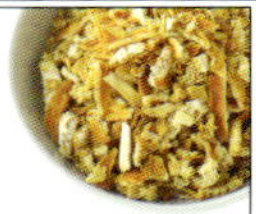

みかんの皮の生薬 風邪の予防やイライラに

完熟したみかんの皮を乾燥させたチンピは、生薬として用いられます。気の巡りをよくするので、胃腸の調子を整えるほか、デトックス作用を促して、新陳代謝をよくします。調味料として煮込み料理に加えたり、お茶にしてもよいでしょう。七味唐辛子にも使用されています。【辛、苦】【温】【脾、肺】

気虚　気滞　血虚　瘀血　水滞

ゆず

● 柚子：冬によい食材

二日酔いや胃の不快感を解消

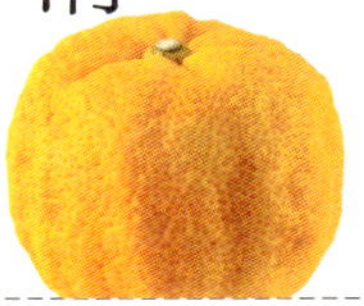

鍋料理などに入れると風味よく仕上がるゆず。気の巡りをよくして、胃の不快感を和らげるので、食欲がないときによいでしょう。また、咳を止め、痰切れをよくします。酔いをさます作用があるので、お酒を飲んだ後などにも。

食材のはたらき

[五味]▶甘、酸　[五性]▶涼　[帰経]▶肝、脾

おすすめ薬膳

咳や痰の切れに、イライラを解消したいときに

はちみつ入りホットゆず

胃腸の調子を整え、潤い効果のあるはちみつとゆずの組み合わせです。ゆずは熱を冷ます作用があるので、冬の寒い夜などは温めて飲みましょう。緊張やストレスを和らげ、気持ちを落ちつかせる効果があります。

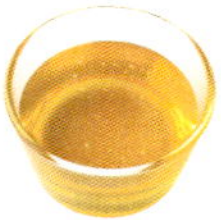

はちみつ(p146)

脾の機能を高めるので、食欲不振、疲れやすい人によい。胃痛、腹痛を和らげる。

気虚　気滞　血虚　瘀血　水滞

りんご

● 林檎：秋によい食材

胃腸の不調を整え心を落ちつかせる

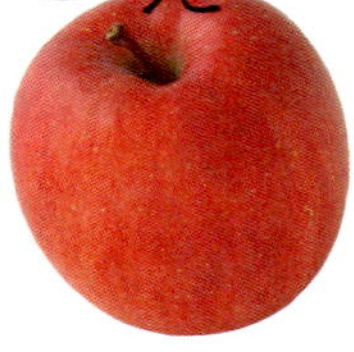

体の余分な熱を冷まし、潤すので、口の渇きや二日酔いなどによいでしょう。体を冷やすので、温め効果のあるシナモンと一緒に用いられることがあります。心の働きを高めて、不安感やあせりなどを和らげます。

食材のはたらき

[五味]▶甘、酸　[五性]▶涼　[帰経]▶心、脾

おすすめ薬膳

腸の働きを整えたいときに

なつめ入り焼きりんご

りんご1個は、いちょう切りにしバターでしんなりするまで炒めます。なつめ6個と水1と1/2カップを弱火で10分間煮出し、黒砂糖大さじ4と白ワイン大さじ3を加えます。炒めたりんごをつけて冷蔵庫でよく冷やして食べましょう。

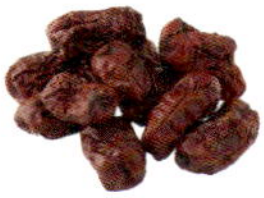

なつめ(p27)

栄養不良、疲れ、食欲不振によい。血を補って、精神を安定させ、不眠、イライラによい。

体質タイプ別

薬膳酒

「百薬の長」といわれるお酒。
少量飲むことで血行をよくし、体を温め、緊張した心と体を緩めてくれます。
アルコールで抽出された成分が、ゆっくりと体質を改善してくれるでしょう。

- 食前酒や就寝前に、おちょこ1杯を目安に飲みましょう。
- 冷水やウーロン茶、ソーダや果汁などで割っても飲みやすくなります。
- 料理酒として、煮物や炒め物に用いるのもよいでしょう。

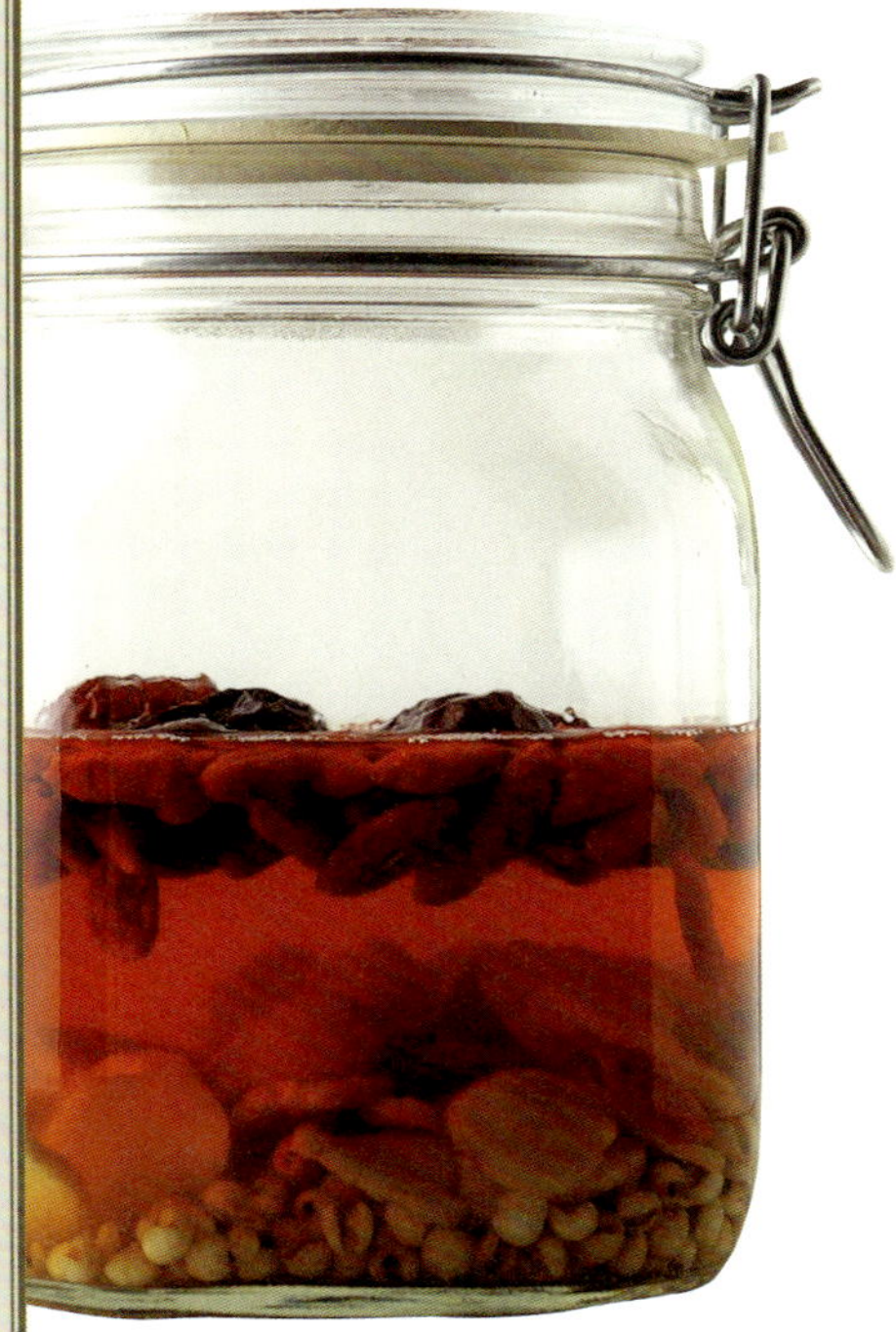

気虚タイプにおすすめ

美容酒

美肌づくりのために。

【材料】
高麗人参……10ｇ
なつめ……5個
くこの実……10ｇ
はとむぎ……30ｇ（乾煎りする）
ホワイトリカー……500ml
はちみつ……50g

高麗人参（p31）
なつめ（p27）
くこの実（p29）
はとむぎ（p43）

【作り方】
❶密閉瓶に高麗人参、なつめ、くこの実、はとむぎを入れてホワイトリカーを静かに注ぐ。
❷容器を1日に1回揺り動かし、10日間ほど冷暗所で熟成させた後、濾過して素材をとり除く。
❸濾過した液にはちみつを加え、とり出した素材の1割を加えて、1か月熟成させる。

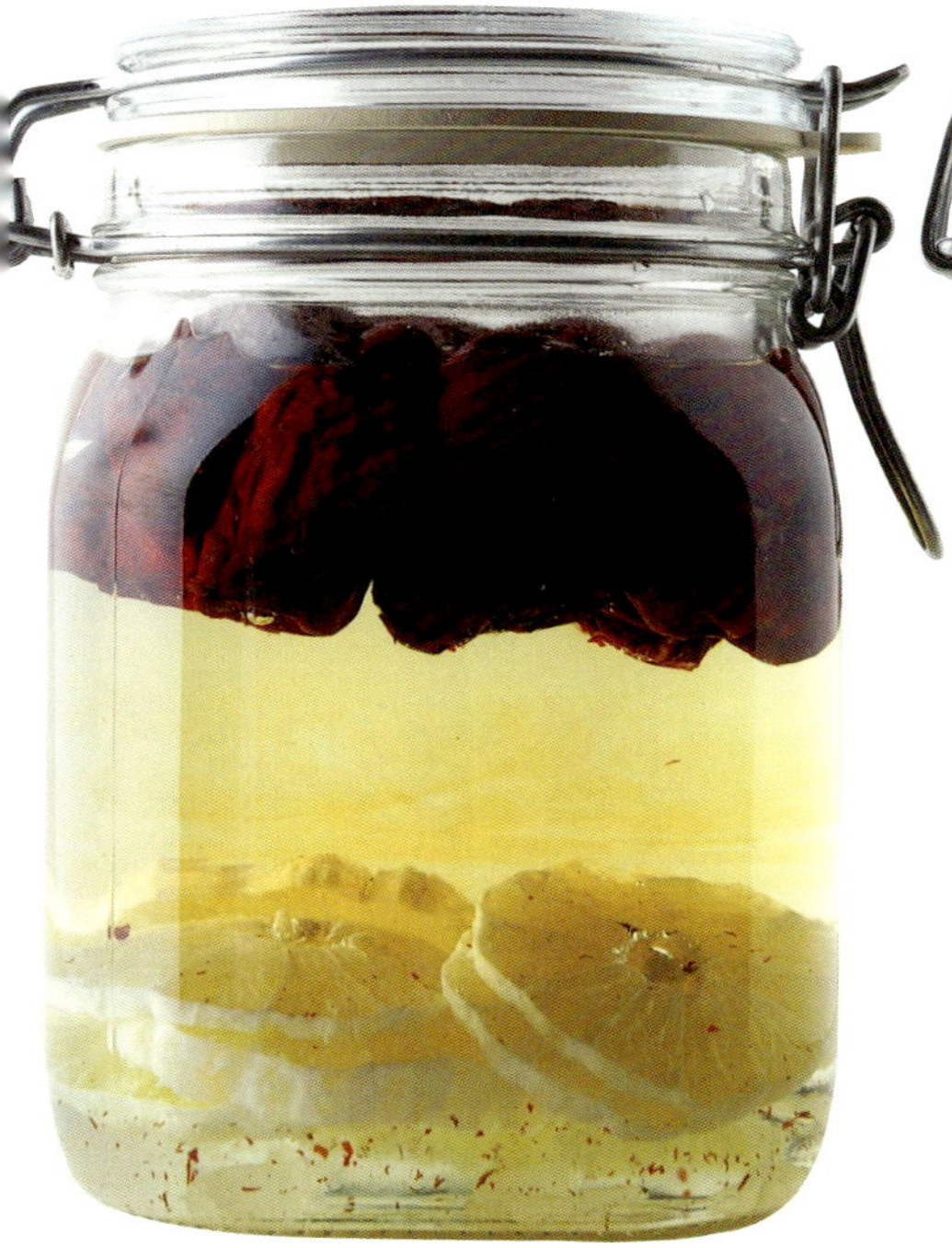

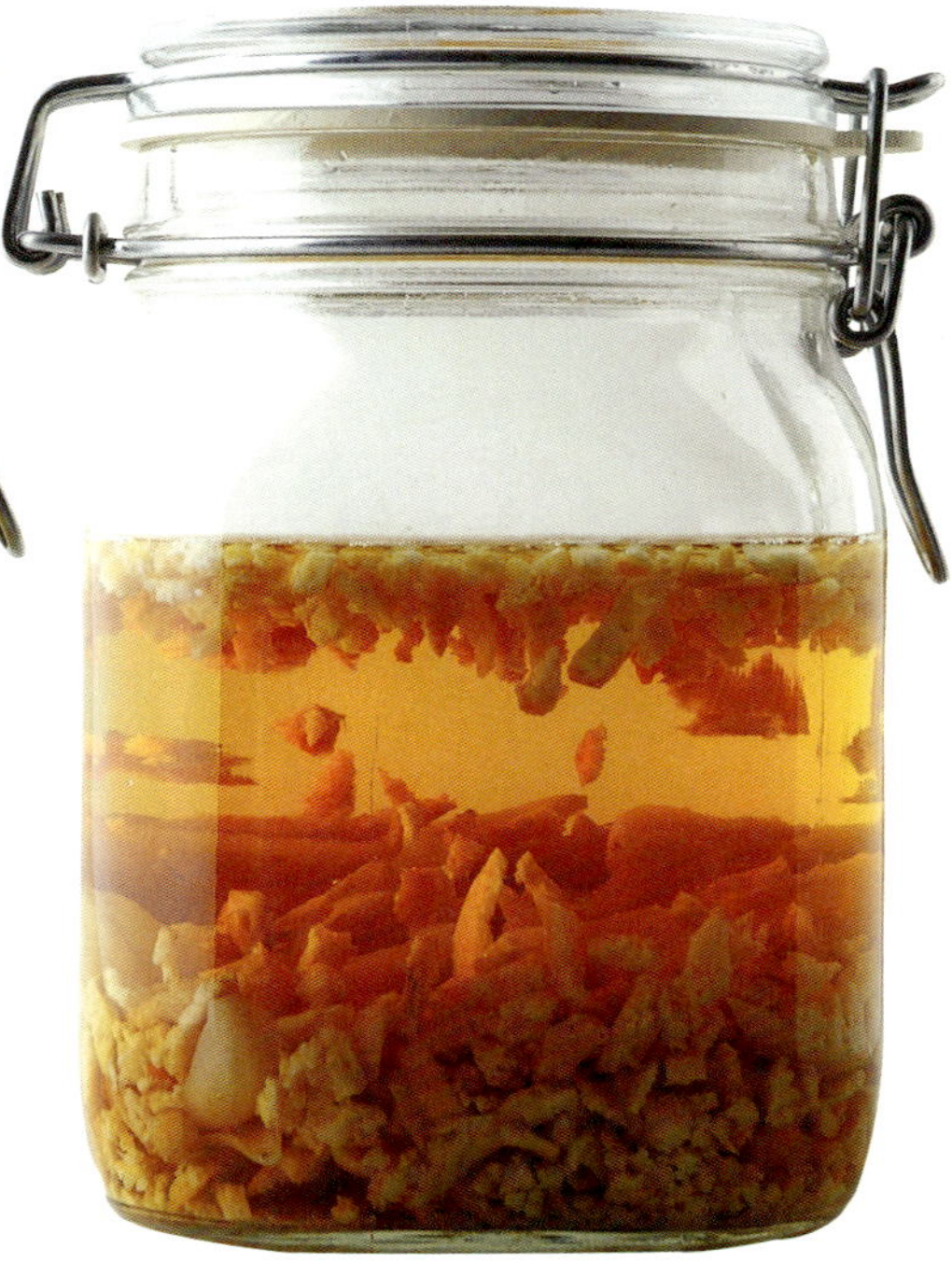

血虚タイプにおすすめ

なつめ酒

疲労回復、貧血解消に。

【材料】
レモン……1個
なつめ……80g
氷砂糖……50g
ホワイトリカー……360ml
紹興酒……360ml

【作り方】
❶皮をむいたレモンをスライスする。
❷密閉瓶になつめとレモンスライス、氷砂糖を入れてホワイトリカー、紹興酒を静かに注ぐ。
❸1か月以上冷暗所で熟成させた後、濾過して素材をとり除き、細口瓶に移す。

なつめ（p27）

気滞タイプにおすすめ

ゆりねチンピ酒

イライラ、不眠、肌トラブルに。

【材料】
ゆりね……50g
チンピ……20g
ホワイトリカー……720ml
はちみつ……80g

【作り方】
❶密閉瓶にゆりね、チンピを入れてホワイトリカーを静かに注ぐ。
❷容器を1日に1回揺り動かし、10日間ほど冷暗所で熟成させた後、濾過して素材をとり除く。
❸濾過した液にはちみつを加え、とり出した素材の1割を加えて、1か月熟成させる。

ゆりね（p30）
チンピ（p115）

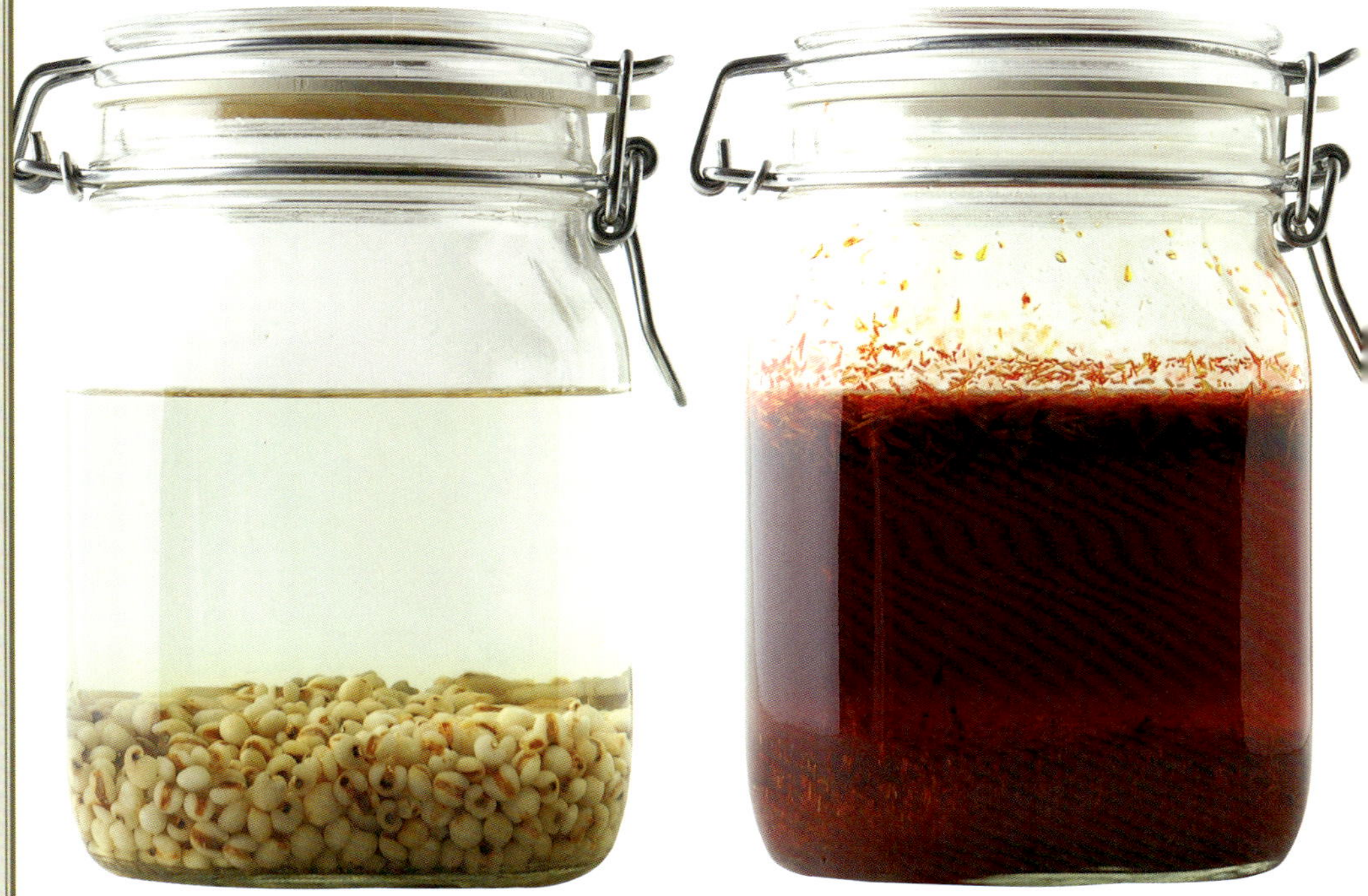

水滞タイプにおすすめ

はとむぎ酒

むくみをとり、肌トラブル解消に。

【材料】
はとむぎ……80g
ホワイトリカー……720ml

【作り方】
❶はとむぎをきつね色になるまで乾煎りする。
❷密閉瓶に粗熱をとったはとむぎを入れて、ホワイトリカーを静かに注ぐ。
❸1か月以上冷暗所で熟成させた後、濾過して素材をとり除き、細口瓶に移す。

はとむぎ（p43）

瘀血タイプにおすすめ

紅花酒

冷え、月経痛、更年期のトラブルに。

【材料】
紅花……10g
氷砂糖……50g
ホワイトリカー……360ml
紹興酒……360ml

【作り方】
❶密閉瓶に紅花と氷砂糖を入れてホワイトリカー、紹興酒を静かに注ぐ。
❷1週間以上冷暗所で熟成させた後、濾過して素材をとり除き、細口瓶に移す。

紅花（p28）

魚・肉

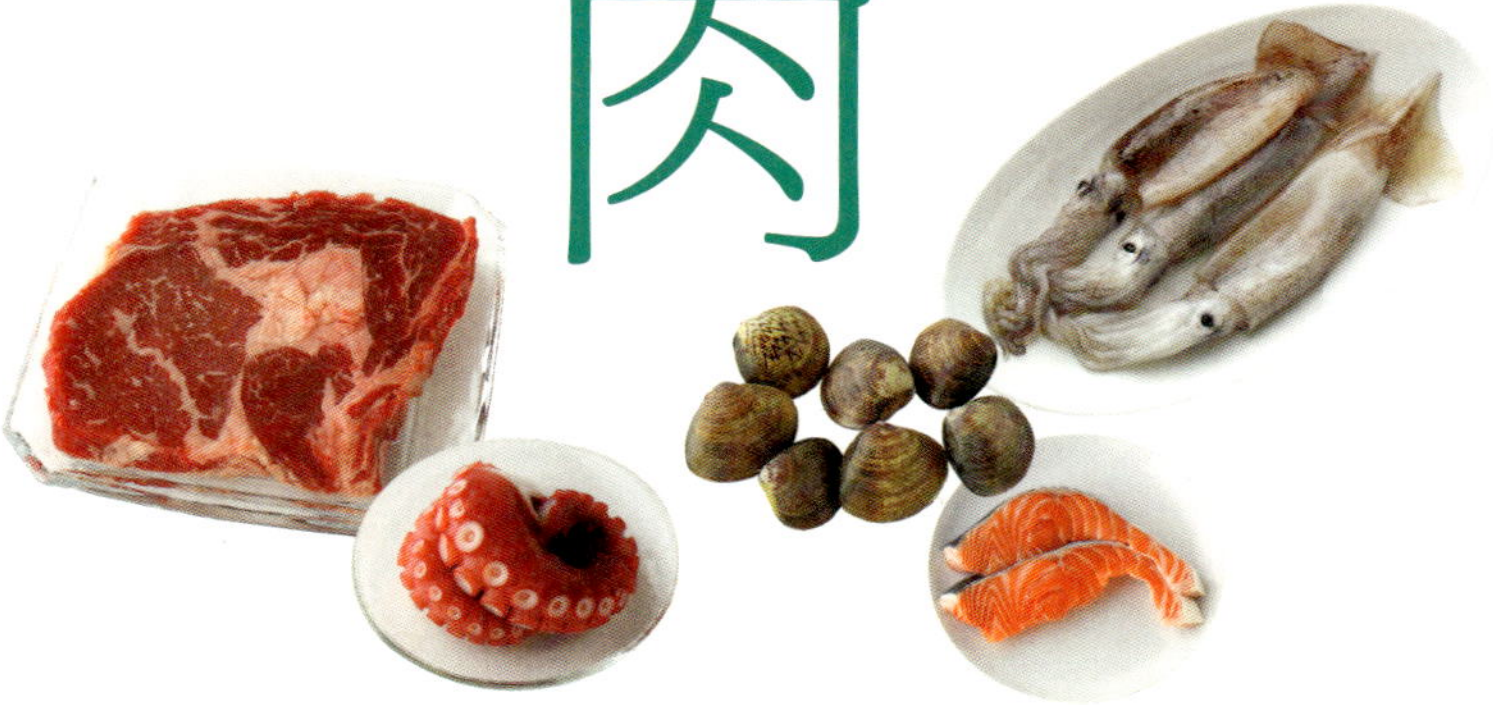

人間は肉食、食べる歴史がある

薬膳では、魚や肉は「**虚弱**の場合は必要」と考えます。しかし、胃腸の調子が悪く食が進まないようなときに、魚や肉を食べて**精をつける**のは難しいでしょう。日ごろから、主食（穀類・いも類）や野菜、果物と一緒にバランスよくとり入れることが重要です。また、薬膳では、似た臓器はその臓器を食べることで補うという「**似類補類**」という考えがあります。たとえば、貧血気味の人は肝臓（レバー）を食べるなど、人間に近い構造をもっている魚や肉だからこそ不足を補えるのです。近年、野菜しか食べない人や、外食続きなどで肉食ばかりの人が増えていますが、本来、**人間は肉食**で、遺伝子的にも体は魚や肉を必要としています。野菜だけの食生活では体がついていけずに、女性だと無月経になったり、虚弱が進むことに。逆に、とり過ぎもよくありません。欧米人より**日本人の腸は長い**ので、消化吸収に時間がかかって悪いものを腸にとどめてしまうことになります。

気虚　気滞　血虚　瘀血　水滞

かき
ストレス対策に 慢性疲労に

牡蠣：冬によい食材

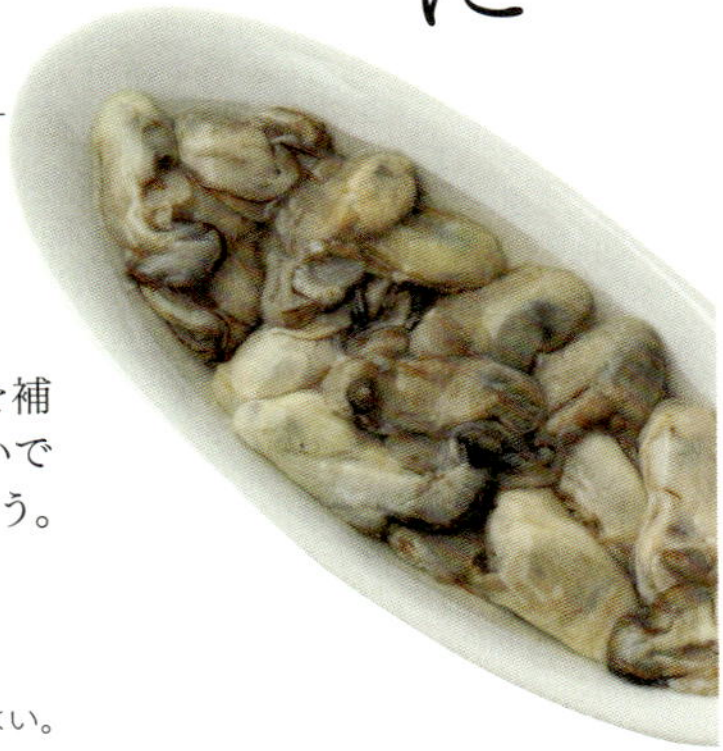

冬が旬の牡蠣は、鉄分が豊富で貧血気味の人におすすめ。漢方でも、血を補い、精神を安定させる作用があると考えられ、イライラや不安感を解消し、ストレスに強い体を作ります。腫れ物、腫瘍をやわらかく小さくする作用もあります。「海のミルク」といわれ栄養満点の牡蠣は、不眠や慢性疲労など心身の健康に役立つ食材です。

食材のはたらき

[五味] ▶ **甘、鹹**　[五性] ▶ **平**　[帰経] ▶ **肝、心**

おすすめ薬膳

心が落ちつかず、イライラしているときに

牡蠣のミルクシチュー

海のミルクといわれる牡蠣と牛乳を組み合わせた献立です。どちらも血を補うので、動悸やめまい、イライラや不安感を感じる人によいでしょう。体を潤す作用があるので、お肌のカサつきが気になる人にもおすすめです。

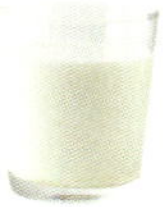

牛乳(p153)

五臓を養うので、虚弱体質によい。潤い効果があるので、喉の渇き、便秘、美容に。

貧血気味の人や肌の調子を整えたいときに

牡蛎とほうれんそう

血虚タイプの人によい冬の旬の組み合わせです。血を補うので、貧血気味、低血圧、顔色が悪いときなどによいでしょう。炒め物やスープにして温めていただきましょう。血行がよくなり、顔色がよくなります。

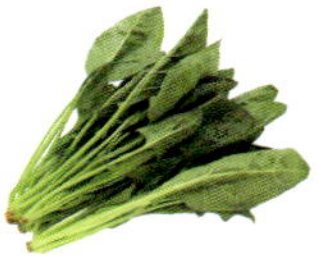

ほうれんそう(p71)

血を補う。顔色の悪さ、乾燥肌、慢性便秘によい。肝の熱をとり、目の充血、めまいによい。

血虚　**ボレイ**　●牡蠣

牡蠣の貝がらを使った精神を安定させる生薬

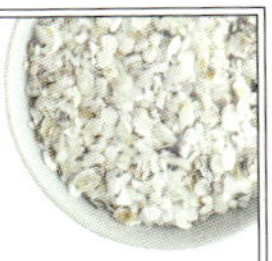

牡蠣の貝がらを焼いてから粉砕して使うボレイは、精神安定作用や腫れ物、腫瘍を改善する生薬です。胸やけやゲップ、不眠症などの症状が気になる人は、漢方薬局に相談してみましょう。【甘、鹹】【平】【肝、心】

気虚　気滞　血虚　瘀血　水滞

あさり

鯏：春によい食材

血行をよくして水分代謝をアップ

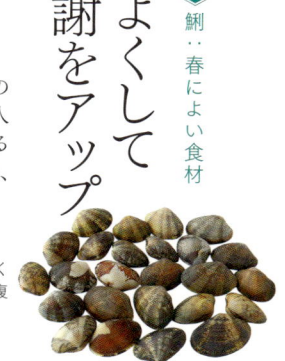

食材のはたらき

[五味] ▶ 甘、鹹　[五性] ▶ 寒　[帰経] ▶ 肝、脾、腎

おすすめ薬膳

巡りをよくして、新陳代謝をアップ

あさりの紅花スープ

血を補うあさりと、血の巡りをよくする紅花の組み合わせです。むくみや貧血が気になる人におすすめ。紅花は塩や胡椒など味を調えるときに加えます。また、薬膳では基本的に、貝類は殻つきで調理します。

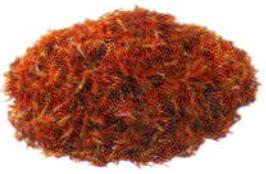

紅花 (p28)

血行をよくして、血の滞りをとり除くので、月経不順、月経痛、産後の腹痛などによい（妊婦禁忌）。

体の余分な熱を冷まして、ほてりを鎮めます。また、余分な水分をとり、尿を出やすくするので、むくみや黄色っぽい痰などの症状によいでしょう。血を補い、精神を安定させる作用もあるので、春のイライラや五月病の予防に。

気虚　気滞　血虚　瘀血　水滞

しじみ

蜆：夏によい食材

むくみやほてり二日酔いに

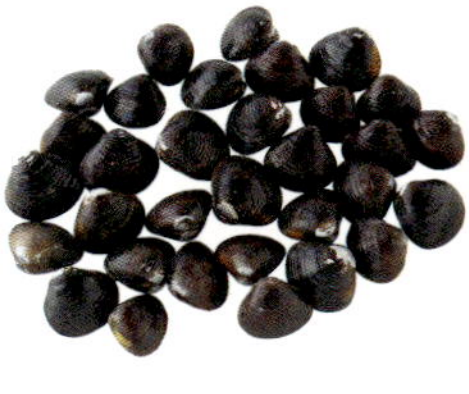

食材のはたらき

[五味] ▶ 甘、鹹　[五性] ▶ 寒　[帰経] ▶ 肝、腎

おすすめ薬膳

飲んだ翌日に、アルコールを排出

しじみと豆腐の味噌汁

消化吸収促進、解毒、利尿などの作用から、お酒を飲んだ翌日によい組み合わせです。体のほてりをとり、余分な水分を排出、さらに、口の渇きなど乾燥を潤します。体のバランスを整えて元気にしてくれるでしょう。

豆腐 (p156)

体の中の余分な熱をとる。目の腫れや充血、口臭によい。消化を促し、便通によい。

お酒を飲む人によいしじみは、肝機能を高める食材です。ほてった体の熱をさまし、利水効果によって、むくみや排尿異常を改善するのに有効です。酒毒をとるので、二日酔いのときにもおすすめ。目を健康にする働きもあります。

気虚　気滞　血虚　瘀血　水滞

はまぐり

喉の渇きをとり むくみを解消する

蛤：春によい食材

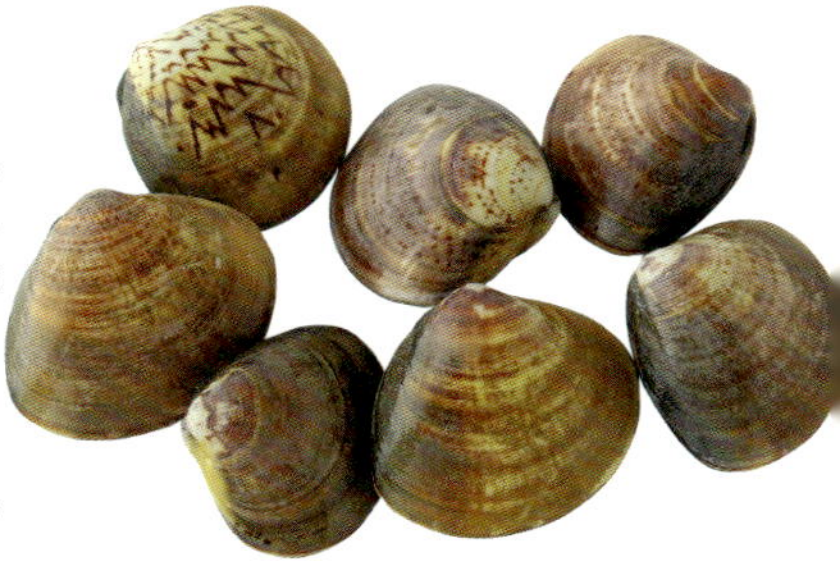

春が旬のはまぐり。呼吸器系が弱い、足腰が重だるい、足がほてる、寝汗やのぼせがあるなどの症状によいでしょう。体の熱を冷まし、潤いの働きがあるので、喉の渇きを潤します。また、しこり、腫瘍をやわらかく、小さくする効果もあります。はまぐりの貝殻は、海蛤粉（カイゴウフン）と呼ばれる生薬です。

食材のはたらき

［五味］▶ 甘、鹹　［五性］▶ 寒　［帰経］▶ 脾、肺、腎

おすすめ薬膳

血圧を下げたい人や、糖尿病の予防に

はまぐりとほうれんそう

血を補うはまぐりとほうれんそうの組み合わせです。すまし汁にしたり、中華風のスープにしたり、はまぐりのうま味をしっかりといただきましょう。高血圧や糖尿病など生活習慣病の予防におすすめです。

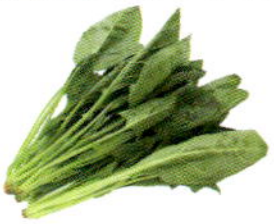

ほうれんそう (p71)

血を補う。顔色の悪さ、乾燥肌、慢性便秘によい。喉の渇きを止める。

肝機能低下や二日酔いの症状に

はまぐりのしょうが蒸し

体を冷やす寒性の性質をもつはまぐりに、温め効果の高いしょうがの組み合わせは、解毒効果があるので、二日酔いの症状によいでしょう。また、お腹を温めるので、胃の不調、吐き気を改善します。

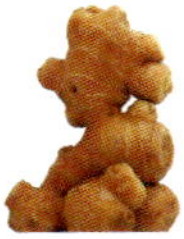

しょうが (p73)

発汗して冷えを追い出す。魚介類の中毒を予防し、解毒する。お腹を温めて嘔吐を止める。

TOPICS

あさり、しじみ、はまぐりの砂抜きを上手にするには？

平らなトレーなどにできれば網を置き、あさりやはまぐりを重ならないように並べます。3%の食塩水で貝の頭が少し出るくらいまで浸します。新聞紙などをかけて暗くして2～3時間常温に置きます。冷蔵庫に入れると温度が低すぎるので砂を吐き出しません。一方、しじみは、1%の食塩水で同様に砂抜きをしましょう。

気虚　気滞　血虚　瘀血　水滞

ほたてがい
滋養強壮に めまいやのぼせに

帆立貝：春によい食材

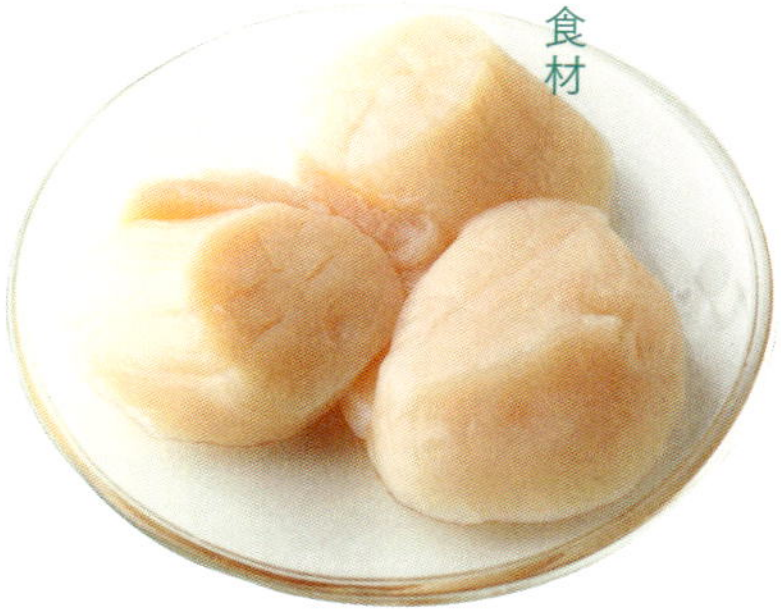

ミネラル分が豊富なほたてがいは、体液を補い、腎の働きを高めるので、滋養強壮や老化予防によいでしょう。めまいやのぼせ、視力回復、頻尿など効果があります。また、消化吸収力を高めるので、食欲不振、消化不良、倦怠感を感じている人におすすめ。目の充血や体のふるえ、ふらつきなどが起こりやすい春にとり入れたい食材です。

食材のはたらき

[五味] ▶ 甘、鹹　[五性] ▶ 平　[帰経] ▶ 脾、腎

おすすめ薬膳

食欲がない、胃腸の調子が悪いときに

かぶとほたてのスープ

体を温めるかぶと滋養強壮によいほたての貝柱を使ったスープ。味つけは塩と胡椒でさっぱりと仕上げます。かぶがほたてのうま味を含み、おいしくて胃にやさしいので、食欲がないときにおすすめです。

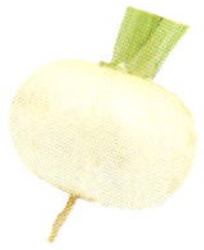

かぶ (p77)

胃を温めて消化を促し、食欲増進、五臓を補う。体液を増すので、口の渇きや便秘の解消に。

アンチエイジング、視力の回復に

ほたてとセロリの葉の炊き込みごはん

春が旬のセロリとほたての組み合わせです。春は目のトラブルや自律神経のバランスが乱れやすい季節。ほたてが元気を補い老化を予防し、セロリが気の滞りを解消して、目の充血や疲れ目を癒してくれます。

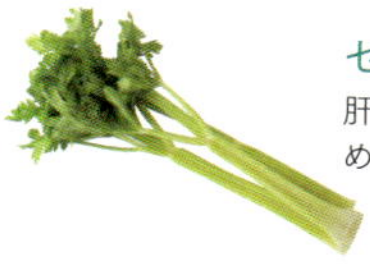

セロリ (p68)

肝の働きをよくして、目の充血と目のかすみを改善。めまい、イライラ、頭痛などによい。

TOPICS

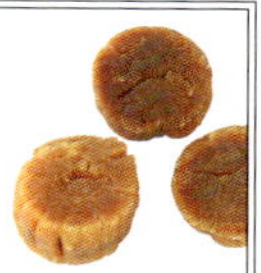

あると便利！ 干しほたてを利用しよう

まずは、布巾で拭いて、ひたひたの水に浸し、一晩置いてじっくりと戻しましょう。急いでいるときは、ぬるま湯に浸すと早いですが、ゆっくりと戻すほうがうま味が出ます。ほたては形が整っているものよりも、崩れてしまっている物のほうが戻す時間が短時間でよく、安価なのでお得です。

気虚　気滞　血虚　瘀血　水滞

いか

月経不順や貧血 動脈硬化の予防に

烏賊：夏によい食材

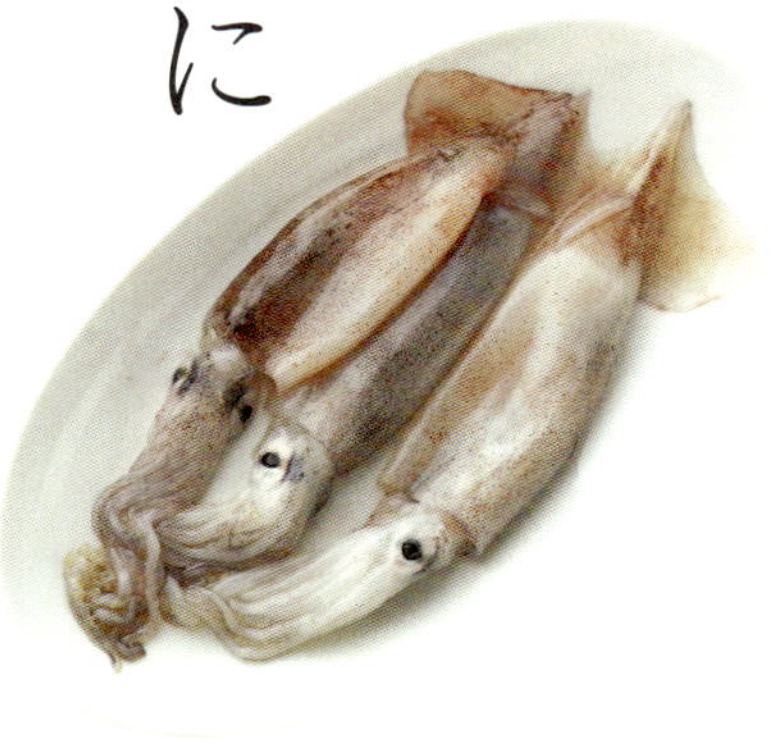

気・血を補ういかは、婦人病のトラブルに効果があります。月経不順や不正出血、貧血、血虚による閉経などの症状がある女性におすすめ。低エネルギーのたんぱく質源で、血圧やコレステロール値を下げるタウリンが豊富なため、動脈硬化や高血圧の予防にも。また、肝腎の働きをよくするので、疲労回復や老化予防にも有効です。

食材のはたらき

［五味］▶ 鹹　［五性］▶ 平　［帰経］▶ 肝、腎

おすすめ薬膳

冷え症で血行の悪い人、月経不順の人に

いかと紅花の炒め物

血を補い、血の巡りをよくするいかと紅花。多くの女性が悩んでいる冷えや婦人病の改善に有効な組み合わせです。いかの炒め物の最後に紅花を散らしたり、スープにしたり。お好みの献立で試してみましょう。

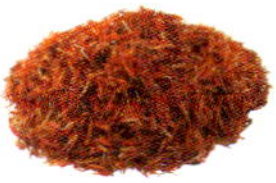

紅花（p28）

血行をよくして、血の滞りをとり除くので、月経不順、月経痛、産後の腹痛などによい（妊婦禁忌）。

ダイエットに

いかのとうがらし炒め

低カロリー、低脂肪、高たんぱく質のいかは、しっかり体力強化もしてくれるので、食べるダイエットにおすすめの食材です。とうがらしは胃腸の働きをよくして、新陳代謝を促進させるので、肥満予防によいでしょう。

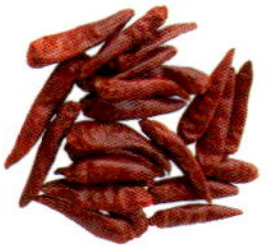

とうがらし（p33）

胃腸の冷えをとり除く。消化を促進し、食欲増進する。辛味が滞っているものを発散させ、気・血の巡りをよくする。

TOPICS

沖縄の薬膳料理 いかすみ汁

いかすみ汁はいかと豚肉を細切りにし、かつおだしと昆布だしで煮込み、いかすみでコクを出す琉球伝統料理です。沖縄でよく食べられるよもぎや苦菜を加えたり、セロリやみつばを加えてもよいでしょう。いかすみは、体内の悪いものを外へ出す働きがあるといわれているので、頭痛やのぼせ、高血圧にも。

気虚　気滞　血虚　瘀血　水滞

たこ

蛸：夏によい食材

高血圧や血栓予防 足腰の老化に

食材のはたらき

[五味]▶甘、鹹　[五性]▶平　[帰経]▶肝、脾

おすすめ薬膳

疲労回復、コレステロールが気になる人に

たこの酢の物

コレステロール値を下げ、疲労をとるたこと、消化を促して疲労をとり、血液さらさら効果がある米酢との組み合わせは、中国では毎日食べるとよいといわれるほど。エイジングが気になる人にもよいでしょう。

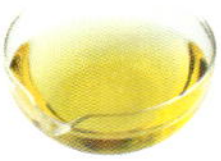

米酢（p145）
消化を促進し、食欲不振、消化不良によい。解毒作用があり、魚や肉の消化を助ける。

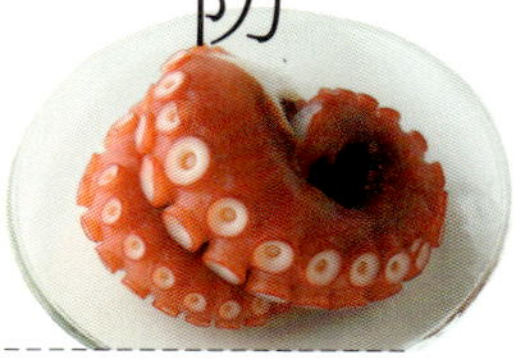

気・血を補い、体に元気をつけるたこ。高血圧や動脈硬化の予防、口内炎、月経不順にも効果的です。関節のしびれをとり、屈伸をスムーズにする、動作がにぶい、物忘れが激しいなどの症状にもよいでしょう。

気虚　気滞　血虚　瘀血　水滞

かに

蟹：冬によい食材

血液を浄化して 生活習慣病予防

食材のはたらき

[五味]▶鹹　[五性]▶寒　[帰経]▶肝、脾

おすすめ薬膳

体を冷す冬の味覚かにをバランスよく

かにとしょうが

体を冷やす寒性の性質を持つかに。おいしい季節は冬ですが体を冷やし過ぎてしまうので、絞り汁をかけるなどしょうがと一緒に食べるとよいでしょう。しょうがには温め効果のほか、食中毒の予防効果もあります。

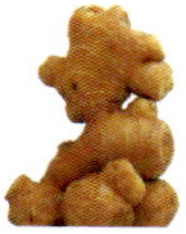

しょうが（p73）
お腹を温め、胃の冷え、嘔吐を止める。かになどの魚介類の中毒の予防および、解毒をはかる。

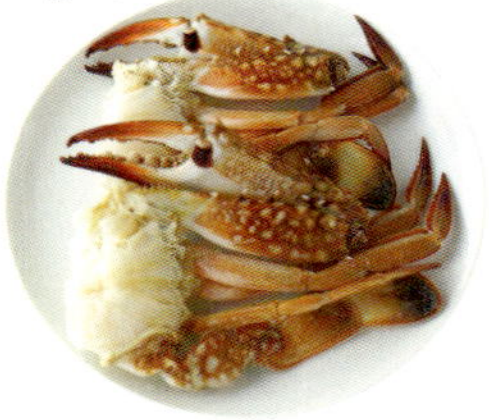

肝の働きをよくして、血の滞りを解消することで、化膿や炎症を改善します。かにには、体の余分な熱、水分をとり除くことで汚れた血液を浄化する作用があるので、黄疸や産後の腹痛、むくみや腫れ物にもよいでしょう。

気虚　気滞　血虚　瘀血　水滞

えび

スタミナアップに めまいや足腰の冷えに

●海老：冬によい食材

食材のはたらき

［五味］▶甘、鹹　［五性］▶温　［帰経］▶肝、腎

おすすめ薬膳

精力減退や冷え症に、滋養強壮に

えびとにらのワンタン

腎を強くして発育、成長、精力、生殖などの働きをよくするえびとにら。体を温めて元気をつける食材です。足腰の衰えや聴力の低下、白髪など、老化が気になりはじめた人におすすめです。

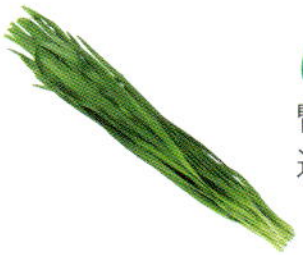

にら (p74)
腎の働きを高め、体を温めるので、足腰の冷え、遺精、腰痛などによい。食欲不振によい。

血行をよくしたい人、スタミナアップに

紅花とえびの炒飯 (レシピはp98)

血液さらさら効果な組み合わせ。紅花の香りに食欲がそそられます。気・血を巡らせるので血行がよくなり、疲労をとり、気分も軽くなるでしょう。普段から眠気が強い、月経痛が強い人などにもおすすめです。

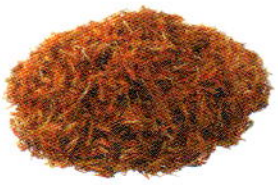

紅花 (p28)
血の巡りをよくして、毒素を排出する。瘀血タイプの人によい (妊婦禁忌)。

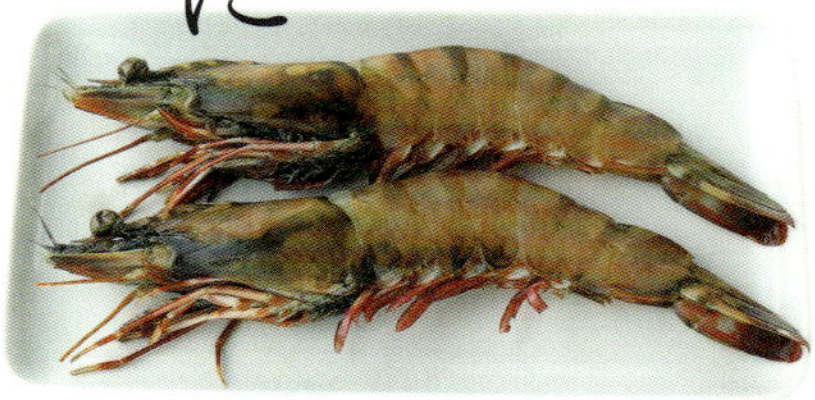

体を温めてスタミナをつける強壮効果があるえび。高たんぱく質で低脂肪、コレステロールの吸収を抑えて排泄するタウリンが含まれています。漢方では、腎の働きをよくして精力を高めるので、体力、気力がアップします。また、めまいやふらつき、手足の震えなどの症状にもよいでしょう。足腰の冷えを感じる人におすすめです。

TOPICS

彩りも香りもいい 干しえびを利用しよう

薬膳では、乾燥した物も生の物も同じ効果効能があると考えられています。スタミナ食材のえびを、干しえびで利用することで、手軽に毎日の食事にとり入れましょう。干しえびは水で戻して戻し汁も一緒に使ったり、そのまま炒め物に加えて香りを出したりと使い方もさまざま。ひじきやにんじんと一緒にごはんに炊き込むのもおすすめです。

気虚 気滞 血虚 瘀血 水滞

うなぎ

鰻：梅雨によい食材

目のトラブル 重だるい体に

食材のはたらき

［五味］▶甘 ［五性］▶平 ［帰経］▶肝、腎

おすすめ薬膳

目の疲れや全身の疲労を改善、滋養強壮に

うなぎのとろろがけ

うなぎの山かけ、うざくなど、おいしい食材の組み合わせです。どちらも体の弱い部分を補い、強い体に体質を変えていく作用があります。精力が減退気味、髪や肌につやがない、全身の冷えなどを感じる人にもおすすめです。

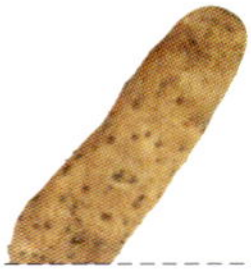

やまのいも (p86)

脾肺腎を補うので、養生に適している。食欲不振、頻尿、老化現象の予防によい。

食欲のない暑い日に

うなぎの蒲焼きに山椒

うなぎの蒲焼きでスタミナをつけたいけれど、胃腸が疲れていて食欲がないときに、山椒を組み合わせてみましょう。刺激的な香りが食欲をそそります。お腹を温めて、消化吸収を促すので、胃もたれを防ぎます。

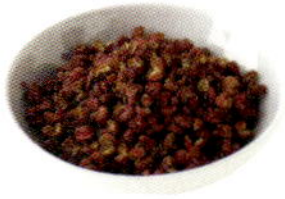

山椒 (p149)

体を温め、冷えからくる胃痛と腹痛、食欲不振、下痢などによい。肉、魚の生臭みをとる。

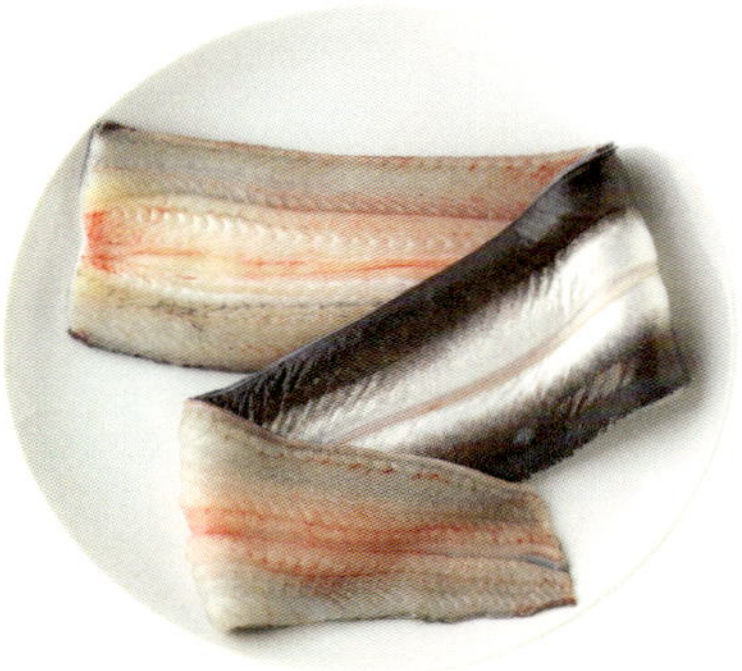

たんぱく質、カルシウム、ビタミンAなど、栄養たっぷりのうなぎ。肝腎を補う食材として、滋養強壮、老化予防に有効です。心身の疲れ、めまい、手足のしびれによいでしょう。とくに「目のビタミン」と呼ばれ、目のトラブルに効果的。湿気のあるときに、体が重だるい、関節痛、手足のむくみなどの症状にもよいでしょう。

TOPICS

土用のうなぎ。漢方的に考えると？

土用とは各季節にあり、季節の変わり目をいいます。漢方では長夏（ちょうか）と呼び、高温で湿度が高い日が続く初夏の梅雨のころをさします。この季節は湿邪の影響を受けやすく、湿気により体調を崩したり、食欲不振や下痢になったりします。湿度による関節の痛み、目の不調によいうなぎは、体調を崩しやすい季節の滋養強壮によいでしょう。

気虚 気滞 血虚 瘀血 水滞

かつお

鰹：秋によい食材

熟睡できない人 元気がない人に

気・血を補い、精力をつけるかつおは、胃腸を温めて消化吸収を助けます。体力をつけたい人、貧血気味、熟睡できない人におすすめの食材です。また、血行をよくするので、血栓予防にもよいでしょう。

食材のはたらき

[五味]▶甘 [五性]▶平 [帰経]▶脾、腎

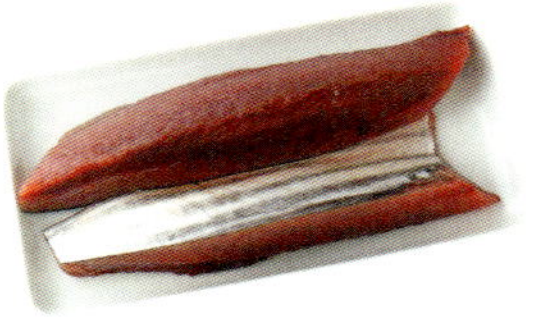

おすすめ薬膳

疲労回復に、動脈硬化が気になる人に

かつおのたたきとたまねぎのサラダ

スライスして酢に漬けたたまねぎ、にんにくやしょうがなど薬味を添えましょう。気・血を補うかつおと巡らせるたまねぎの相性は抜群。消化吸収を高めて、疲れを吹き飛ばします。

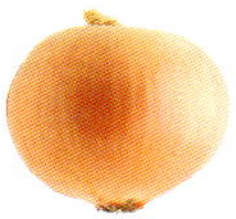

たまねぎ (p83)

気を巡らせ、胃の働きを高めるので、食欲不振によい。血栓を防ぎ、生活習慣病の予防によい。

気虚 気滞 血虚 瘀血 水滞

さけ

鮭：秋によい食材

お腹冷えや胃弱 血行改善に

温性の性質をもつ鮭は、胃腸を温めて、消化機能を増進し、胃弱、疲れなどによいでしょう。また、水分代謝をよくするので、むくみを解消します。気を補い、血の巡りをよくするので、かぜをひきやすい人や冷え症の人に。

食材のはたらき

[五味]▶甘 [五性]▶温 [帰経]▶脾

おすすめ薬膳

お腹の冷え、胃の痛みが気になるときに

鮭とにらの味噌仕立て

寒さがやってくる秋から冬にかけて、体を温める鮭とにらを使って、石狩鍋や三平汁など味噌鍋にして食べるとよいでしょう。味噌の風味とよく合い、ほっとするおいしさです。お腹の冷えや消化不良に。

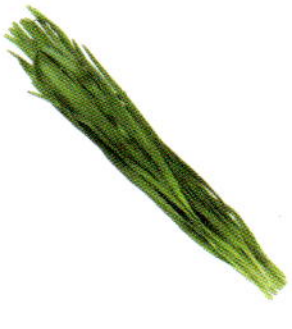

にら (p74)

体を温めるので、足腰の冷え、腰痛などに。血行をよくするので、胸痛、打撲痛や腫れによい。

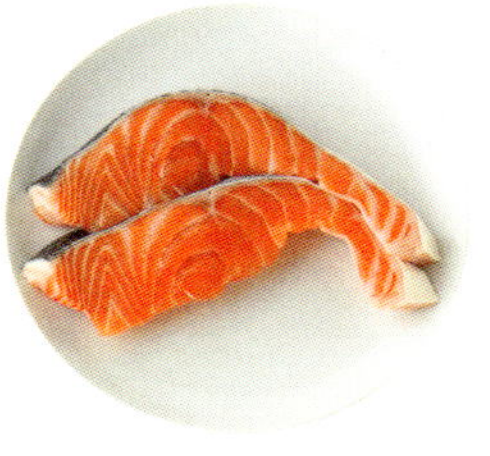

気虚 気滞 血虚 瘀血 水滞

あじ

● 鯵：夏によい食材

認知症白内障予防 免疫力のアップに

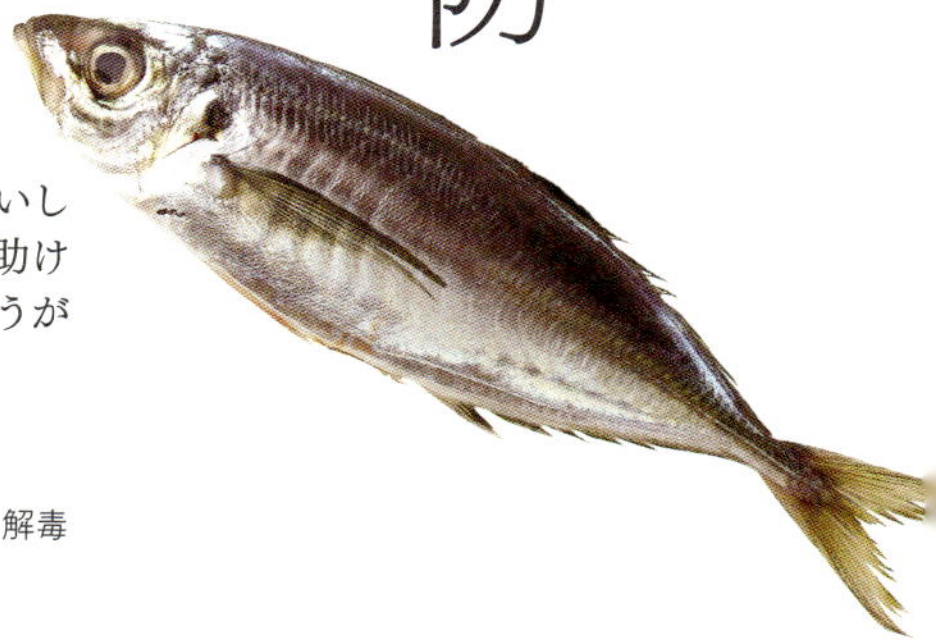

腎の機能を高めて健脳作用によって、認知症や白内障の予防、老化防止に効果的です。また、胃を温めて消化活動を活発にするので、食欲不振、免疫力アップ、高血圧や動脈硬化などの生活習慣病予防によい食材です。青魚に共通の、血液をさらさらにして血管を丈夫にするＥＰＡ、脳の機能を活性化させるＤＨＡを含みます。

食材のはたらき

[五味] ▶ 甘　[五性] ▶ 温　[帰経] ▶ 脾、腎

おすすめ薬膳

アンチエイジングや肌荒れ改善に

あじと黒ごま

三枚におろしたあじに、片栗粉や卵白をつけて、黒ごまをまぶしてフライパンで焼きます。黒ごまには潤い効果があるので、乾燥した皮膚や髪を美しく蘇らせるでしょう。ともに腎を強化するので老化予防に有効です。

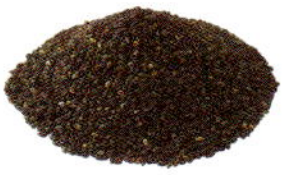

黒ごま (p36)

耳鳴り、めまい、足腰に力が入らないなどを改善。精力をつけ、血を補い、加齢による白髪、便秘、皮膚の乾燥に。

食欲がなく、免疫力が落ちているときに

あじの南蛮漬

小あじなら骨ごと食べることができ、冷たくしてもおいしい献立です。南蛮漬けの酢は食中毒を予防し消化を助けます。気を巡らせるたまねぎや、解毒作用があるしょうがなどを加えてさっぱりといただきましょう。

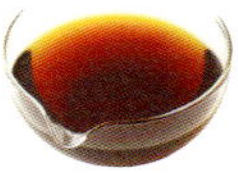

黒酢 (p145)

消化を促進し、食欲不振、消化不良によい。解毒作用があり、魚や肉の消化を助ける。

TOPICS

使い切れないあじは、酢漬けに調理して保存

生のあじはその日に食べきるのが一番ですが、使い切れないときは、ハラワタをとり出してから湿らせたペーパータオルなどに包み、ラップにくるんで冷蔵保存します。傷みやすいので早めに食べるようにしましょう。３枚おろしにして酢に漬けたり、南蛮漬けにすると、冷蔵庫で3～4日は保存可能です。

気虚　気滞　血虚　瘀血　水滞

まぐろ

鮪：冬によい食材

貧血や体力回復 老化防止に

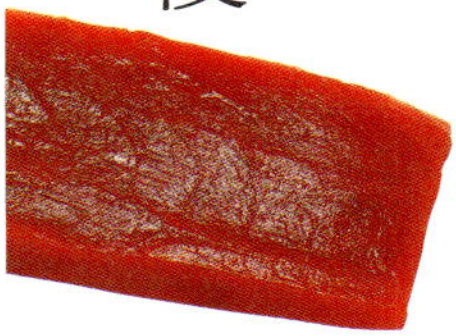

気・血を補い、造血作用があるまぐろ。体を温める性質をもつので、血行を促進します。また、血液さらさら作用によって、コレステロールを下げたり、動脈硬化を予防します。手軽に利用するにはツナ缶もおすすめです。

食材のはたらき

[五味]▶甘　[五性]▶温　[帰経]▶肝、脾

おすすめ薬膳

動脈硬化、老化防止に

ネギトロ巻き

気・血を補うまぐろと、気・血を巡らせるねぎの相性は抜群です。のりには、利水効果があるので、むくみなどを解消します。気血水のどのタイプの人にもよいでしょう。まぐろには良質なたんぱく質が多く含まれています。

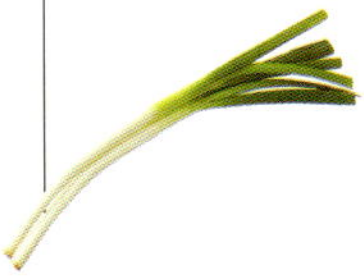

ねぎ(p74)

体を温め、発汗させることにより、風邪の初期によい。気の巡りをよくするので、冷えにもよい。

気虚　気滞　血虚　瘀血　水滞

あなご

穴子：夏によい食材

目の疲れや肩こり 下半身のむくみに

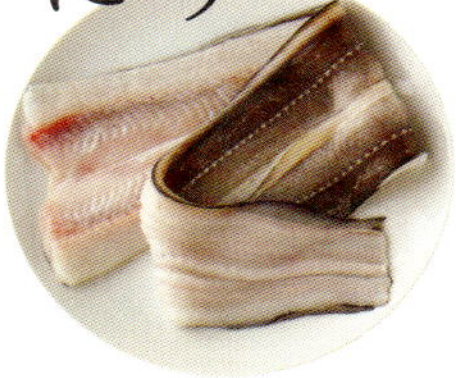

温性の性質をもつあなごは、胃腸を温めて気力をつけ、血の巡りをよくして古い血を除きます。体力不足の人や顔色の悪さ、目の疲れや肩こり、月経痛などにも有効です。また、下半身のむくみにもよいでしょう。

食材のはたらき

[五味]▶甘　[五性]▶温　[帰経]▶肝、脾、腎

おすすめ薬膳

胃腸の働きをよくして、下半身のむくみ改善に

あなごときゅうりの酢の物

「梅雨あなご」「夏あなご」と呼ばれるあなごは、湿気や気温が高い季節においしくなります。うなぎよりも脂肪が少ないのが特徴です。短冊に切り、きゅうりの酢の物に加えて、さっぱりといただきましょう。

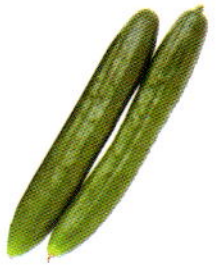

きゅうり(p59)

暑気あたりの予防に。水分代謝を盛んにして、尿の出をよくし、排尿異常やむくみによい。

気虚　気滞　血虚　瘀血　水滞

とりにく
鶏肉

食欲がないとき　虚弱体質の人に

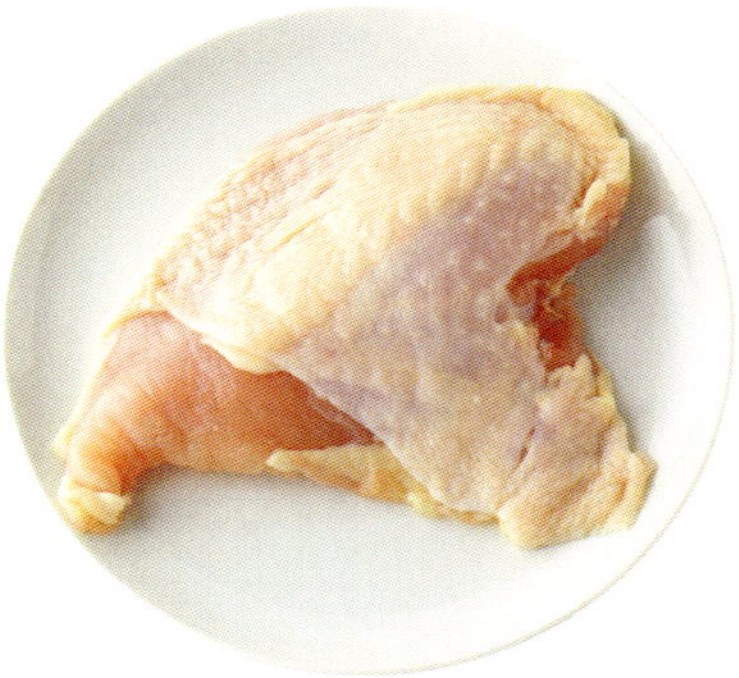

肉類の中でも肉質がやわらかく消化吸収がよいので、胃腸に負担がかからない鶏肉。お腹を温めて気を補うので、食欲がないときや慢性の下痢の改善によいでしょう。疲れやすいなど虚弱体質の人の体質改善、体力が落ちている人や産後の体力回復にもよいでしょう。また、鶏肉の皮にはコラーゲンが豊富で美肌効果が期待できます。

食材のはたらき

[五味]▶甘　[五性]▶温　[帰経]▶脾

おすすめ薬膳

体力が落ちて、体が冷えているときに

参鶏湯風スープ

韓国のスープ料理参鶏湯風に。鶏手羽元6本、なつめ2個、高麗人参5枚、しょうが１片薄切り、ねぎ1本ぶつ切り、にんにく4片を鍋に入れてかぶるくらいに水を入れて煮込みます。塩と胡椒で調味して、万能ねぎを飾ります。

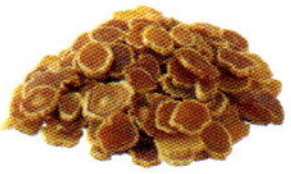

高麗人参 (p31)
元気を補う強い作用をもつ。心身の疲労回復に、滋養強壮に、病中病後に。

体を温めて、血行促進に

鶏肉ととうがらし

体から冷えを追い出し、お腹を温めて、全身の血行をよくします。とうがらしの辛味が食欲を刺激するので、消化のよい鶏肉との献立は、食欲がない人や体力が落ちている人におすすめ。炒め物やスープにしてみましょう。

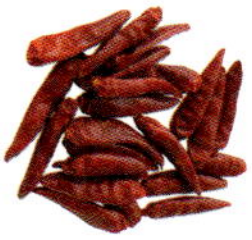

とうがらし (p33)
胃腸の冷えをとり除く。消化を促進し、食欲増進する。冷えからの痛み、しもやけによい。

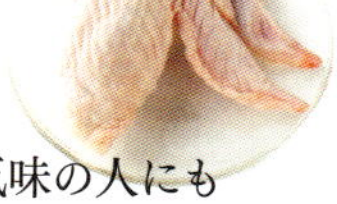

気虚　水滞　**手羽先**

美肌づくりに貧血気味の人にも

漢方の考え方のひとつに「似類補類（ニルイホルイ）」があります。似たものは、似たものを補うという意味で、肌をきれいにしたいときは、動物の皮膚を食べるとよいといわれています。コラーゲンを含む手羽先は、まさに美肌作りにぴったりの食材です。骨付きなので、増血効果もあります。【甘】【温】【脾】

気虚　気滞　血虚　瘀血　水滞

とりレバー

● 鶏レバー

疲れ目を癒す 貧血を改善

食材のはたらき

[五味] ▶ 甘、苦　[五性] ▶ 温

[帰経] ▶ 肝、脾、腎

おすすめ薬膳

貧血気味の人に

金針菜と鶏レバーの炒め物

鉄分がほうれんそうの20倍といわれる金針菜と鶏レバーの組み合わせは、貧血はもちろん、栄養補給が片寄っている人にもおすすめです。金針菜は、ぬるま湯で30分程度戻し、硬い部分をとり除いて洗って使いましょう。

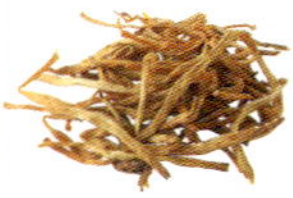

金針菜 (p32)

元気のないときや憂鬱なときに効果があるとされる。瘀血を改善し、月経痛、痔によい。

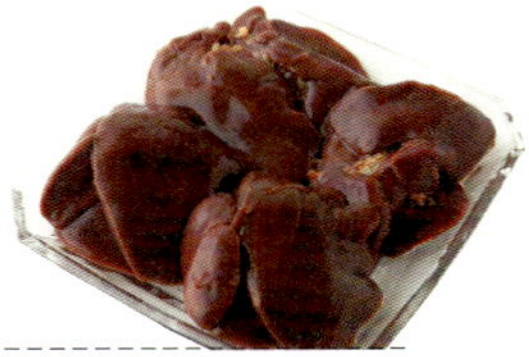

漢方では、五臓の肝は目と繋がっていると考えます。動物の肝臓を食べて肝の働きを活発にすることで、視力低下や夜盲症の人によいでしょう。血を補うので、貧血気味や肝臓が弱い人、小児栄養不良にも有効です。

気虚　気滞　血虚　瘀血　水滞

とりすなぎも

● 鶏砂肝

胃弱、消化不良 腹部の膨満感に

食材のはたらき

[五味] ▶ 甘　[五性] ▶ 平　[帰経] ▶ 心、脾、腎

おすすめ薬膳

胃がはる、胃弱、消化不良、食欲不振などの症状に

砂肝とさんざし、チンピの炒め物

肉類の消化を助けるさんざしと、気の巡りをよくして、お腹をリラックスさせ消化を促すチンピとの組み合わせです。甘酸っぱい風味が食欲をそそる献立になります。

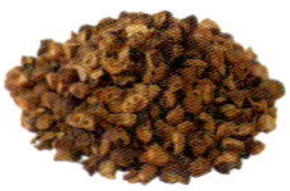

さんざし (p40)

脾の機能を高め、消化を助け、下痢を止める。安神作用があるので、イライラ、不眠、動悸などによい。

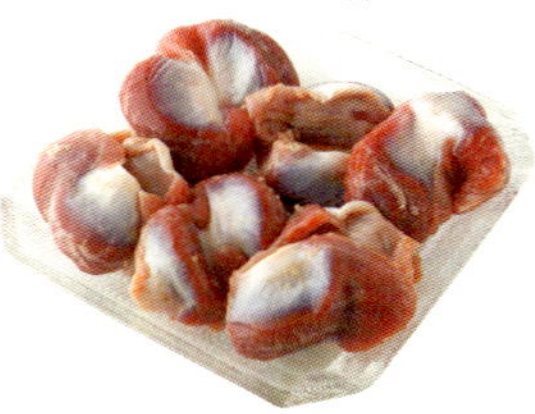

砂肝は、鶏の胃袋にあたり、漢方の考えのひとつ「似類補類」によって、胃が弱い人、消化不良の人におすすめです。胃もたれや胃がはりやすい人の、お腹に食べ物が詰まっている感じを解消し、胃腸の調子を整えます。

気虚 気滞 血虚 瘀血 水滞

ぶたにく

● 豚肉

加齢による潤い不足に、便秘に

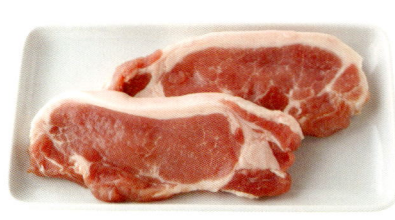

腎を補い、精力を高め、滋養強壮によい豚肉。体に潤いを与えるので、肌の乾燥、喉の渇き、空咳などによく、老化が気になる人にとり入れてほしい食材です。気・血を補い、虚弱体質の体質改善、病後の体力回復、産後の母乳不足などにも効果的。脂分が腸で潤滑油となるので、便秘の人にもよいでしょう。

食材のはたらき

[五味] ▶ 甘、鹹 [五性] ▶ 平 [帰経] ▶ 脾、腎

おすすめ薬膳

体を潤して、便秘を解消

豚肉ときのこの炒め物

体に元気をつけて体力をアップさせ、乾燥した腸を潤して、便通をよくします。とくに高齢者にとり入れてほしい組み合わせです。腸内環境が整うと、肌の潤いも増すので、美肌づくりにもよいでしょう。

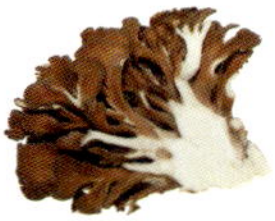

まいたけ (p90)

五臓を補い、消化吸収、排泄を促す。コレステロールの抑制と排泄、肥満予防、美肌に。

肩こりや体の痛みに

豚肉と紅花の炒め物

体を温めて、血行をよくし、肩こりなど体の痛みやこりを和らげます。漢方では、痛みやこりは、血がその部分に滞っていると考えます。豚肉の炒め物の最後に紅花を散らすなど、鬱血をとる紅花を上手に活用しましょう。

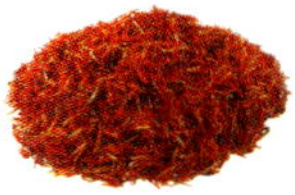

紅花 (p28)

血行をよくして、血の滞りをとり除き、月経不順、月経痛、産後の腹痛などに（妊婦禁忌）。

血虚 **豚レバー**

鉄分たっぷりの豚レバー
月経後やお産後の補気養血に

「似類補類」の考え方から、肝の働きをよくする豚のレバー。目のトラブル解消によいでしょう。また、血を補うので、とくに女性は月経やお産の後の貧血対策、栄養補給にとり入れましょう。ほうれんそうやにんじんなどと一緒にスープにしたり、炒めてもおいしいです。【甘、苦】【温】【肝、脾、腎】

気虚　気滞　血虚　瘀血　水滞

とんそく ●豚足

母乳が出ない乾燥肌やシワに

皮膚を潤して、乾燥肌、シワなどによい豚足。年齢を重ねることで失われる潤いを与えてくれます。血を補うので、出血や鼻血、皮下出血などに効果的です。また、豚足は、昔から母乳の出をよくするともいわれています。

食材のはたらき

[五味] ▸ 甘、鹹　[五性] ▸ 平　[帰経] ▸ 脾

おすすめ薬膳

むくみ解消や美肌アップに

豚足スープ

豚足と白ねぎを1時間以上煮込んで、豚足がトロトロになったら塩で調味します。豚足には体液の新陳代謝を活発にする効果があります。沖縄の「てびち」や韓国の「チョッパル」など、いろいろな豚足料理があります。

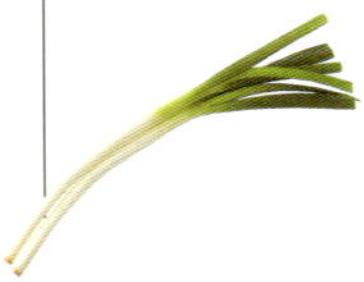

ねぎ（p74）

体を温め、発汗させることにより、風邪の初期によい。消炎、解毒作用があるので、下痢にもよい。

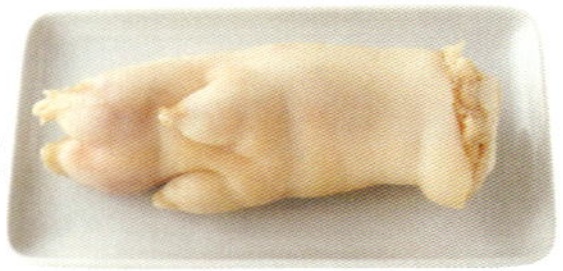

気虚　気滞　血虚　瘀血　水滞

ぎゅうにく ●牛肉

足腰の強化に無気力の改善に

骨や筋肉を強くして、腰や膝に力をつける作用がある牛肉。温性の性質があるので、冷えからくる下痢や、食欲不振によいでしょう。胃腸を丈夫にするので食欲が出て、虚弱体質、無気力感を改善します。

食材のはたらき

[五味] ▸ 甘　[五性] ▸ 温　[帰経] ▸ 脾

おすすめ薬膳

体の筋肉を強くして、老化防止に

牛肉とくるみの炒め物

ともに老化予防によい食材の組み合わせです。足腰に力が入らない、耳が聞こえづらくなった、慢性の咳が気になる人におすすめです。気・血を補うので、気虚タイプ、血虚タイプの人によいでしょう。

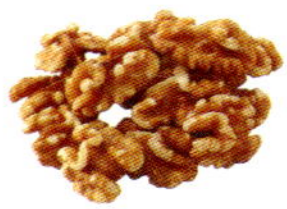

くるみ（p37）

腎を補い、腰痛、耳鳴りなどによい。肺の働きをよくして、慢性咳、喘息によい。息切れにもよい。

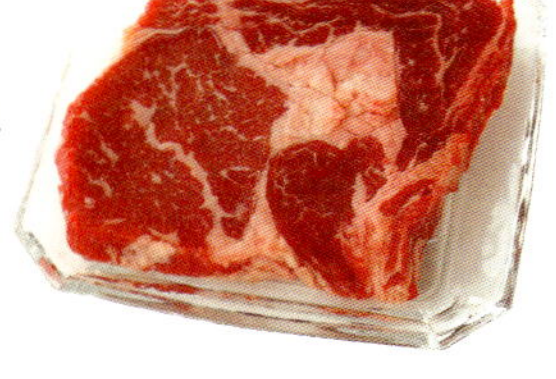

気虚　気滞　血虚　瘀血　水滞

かもにく
鴨肉

乾燥を潤し むくみを解消

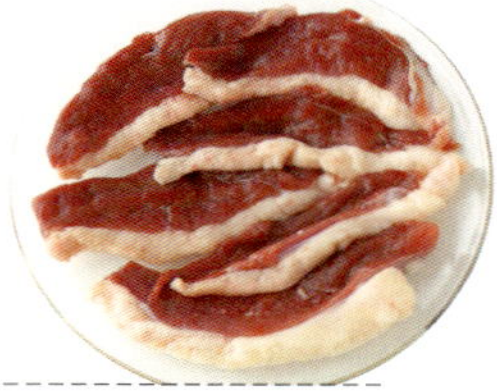

食材のはたらき

[五味]▶甘、鹹　[五性]▶涼

[帰経]▶脾、肺、腎

鴨肉は、気を補うことで、体液を補います。体を潤し、どちらかというと冷やす性質があるので、ほてりやすい人におすすめの食材です。腎の働きを高めて尿の出をよくし、むくみをとります。虚弱体質、疲れやすい人に。

おすすめ薬膳

胃腸を強くし、乾燥を潤す

鴨肉とはすの実の煮物

鴨肉に焼き色をつけて、鍋に干ししいたけやはすの実、はとむぎ、ゆりね、山椒、塩、水を加えてじっくりと煮込みます。体を潤すゆりねやはとむぎ、消化吸収をよくするはすの実が鴨肉のおいしさを引き立てる献立です。

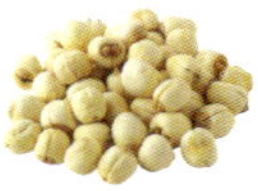

はすの実(p42)

消化を助け下痢を止める。腎の機能を高め、精神を安定させる。イライラ、不眠、胃腸の不調に。

気虚　気滞　血虚　瘀血　水滞

ラム、マトン
羊肉

冷え症に 足腰の冷え、痛みに

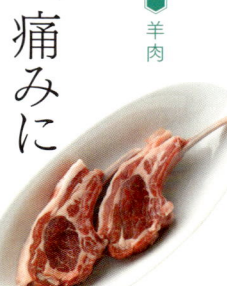

食材のはたらき

[五味]▶甘　[五性]▶熱　[帰経]▶脾、腎

熱性の性質をもつ羊肉は、お腹を温め、冷えによる腹痛、食欲不振、吐き気などによいでしょう。腎を補うので、足腰の痛み、腰の冷え、産後の体力回復などに有効です。貧血気味、虚弱体質、疲れがとれない人に。

おすすめ薬膳

冷え症や冷えからくる腰痛に

羊肉としょうがのスープ

体を温めるので、冷え症の人や虚弱体質の人におすすめの献立です。逆に夏の暑い日や、のぼせやすく暑がりな人、湿疹や口内炎があるときは避けるほうがよいでしょう。羊肉は月経不順や貧血にもよく女性におすすめのお肉です。

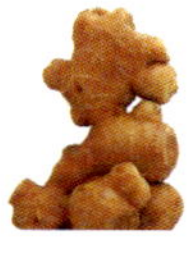

しょうが(p73)

発汗して冷えを追い払うので、風邪の初期、咳や痰に。お腹を温め、胃の冷え、嘔吐を止める。

季節の薬膳スープ

いつもの食事にプラスしやすい、旬の食材を使った薬膳スープです。
季節ごとに変わる体調を感じて、いただきましょう。

春のスープ

頭がスッキリ！ 不眠やイライラも解消

セロリとはまぐりのスープ

【材料（2人分）】
はまぐり……4個
セロリ……1本
長ねぎ……1/2本
水……600ml
酒……大さじ2
塩……小さじ1/4
薄口醤油……大さじ1/2

【作り方】
❶はまぐりは海水程度の塩水に浸して砂をはかせる。
❷セロリは筋をとって長さ3cmに切り、さらに縦に細く切る。長ねぎも同じように細く切る。
❸鍋にはまぐりと水を入れて火にかけ、煮立ったらアクをすくう。
❹はまぐりの口が開いたらセロリ、長ねぎを加え、酒、塩、薄口醤油を入れて味を調える。

セロリ（p68）
肝の熱をとり、目の充血やイライラに。

はまぐり（p123）
熱を冷まし、喉や腸を潤す。

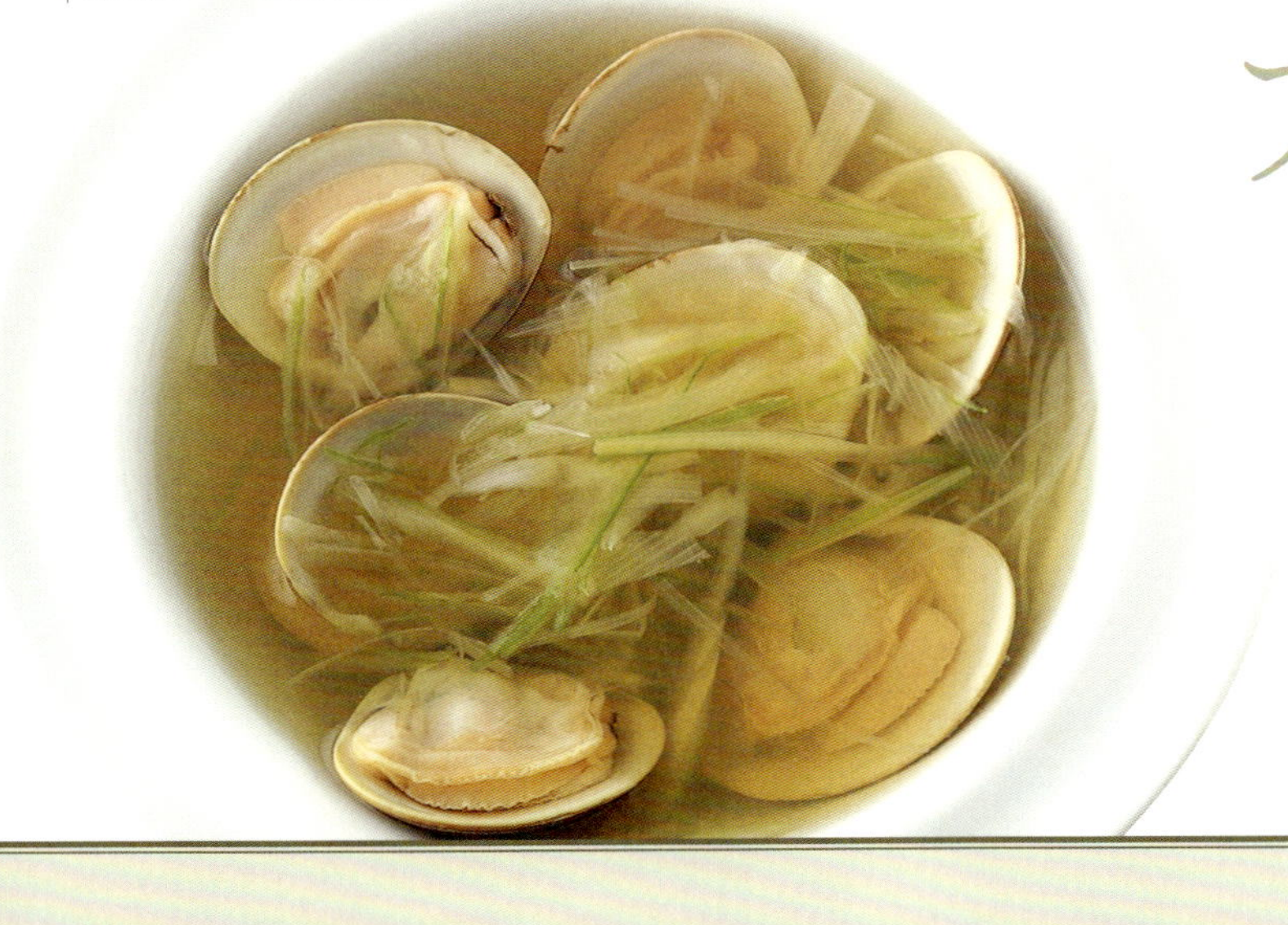

夏のスープ

利尿作用抜群の薬膳スープ。夏のむくみに

とうがんと
とうもろこしのヒゲのスープ

【材料（2人分）】
はすの実……10個
とうがん……150ｇ
あさり……150ｇ
水……400ml
スペアリブ……4本（130ｇ）
ナンバンゲ（とうもろこしのヒゲ）
……3本分（約30ｇ）
長ねぎ（1cm斜め切り）……3枚
しょうが（2cmの薄切り）……1/2片分
塩……小さじ1

【下準備】
●はすの実は200mlの水（分量外）に一晩漬けて戻し、芯をとる。戻し汁はそのままスープに使う。
●とうがんは種をとって皮をむき、大きめの一口大に切る。
●あさりは流水で洗って、薄い食塩水につけて砂だしをする。

【作り方】
❶鍋にすべての材料と、はすの実の戻し汁、とうがんの皮も入れて強火で加熱する。
❷沸騰したら弱火にして1時間ほど煮る。
❸ナンバンゲととうがんの皮はよけて盛りつける。

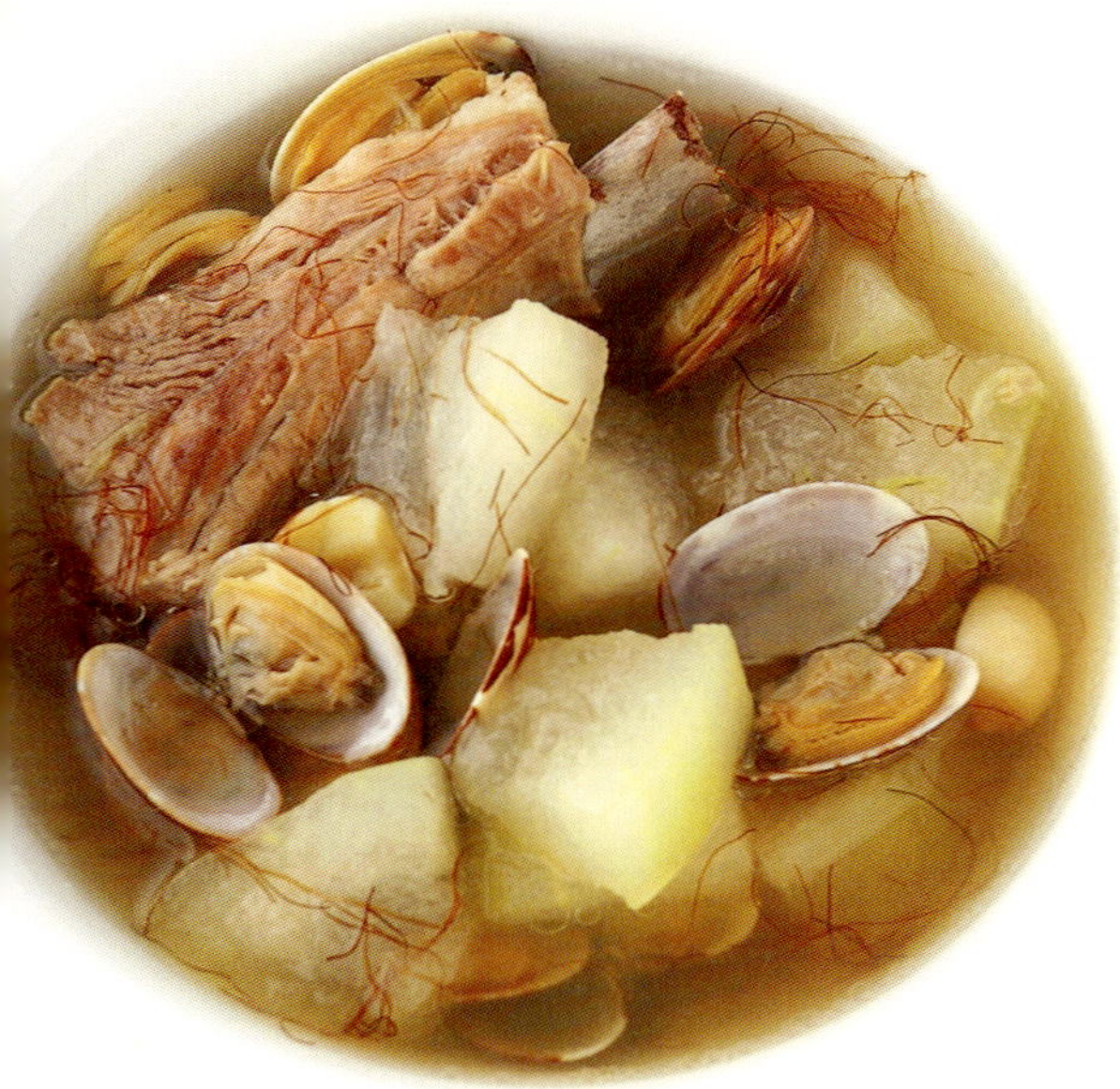

とうがん（p62）
体の熱を冷まし、余分な水分を出す。

ナンバンゲ（とうもろこしのヒゲ）（p57）
尿を出す働きが強い。

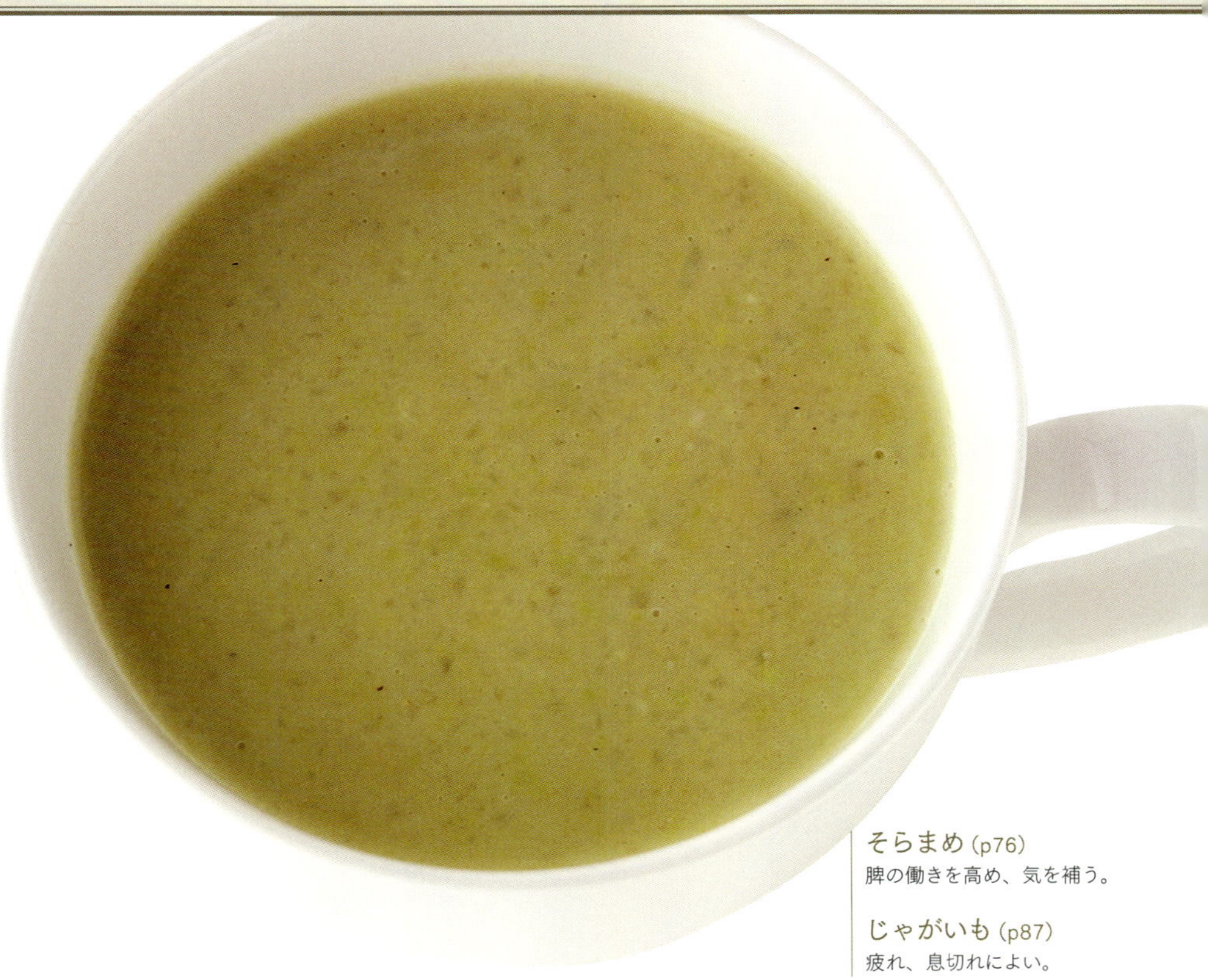

そらまめ（p76）
脾の働きを高め、気を補う。

じゃがいも（p87）
疲れ、息切れによい。

梅雨のスープ

胃の弱い人に。むくみやすい人に

そらまめのビシソワーズ

【材料（2人分）】
バター……10g
たまねぎ……中1個
じゃがいも……中1個
水……400ml
固形スープ……1個
そらまめ……100g
豆乳……100ml
塩・胡椒……各少々

【作り方】
❶鍋にバターを入れ、薄切りにしたたまねぎをしんなりするまで炒める。
❷❶にじゃがいも、水、固形スープを加えて10分くらい煮る。
❸さやから出して皮をむいたそらまめを加え、やわらかくなるまで煮る。
❹豆乳、塩、胡椒を加えてひと煮立ちさせたら、ミキサーで滑らかにし、冷蔵庫で冷やす。

秋のスープ

貧血気味のときに、血の巡りをよくする

ほうれんそうと金針菜のスープ

【材料（2人分）】
サラダ油……大さじ1
長ねぎ（1cmの斜め切り）……3枚
しょうが（せん切り）……1/4片分
水……500ml
金針菜……10本
春雨……20ｇ
ほうれんそう……1/2束
塩……小さじ1/2
水溶き片栗粉（片栗粉小さじ1、水大さじ2）
たまご……1個
胡椒……ひとつまみ
ごま油……小さじ1/2

ほうれんそう（p71）
血を補う。

金針菜（p32）
瘀血を改善する。

【下準備】
●金針菜はたっぷりのぬるま湯に約1時間浸ける。流水でよく洗い、硬い部分をとって軽くしぼる。
●ほうれんそうは塩を入れた熱湯でさっと茹で、冷水にさらし、しぼって3等分に切る。
●春雨はぬるま湯に10分ほど浸けて水気を切り、半分に切る。

【作り方】
❶中華鍋をよく熱して、サラダ油をなじませ、長ねぎ、しょうがを香りが立つまで炒める。
❷水を加えて沸騰したら、金針菜と春雨を加えて4分ほど煮る。
❸ほうれんそうを加えて塩で味を調え、再沸騰したら水溶き片栗粉を加えて手早く混ぜる。
❹溶きたまごを回し入れて、すぐに火を止め、最後に胡椒とごま油を加える。

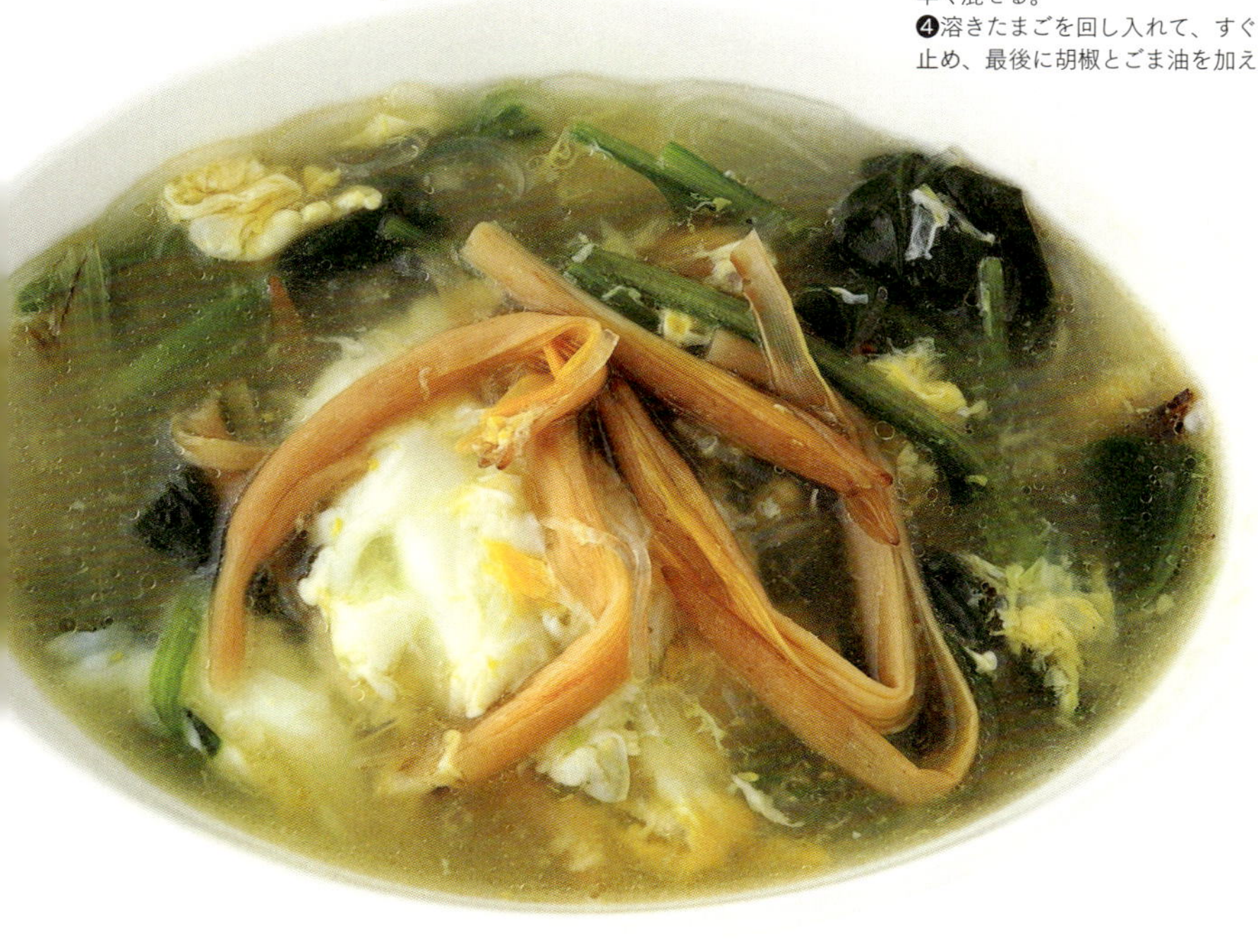

昆布(p50)
しこり、腫瘍をやわらかく、小さくする。

黒きくらげ(p35)
気・血を補う。

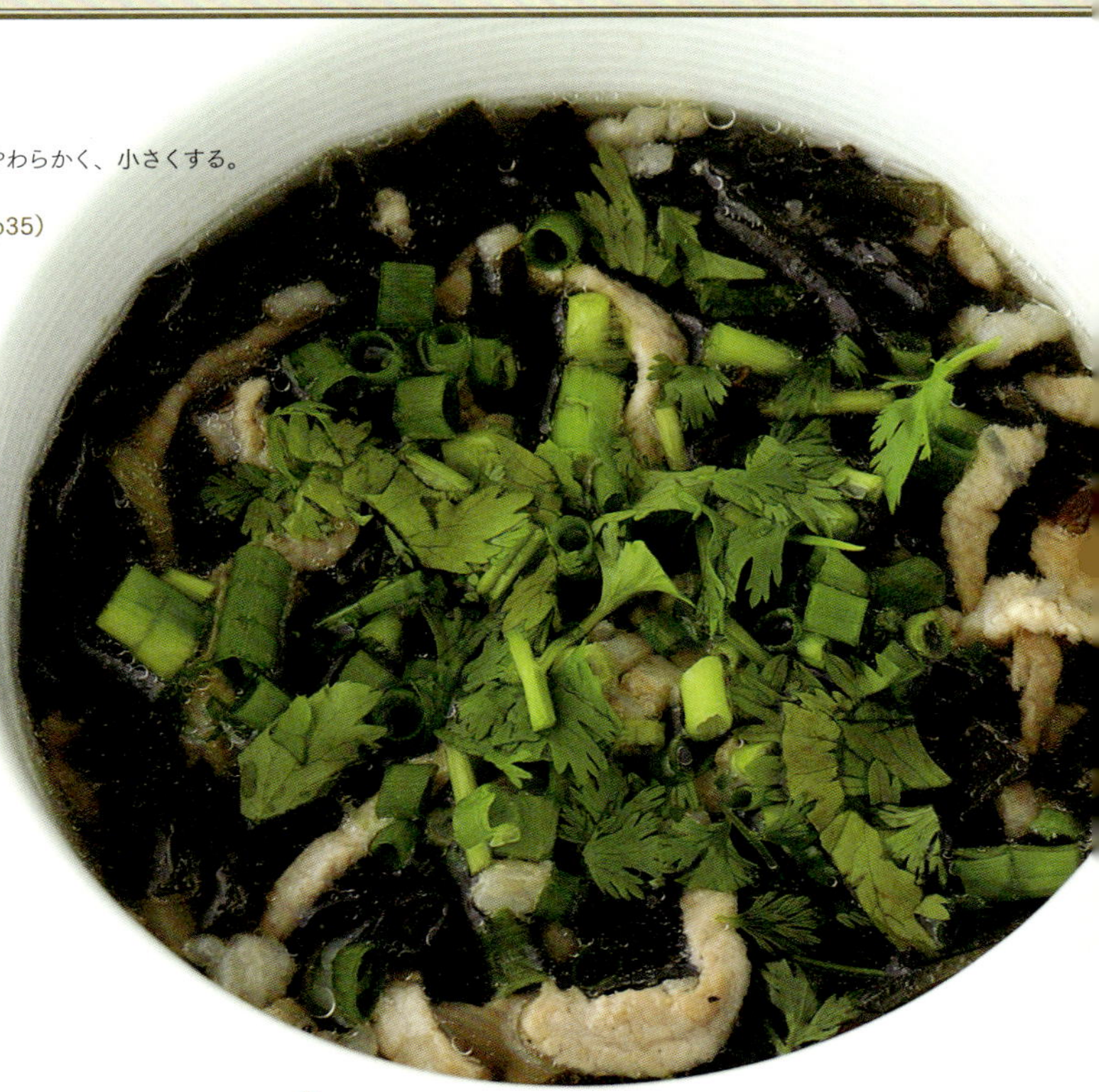

冬のスープ

動脈硬化、高血圧の予防に、免疫力アップに

昆布と黒きくらげのスープ

【材料(2人分)】
サラダ油……大さじ1
豚肉……50g(ロース)
A　酒……小さじ1/2
　　醤油……小さじ1/2
　　しょうが(せん切り)……1/4片分
水……100ml
昆布……2枚(約15cm)
黒きくらげ(乾燥)3g
塩……小さじ1/2、
万能ねぎ(小口切り)……5cm
パクチー(小口切り)……2本分

【下準備】
●黒きくらげはたっぷりの水に1時間浸けて戻し、硬いところをとって5mm幅の細切りにする。
●豚肉は5mm幅の細切りにし、Aを合わせてよく混ぜ、10分間ほど漬け込む。
●昆布は400mｌの水(分量外)に浸けて戻し、せん切りにする。戻し汁はとっておく。

【作り方】
❶中華鍋をよく熱し、サラダ油をなじませ、豚肉を入れて中火で炒める。
❷昆布の戻し汁と水を加え、昆布と黒きくらげを入れて強火にする。
❸沸騰したら中火にし、5分ほど煮たら塩で味を調え、万能ねぎとパクチーを散らす。

調味料 その他

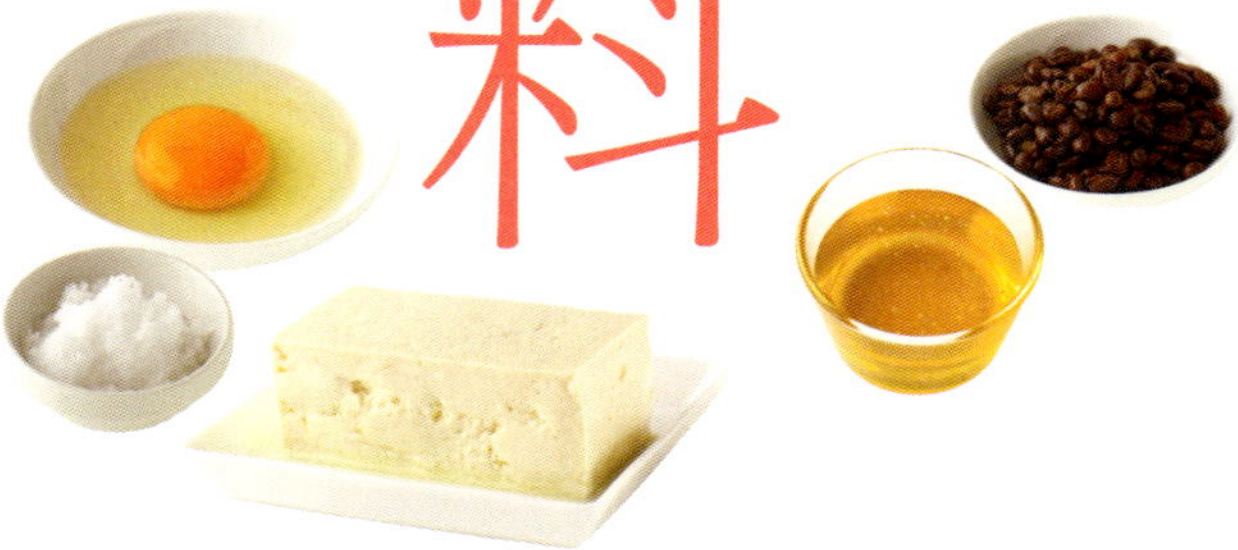

味付けと薬膳

調味料は、そのものを体質改善の目的で使うことはありません。料理の味を決め、食材の**うま味**を引き出します。薬膳では、**香辛料**を使うことで全体の味を調えます。まずは、おいしく味付けることが第一。さらに、香辛料が体に及ぼす働きを知り、上手に使いこなせれば、季節や体調にあった調理をすることができるでしょう。中国では香辛料は薬局で揃います。体を**温め**、血流をよくしたり、汗をかき、湿気やむくみをとる**発散**の作用など、その効果はさまざま。まずは、おいしく味付ける材料を揃えましょう。たとえば、発散作用のある山椒を普段なら1粒だけど、むくみやすい梅雨時期は2粒、冷えを感じるときに、温め作用のあるシナモン（桂皮）5gを10gにするなど、季節や体調に合わせて、増やしたり減らしたりしましょう。また、薬膳では、「**五味**」という5種類の味がそれぞれ五臓と関連し、働きをもつと考えられています。

酸＝収斂作用、苦＝燥湿・清熱・瀉下作用、甘＝緩和・補益作用、辛＝発散作用、鹹（塩辛い）＝軟堅・潤下作用

気虚　**気滞**　血虚　瘀血　水滞

しょうゆ
醤油

うま味を引き出し食欲増進に

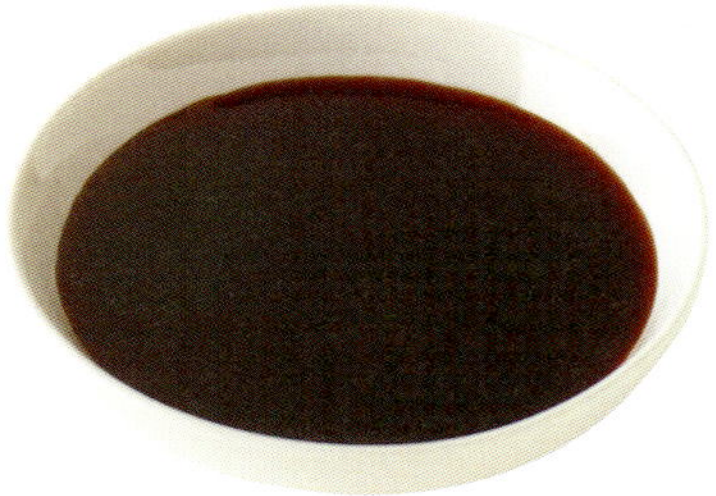

味付けや香りづけに用いられ、日本人にとって最も親しみのある調味料のひとつ、醤油。体の中の余分な熱を冷ます作用があるので、食欲がないとき、暑気あたりのときに上手に利用しましょう。また、解毒効果があるので、食中毒などを防ぎます。少量調理に加えると、食材のうま味を引き出し、食欲を促してくれます。

食材のはたらき

［五味］▶鹹　［五性］▶寒　［帰経］▶脾、腎

おすすめ薬膳

食欲がないときに

チンピ醤油

醤油200mlに対して、チンピ5gを加えます。さらに、しょうが、にんにく、ねぎなどを加えてもよいでしょう。チンピは、胃腸の働きをよくします。食欲がないとき、気分がすぐれないときに、香りづけとして利用しましょう。

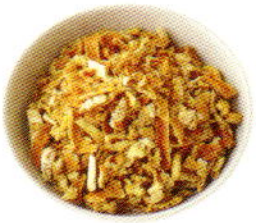

チンピ（p115）
気の巡りをよくし、脾の働きを高め、お腹のはり、食欲不振、吐き気、嘔吐などによい。

肩こりがひどいとき

紅花薬膳醤油（レシピはp158）

瘀血を改善する紅花を醤油に漬け込みます。血液循環をよくするので、肩こりなどのこりや痛み、また、月経不順など女性特有のトラブルにも有効です。常備して、炒め物や酢の物に利用しましょう。

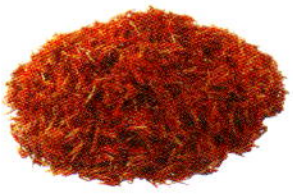

紅花（p28）
血行をよくして、血の滞りをとり除く。月経不順、月経痛、肩こり、関節痛などによい（妊婦禁忌）。

TOPICS

漬け込むだけ！手作り醤油で手軽に薬膳生活

醤油は、食材の風味を引き出す力があります。「ちょっと扱いづらいな」と思っている乾物やスパイス、日常的に使いたい香味野菜などを漬け込んで、気軽に調理に使いましょう。醤油としての味付けはもちろんですが、漬け込んだ食材の風味や効能も利用できます。

気虚　気滞　血虚　瘀血　水滞

しお

塩

胃腸の停滞感 吐き気や痰に

食材のはたらき

[五味]▶鹹　[五性]▶寒

[帰経]▶心、脾、肺、腎

おすすめ薬膳

吐き気、消化不良に

山椒と塩

山椒の粉と塩を混ぜて、調理に用いましょう。山椒には、肉や魚の臭みをとる作用があります。肉の下ごしらえに使用したり、魚の塩焼きや天ぷらなどの風味づけにもよいでしょう。胃のむかつきを抑えて、食欲が戻ります。

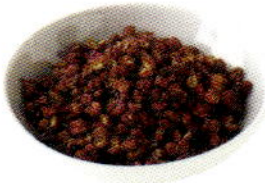

山椒（p149）

体を温め、冷えからくる胃痛と腹痛、食欲不振、下痢などによい。肉、魚の生臭みをとる。

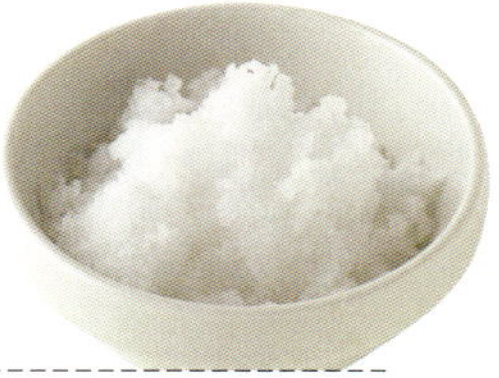

味の決め手になる塩。食べ物が胃の中に停滞して、強い吐き気、痰が絡む状態のときに、催吐剤として使われます。また、外用として、歯茎の出血、喉の痛みや腫れによく、昔からうがいや歯みがきなどにも使用されています。

気虚　気滞　血虚　瘀血　水滞

こしょう

胡椒

冷えによる腹痛 食欲不振に

食材のはたらき

[五味]▶辛　[五性]▶熱　[帰経]▶脾、肺

おすすめ薬膳

ストレスや冷えのある人に

胡椒味の揚げそば

素揚げしたそばに塩、胡椒でスパイシーに味付けをしたシンプルな献立です。塩と胡椒が気の巡りをよくし、体を温めます。ストレスやイライラなどの気分転換に。粗挽き胡椒を使うとおつまみにもよい一品です。

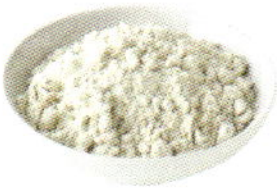

そば（p42）

消化不良、胃もたれ、軟便などによい。気滞を改善し、吐き気、お腹のはりを改善する。

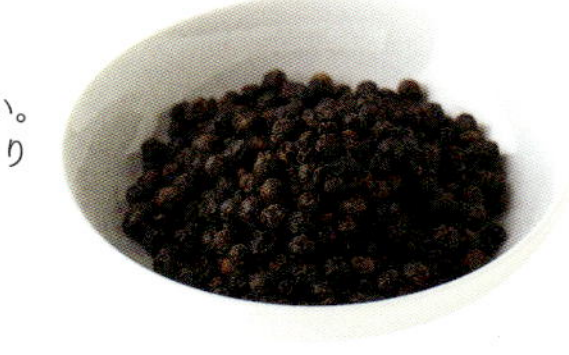

お腹を温め、冷えによる胃痛、嘔吐、下痢、腹痛などによい胡椒。気の巡りをよくするので、食欲がないときによいでしょう。たとえば、夏にトマトジュースに胡椒を加えて飲むと、口がさっぱりとして、体を冷やし過ぎません。

気虚　気滞　血虚　瘀血　水滞

くろず 血行をよくし しこりを小さくする

黒酢

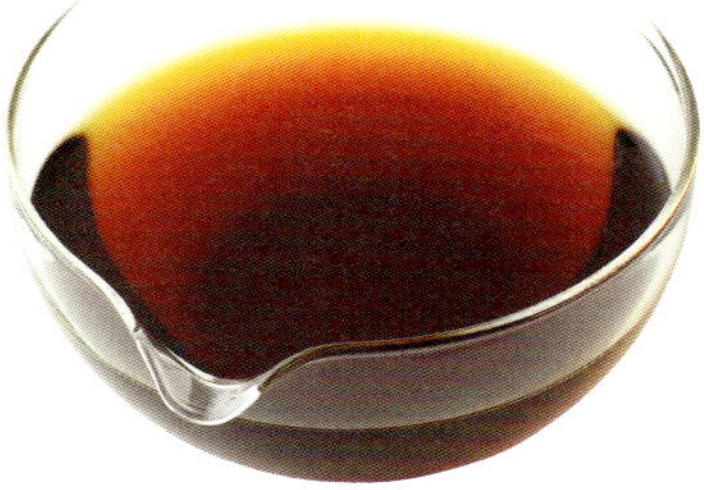

中国では、酢といえば黒酢のこと。生成した米酢に比べ、玄米から作った黒酢はアミノ酸などの成分が10倍といわれています。血行をよくし、血の滞りを解消するので、しこりを小さくします。食欲を促し、魚や肉の消化を促進する解毒効果があります。また、収斂止血効果があるので、血便など出血疾患にもよいでしょう。

食材のはたらき

[五味]▶酸、苦　[五性]▶温　[帰経]▶肝、脾

おすすめ薬膳

老化防止に

黒酢ドリンク

血液さらさら効果がある黒酢。新陳代謝を促すので、疲労回復や老化防止によいでしょう。はちみつは潤いを与えてくれる食材。乾いた皮膚や腸の乾燥を防ぎます。毎日大さじ1～2ぐらい飲むとよいでしょう。

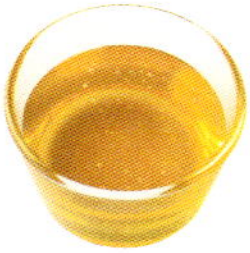

はちみつ (p146)

体を潤し、肌の調子を整える。疲れやすい人、食欲のない人、便秘によい。

疲れた体を癒すなら

チンピ酢 (レシピはp159)

血の巡りをよくする酢と、気の巡りをよくするチンピの組み合わせ。胃の調子を整え、体をスッキリさせます。解毒効果もあるので、肉や魚料理に味付けに、また、サラダ、酢の物、薄めてドリンクに、はちみつとサワーにも。

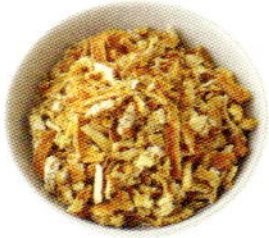

チンピ (p115)

気の巡りをよくし、お腹のはり、食欲不振、吐き気などによい。肉、魚料理に調味料として使う。

TOPICS

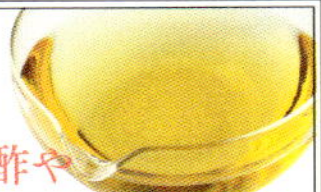

料理に合わせて、米酢やフルーツ酢などを使い分けよう

効果効能が強い黒酢ですが、その分香りや味も強く、色が濃く出過ぎることもあります。料理によっては、米酢など白酢も使い分けましょう。果物を酢に漬け込む場合は、果物、酢、甘味料を1対1対1にするのが基本。旬の果物のサワーで疲れを吹き飛ばしましょう。

気虚　気滞　血虚　瘀血　水滞

はちみつ
蜂蜜

消化吸収力を高め腸や肌の乾燥に

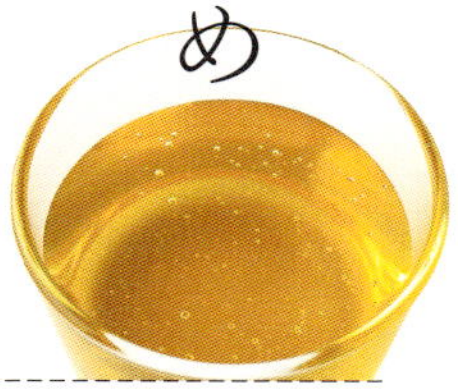

食欲不振、疲れやすい人におすすめの食材です。とくに、胃痛、腹痛を和らげます。肺を潤すので、咳、痰、皮膚の乾燥によく、かぜの予防に効果的。また、腸を潤すので、便通をよくします。口内炎にもよいでしょう。

食材のはたらき

［五味］▶甘　［五性］▶平　［帰経］▶脾、肺

おすすめ薬膳

空咳が続く人に肺を潤す

れんこんはちみつ

乾燥した季節に、潤いを与える飲み物です。すり下ろしたれんこん大さじ3にはちみつ大さじ3と一緒にお湯を入れて混ぜて飲みましょう。少しずつ、ゆっくりと喉を潤すように飲むことが大切です。

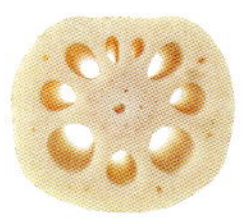

れんこん (p82)
熱を冷まし、喉の渇きや痛み、咳、痰によい。出血しやすい状態にも有効。

気虚　気滞　血虚　瘀血　水滞

みそ
味噌

のぼせや発熱水分代謝の改善に

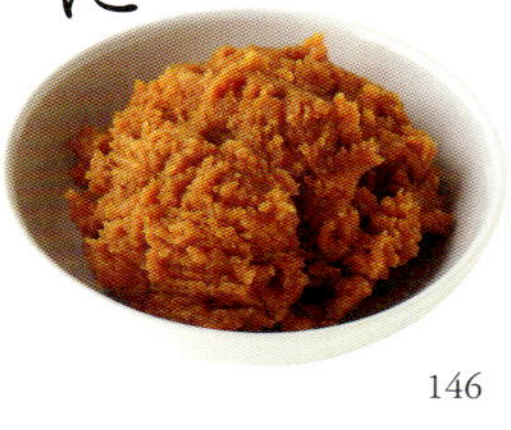

体の中の余分な水分を排出させるので、食欲不振、むくみによいでしょう。また、発熱やのぼせ、イライラなど、体に熱がこもっているときにもおすすめ。昔からある「火傷に味噌を塗る」は、熱をとる働きからいわれていたようです。

食材のはたらき

［五味］▶鹹　［五性］▶寒　［帰経］▶脾、腎

おすすめ薬膳

気の巡りをよくし、イライラ解消、食欲不振にも

ゆず味噌

ストレスがたまっている人、気分が冴えないときに、おすすめなのがゆず味噌。ふかしたじゃがいもや温めた豆腐につけて、田楽にするのはいかが。ゆずは気の巡りをよくし、味噌が体の中の余分な熱をとり除きます。

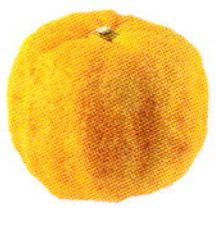

ゆず (p116)
気の巡りをよくして、胃の不快感を和らげる。肺を潤す。食欲不振、咳止め、痰切れ、二日酔いに。

気虚　気滞　血虚　瘀血　水滞

くろざとう ● 黒砂糖

産後の体力回復 不正出血に

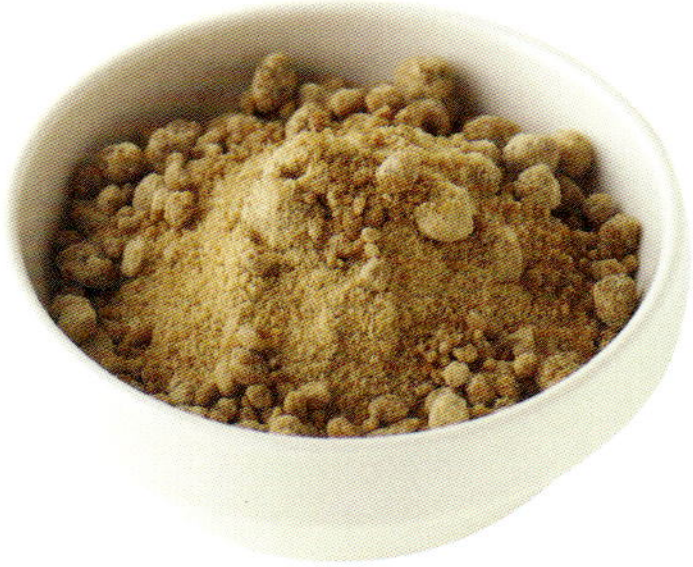

血を補う黒砂糖は、不正出血や貧血、出産後の体力回復や異常出血によいでしょう。また、血行をよくし、お腹を温めるので、冷えからくる月経痛や月経不順など、女性特有のトラブルに効果的。かぜの初期症状や下痢にも有効なので、体力がなく、消化吸収力が落ちているときにおすすめです。鬱気分を和ます効果もあります。

食材のはたらき

[五味] ▶ 甘　[五性] ▶ 温　[帰経] ▶ 肝、脾

おすすめ薬膳

体を温めて、肩こりを改善

紅花入り葛湯

妊娠中は禁忌の紅花ですが、出産後は使用しても大丈夫です。血行をよくするので、肩こりや神経痛、関節痛に効果があります。体を温め、発汗解毒、鎮痙作用がある葛湯に黒砂糖を溶かして紅花を散らしていただきましょう。

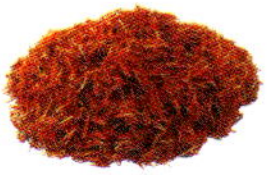

紅花 (p28)

血行をよくして、血の滞りをとり除くので、痛みやしびれによい（妊婦禁忌）。

貧血、月経不順に

なつめの黒糖煮

お互いに血を補う作用のあるなつめと黒砂糖の組み合わせです。なつめはひたひたの水に浸けて一晩おき、戻し汁、黒砂糖、香りづけの洋酒と一緒に鍋に入れて、弱火で20～30分とろみがつくまで煮ます。

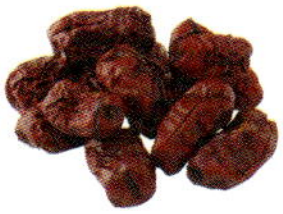

なつめ (p27)

栄養不良、疲れ、食欲不振によい。血を補って、精神を安定させ、不眠、イライラによい。

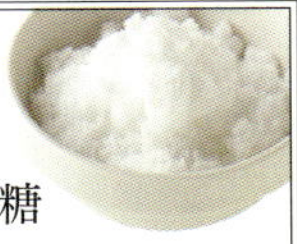

気虚　**はくとう** ● 白糖

元気と潤いを与える白糖 黒砂糖と使い分けて

黒砂糖が血を補うのに対して、白糖は気を補います。倦怠感があるときや呼吸が浅くて息切れがしやすいときなどにおすすめです。脾の働きをよくし、虚弱体質の改善によいでしょう。また、潤い効果があるので、空咳や喉の渇きなどに効果的です。【甘】【平】【脾、肺】

気虚　気滞　血虚　瘀血　水滞

ごまあぶら
胡麻油

コロコロ便の便秘 食べ過ぎの腹痛に

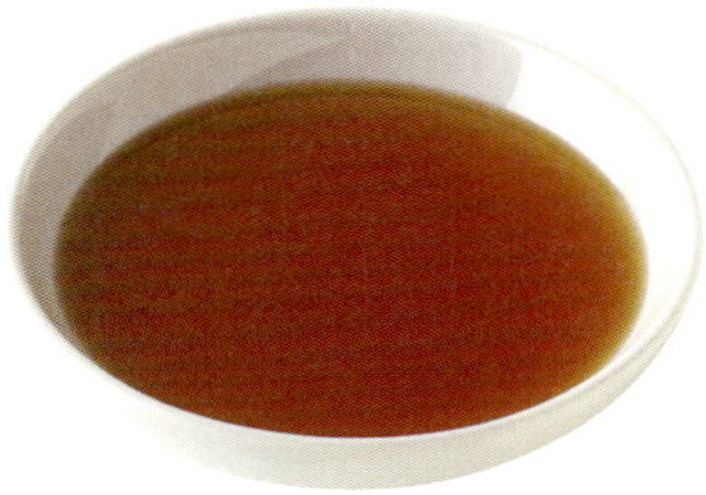

大腸を潤す働きがあり、腸の乾燥から起こる便秘に有効です。ウサギの糞のようにコロコロ便が少ししか出ない習慣性の便秘、老人性の便秘によいでしょう。腸と肌は関係が深いので、乾燥した皮膚も潤します。また、食べた物が詰まっていることから起こる腹痛、熱をもった腫れ物、潰瘍などのトラブルにもおすすめです。

食材のはたらき

[五味] ▶ 甘　[五性] ▶ 涼　[帰経] ▶ 肺

おすすめ薬膳

ストレスがたまって、食欲がないときは

薬膳ラー油（レシピはp160）

醤油、酢と同様、油にも食材の効果効能を引き出す役割があります。花椒、シナモン、チンピ、とうがらしなどを使い、市販のラー油のようにピリピリした辛味ではなく、スパイスのきいた香りのよいラー油を作りましょう。

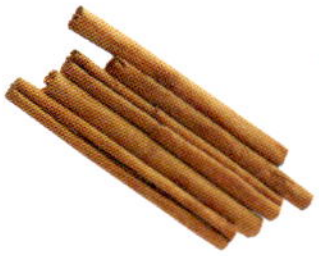

シナモン（p34）

体を温め、冷えによい。胃腸を温め、消化機能を高めるので食欲不振などによい。

乾燥による便秘に、腸を潤す役割

松の実とごま油

青菜や豆腐などの炒め物にごま油を使い、松の実を加えます。風味がよく、食感も楽しめるでしょう。ごま油、松の実ともに、肺、大腸を潤す食材です。便秘気味の人、乾燥肌の人におすすめです。

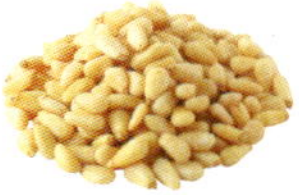

松の実（p38）

肺や腸を潤す。空咳、便秘などに有効。滋養強壮、老化防止効果が高い。

血虚

なたねあぶら　菜種油

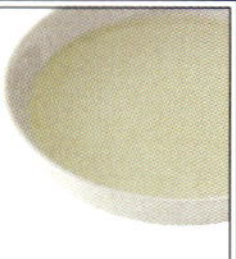

適度に使えば、便秘、むくみの改善に

ごま油では少し香りが強過ぎるとき、菜種油は香りや色がなく、どんな料理にも使える油です。ごま油同様に腸を潤す作用があるので、便通をよくして、腸閉塞を予防します。また、オリーブ油は胃腸にやさしく、美容、ダイエットなどの効果が期待できます。【辛、甘】【平】【脾、肺】

気虚　気滞　血虚　瘀血　水滞

さんしょう

山椒（花椒）

冷えをとり痛みを止める

麻婆豆腐に使う花椒、うなぎの蒲焼きにかける山椒ともに、体を温める熱性の食材です。冷えからくる胃痛と腹痛、食欲不振、下痢などによいでしょう。鎮痛効果から、虫歯に山椒を潰して詰めるとよいといわれています。

食材のはたらき

［五味］▶辛　［五性］▶熱　［帰経］▶脾、肺、腎

おすすめ薬膳

喉を潤し、食欲増進に

麻婆豆腐

花椒のピリリとした痺れる辛みが食欲をそそる麻婆豆腐。体を温め、冷えをとります。逆に、豆腐には体の余分な熱を冷まし、潤いを与える作用があります。

豆腐（p156）
潤いの働きがあるので、空咳、口の渇き、口臭によい。脾の機能を高め、消化不良、便通によい。

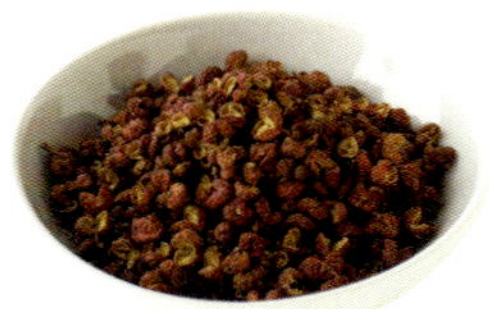

気虚　気滞　血虚　瘀血　水滞

さけ

酒

血行をよくして体を温める

酒は「百薬の長」といわれ、少量とることで、血行がよくなり、体を温めます。冷え症、冷えからくる関節や筋肉の痛み、胸痛、腹痛などに有効です。ただし、ビールは体を冷やします。適度な飲酒を心がけましょう。

食材のはたらき

［五味］▶甘、辛、苦　［五性］▶温
［帰経］▶肝、心、脾、肺

おすすめ薬膳

消化吸収をよくし、疲労回復に

梅酒

酒は、食材の薬効成分が溶け出しやすく、吸収しやすい特徴があります。初夏に出回る青梅を焼酎や日本酒に漬け込み、半年から1年寝かした梅酒は、のぼせやほてりを抑え、消化吸収をよくし、疲労回復に効果的です。

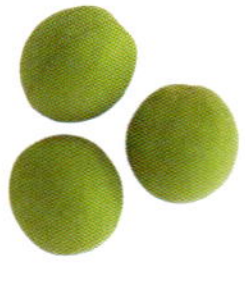

梅（p106）
胃腸の調子を整えて、食欲増進、消化を助ける。疲労回復、夏バテ、風邪などによい。

気虚　気滞　血虚　瘀血　水滞

コーヒー

珈琲

心を安らげ不安や眠気をとる

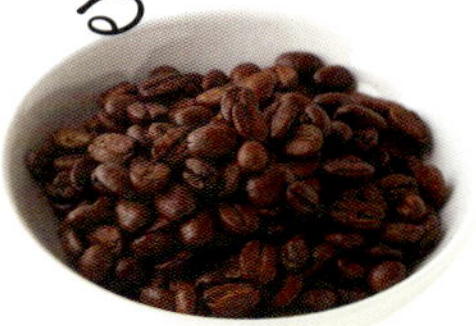

心の働きをよくするコーヒー。訳もなく不安になったり、記憶力が悪くなっているなど心の不調を感じる人におすすめです。眠気を覚まし、心身を覚醒させます。また、利尿作用があるので二日酔いのときにもよいでしょう。

食材のはたらき

［五味］▶苦　［五性］▶平　［帰経］▶心、肺

おすすめ薬膳

体を温め、血行を促進する

シナモンコーヒー

冷え症の人におすすめのコーヒーです。体を温め、血行をよくするので、眠気覚ましにもよいでしょう。胃腸の働きをよくするので、食欲も出てきます。むくみ解消にもよいでしょう。

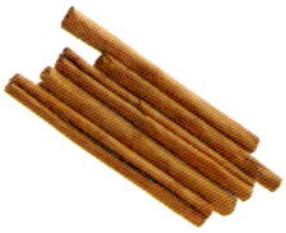

シナモン（p34）
体を温め、冷えからくる各種痛みをとる。胃腸を温め、消化を促すので食欲不振などによい。

気虚　気滞　血虚　瘀血　水滞

こうちゃ

紅茶

体を温め口の渇きを癒す

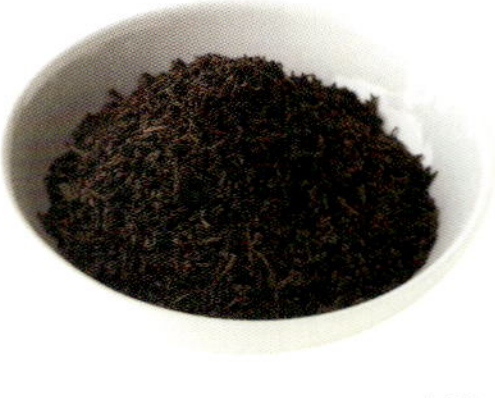

体を温める温性の働きをもつ紅茶は、口の渇きを癒し、体の余分な熱をとります。また、安神作用があるので、心の不調を和ませるでしょう。薬膳では、紅茶をベースにさまざまな生薬を加えて薬膳茶として飲みます。

食材のはたらき

［五味］▶甘、苦　［五性］▶温　［帰経］▶心、肺

おすすめ薬膳

冷えからくる頭痛、月経痛に

紅花紅茶

紅花ひとつまみ、紅茶2gをポットに入れて、熱湯200mlを注ぎます。紅花は滞った血を流すので、肌荒れやシミ、そばかす、肩こりや頭痛、月経痛などにも効果的。瘀血タイプの人におすすめの飲み物です。

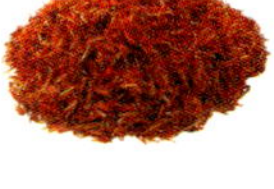

紅花（p28）
血行をよくして、血の滞りをとり除く。月経不順、月経痛、産後の腹痛など、痛みをとる（妊婦禁忌）。

気虚 気滞 血虚 瘀血 **水滞**

ウーロン茶

烏龍茶

脂肪燃焼 肥満の予防に

体の熱を冷ます涼性の働きをもつウーロン茶。脂肪を燃焼させ、消化を促し、また、利尿作用によって水分代謝がよくなるので、むくみや肥満の予防にもよいでしょう。冷えがある人は、温めて飲むとよいでしょう。

食材のはたらき

[五味]▶甘、苦 [五性]▶涼 [帰経]▶肝、脾

おすすめ薬膳

ダイエットが気になっている人に

はすの葉とウーロン茶

太りやすい体質の楊貴妃がダイエットのためにはすの葉茶を愛飲したといわれています。はすの葉1g、ウーロン茶2gをポットに入れて、熱湯200mlを注ぎます。水分代謝を促す、はとむぎや杜仲茶を加えてもよいでしょう。

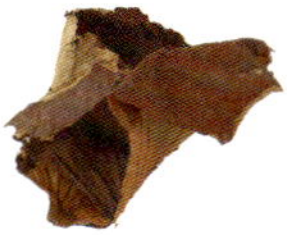

カヨウ(はすの葉) (p82)

熱を冷まし、余分な水分をとり除き、体液のバランスを調整。消化機能を高め、血行をよくする。

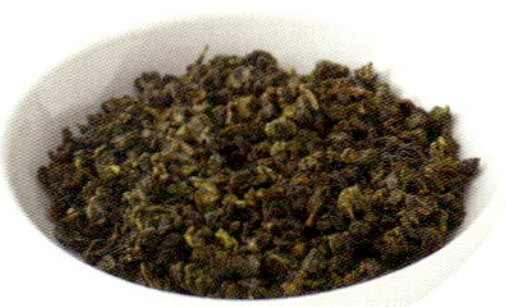

気虚 気滞 血虚 瘀血 **水滞**

りょくちゃ

緑茶

こもった熱をとり 頭もスッキリ

清熱効果が高く、体の熱を冷ます涼性の働きをもつ緑茶は、頭をスッキリさせる作用があります。また、消化を促すので、食後のお茶としてよいでしょう。体の余分な熱をとるので、下痢気味の人におすすめです。

食材のはたらき

[五味]▶甘、苦 [五性]▶涼

[帰経]▶肝、心、脾、肺

おすすめ薬膳

頭をすっきりクールに、喉にもやさしい

ミント入り緑茶

仕事が煮詰まったときなど気分転換によい組み合わせです。緑茶2gに、フレッシュミントかドライミントを1g加え、熱湯を200ml注ぎます。ミントの清涼感が、頭をスッキリとさせ、喉越しもさっぱりと涼やかに。

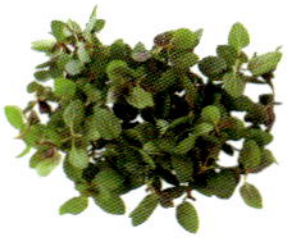

ミント (p94)

身体上部の熱を冷ますので、頭痛、目の充血によい。気の巡りをよくするので、胸のつかえ、イライラによい。

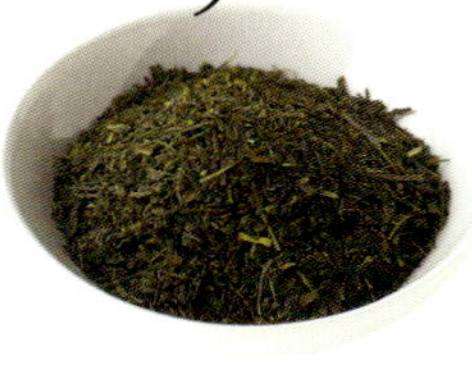

気虚　**気滞**　血虚　**瘀血**　水滞

ローズ

更年期障害や月経痛に

玫瑰花、マイカイカ

食材のはたらき

[五味] ▶ 甘、苦　[五性] ▶ 温　[帰経] ▶ 肝、脾

おすすめ薬膳

イライラに、胸やお腹のはりに

ジャスミンローズ茶（レシピはp52）

不規則な生活やストレスから、憂鬱になったり、イライラと怒りっぽいときに、一息つくお茶です。ジャスミンやローズの香りが、胸やお腹に滞った気を巡らせます。月経痛や胃がもたれているときなどにもおすすめです。

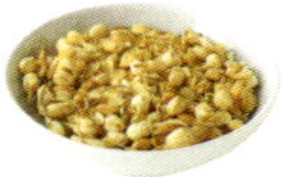

ジャスミン（p152）

気の巡りをよくし、鬱、イライラ、胸のつかえなどによい。安神効果があるので、不眠多夢によい。

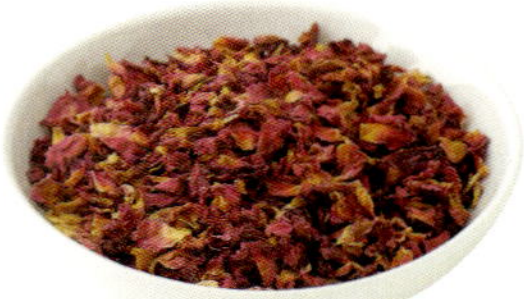

甘い香りが人気の玫瑰花はハマナスやローズの花です。鬱気分を解消するため、胸やお腹のはり、ゲップ、食欲不振、月経不順によいでしょう。また、血を巡らし痛みをとるので、月経痛、乳房などのしこり、腫瘍にも有効です。

気虚　**気滞**　血虚　瘀血　水滞

ジャスミン

鬱やイライラ不眠多夢に

茉莉花、マツリカ

食材のはたらき

[五味] ▶ 甘、辛　[五性] ▶ 温

[帰経] ▶ 肝、心、脾

おすすめ薬膳

イライラした気持ちをスッキリさせたい

グレープフルーツ入りジャスミンゼリー

鍋にジャスミン10g、水300mlを入れて沸騰させ、はちみつ少々を加えて漉します。ふやかした粉ゼラチン5gを合わせ、粗熱がとれたら果肉をほぐし入れ、冷蔵庫で冷やし固めましょう。

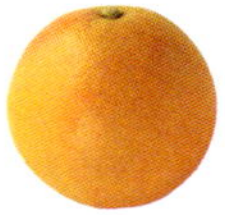

グレープフルーツ（p103）

気の巡りをよくして、胃の熱感、不快感を押さえる。解毒作用を高めるので、二日酔いにも。

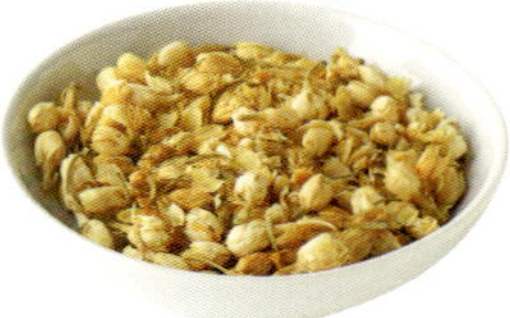

ジャスミンの花を乾燥させた茉莉花。気の巡りをよくし、鬱気分やイライラ、胸のつかえなどに有効です。食欲不振、胃もたれなどの改善に、また、精神を安定させる作用があるので、不眠多夢にもよいでしょう。

気虚　気滞　血虚　瘀血　水滞

ぎゅうにゅう
●牛乳

五臓を養い 腸、肌や髪を潤す

牛乳は、五臓を養う大切な食材です。肺や胃腸を潤す効果があるので、喉の渇きや便秘の解消によく、肌や髪を美しくする効果があります。また、血を補うので、元気が足りない人、虚弱体質の人にもよいでしょう。

食材のはたらき

[五味]▶甘　[五性]▶平　[帰経]▶脾、肺

おすすめ薬膳

喉を潤し、便秘の改善にも

バナナミルク

バナナと牛乳で作るミックスジュースには、潤い効果がたっぷり。便秘気味の人はもちろん、肌や髪の美容効果にもよいでしょう。バナナには体を冷やす作用があるので、冷え症の人は冷やし過ぎないようにしましょう。

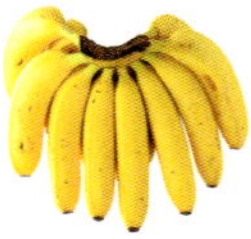

バナナ（p109）

体の熱を冷まし、腸を潤し便秘によい。肺を潤し、慢性の空咳によい。二日酔いによい。

気虚　気滞　血虚　瘀血　水滞

ヨーグルト

美肌や免疫力の向上に

甘酸っぱく、喉越しがさわやかなヨーグルト。発熱やほてり、不眠など、体の熱を癒します。また、潤い効果から、便秘、皮膚の乾燥、発疹、皮膚乾燥によるかゆみなどに有効です。美肌、免疫力向上におすすめの食材です。

食材のはたらき

[五味]▶甘、酸　[五性]▶平

[帰経]▶肝、脾、肺

おすすめ薬膳

美容、ダイエットに

白きくらげ、くこの実とヨーグルト

白きくらげとくこの実をたっぷりの水に2時間程度浸けて戻し、氷砂糖と一緒に15分ほど煮詰めます。これを冷やしてから、ヨーグルトにかけましょう。お肌をぷるぷるにするデザートです。

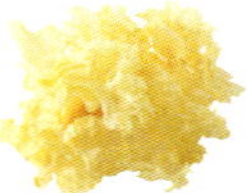

白きくらげ（p35）

肺を潤し、皮膚の乾燥、空咳、喉の渇きなどによい。胃を保護するので、胃の不快感に。

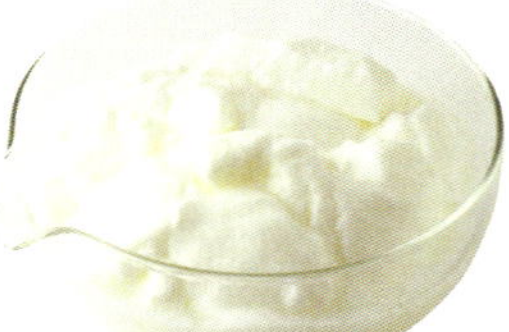

気虚　気滞　血虚　瘀血　水滞

チーズ
皮膚や粘膜の乾燥や渇きに

血を補い、潤い効果のあるチーズ。皮膚や髪がカサつく、眠りが浅く夢をよく見る、便通がよくない、月経血の量が少ないなど血虚タイプの人におすすめの食材です。肝機能の向上、皮膚や粘膜の保護などにも有効です。

食材のはたらき

[五味] ▶ 甘、酸　[五性] ▶ 平

[帰経] ▶ 肝、脾、肺

おすすめ薬膳

空咳、便秘、肌の乾燥に

豚肉とチーズ

体に潤いと元気を与える組み合わせです。疲れやすく、肌にも疲れやシワが目立つ気虚タイプ、血虚タイプの人におすすめ。豚肉でチーズを挟んで焼いたり、ハムチーズサンドにするのもよいでしょう。

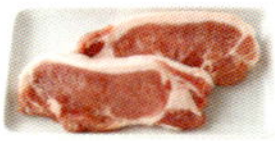

豚肉 (p134)

体に潤いを与えるので、肌の乾燥、喉の渇きに。気・血を補い、虚弱体質の体質改善、滋養強壮に。

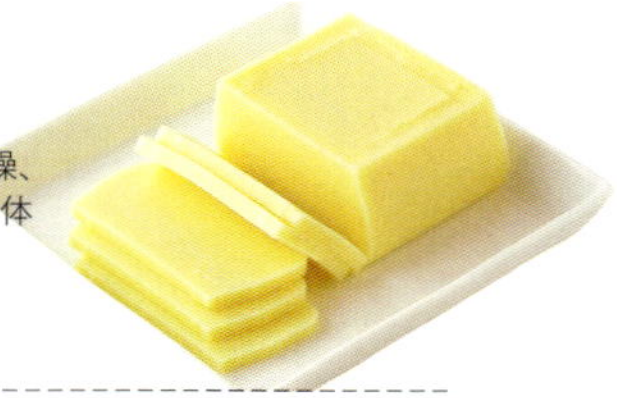

気虚　気滞　血虚　瘀血　水滞

バター
咳や口内炎　皮膚や腸の乾燥に

肉や魚をソテーしたり、ソースを作ったりと調理に役立つバターには、五臓の働きを高める作用があります。ヨーグルトやチーズ同様乳製品なので、潤い効果はもちろん有効です。口内炎など口の中の腫れ物にもよいでしょう。

食材のはたらき

[五味] ▶ 甘　[五性] ▶ 寒

[帰経] ▶ 肝、脾、肺、腎

おすすめ薬膳

気と血の巡りをよくする組み合わせ

にんにくとバター

鍋にバターを入れて焦がさないように溶かし、薄切りにしたにんにくを炒めます。パスタや肉料理に加えたり、ご飯を加えてにんにくバターライスにしてもよいでしょう。香ばしい香りが食欲をそそります。

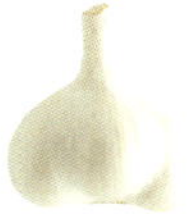

にんにく (p84)

気を巡らせ、消化を助ける。血の巡りをよくして、お腹を温め、冷えをとり除く。

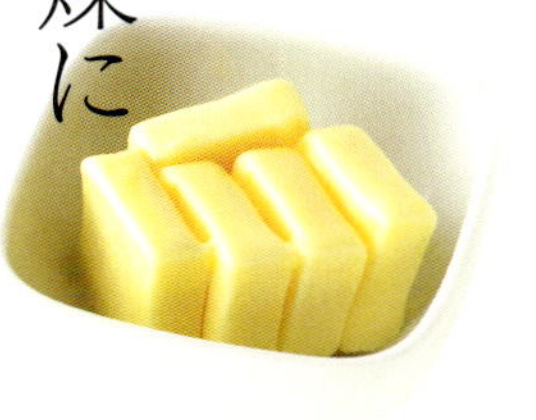

気虚　気滞　血虚　瘀血　水滞

たまご

鶏卵（卵黄）

体液や血液を補い虚弱体質の改善に

たまごの中でも、主に卵黄は、体に不足している体液や血液を補い、体を潤す効果があります。栄養価も高く、病気の人や虚弱体質の人を元気づける食材です。卵黄には、養血安胎作用があり、妊婦と赤ちゃんを守る安産の食材といわれています。また、発熱後の精神不安、不眠、咳、喉の渇き、声がれなどにも有効です。

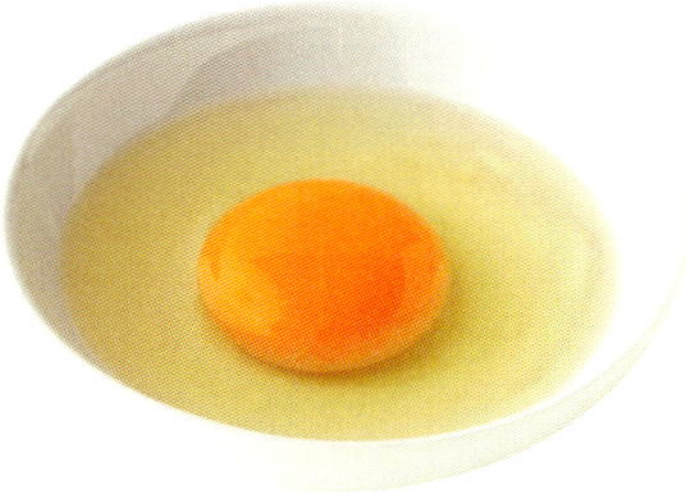

食材のはたらき

［五味］▶甘　［五性］▶平　［帰経］▶脾、肺

おすすめ薬膳

風邪の引きはじめに

たまご酒

体を温め、血を補い、潤します。湯のみに卵黄1個、砂糖20gを加え、沸騰させアルコールを飛ばした清酒180mlを少しずつ入れてかき混ぜ、たまごを半熟状態にします。最後にしょうがの搾り汁少々を加えましょう。

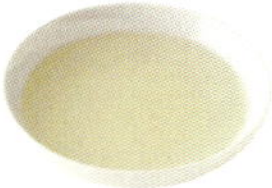

酒（p149）

少量とることで、血行がよくなり、体を温めるので、冷えによい。関節や筋肉の痛み、しびれによい。

血行促進、滋養強壮に

にらのたまごとじ

にらは血行をよくして、体を温める食材です。栄養たっぷりのたまごをつかうことで、精気を補い、気の巡りをよくします。血も補い、巡りがよくなるので、疲れや不安感が解消されるでしょう。

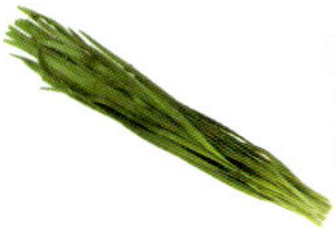

にら（p74）

腎の働きを高め、体を温めるので、足腰の冷え、遺精、腰痛などによい。気の巡りをよくする。

気滞　**卵白**

目の充血や喉の痛み、咳が気になるときに

卵黄の血を補い、潤う効果に対して、卵白は、体の余分な熱を冷まし、目の充血や喉の痛み、咳を改善する働きがあります。また、心の働きを高めるので、体中に血液を送り、動悸や息切れ、不安感をとり除き、顔色がよくつやのある肌にしてくれます。【甘】【涼】【心、肺、腎】

気虚　気滞　血虚　瘀血　水滞

とうふ
●豆腐

目の充血、口の渇き口臭予防に

体の余分な熱をとる働きをもつ豆腐。古くから、高熱時に豆腐湿布を用いるなどの民間療法も伝わっています。熱がこもっているために起こる、目の腫れや充血によいでしょう。また、潤いの働きがあるので、空咳、口の渇き、口臭予防におすすめです。消化を促し、腸の渇きを癒すので、便通もよくなります。

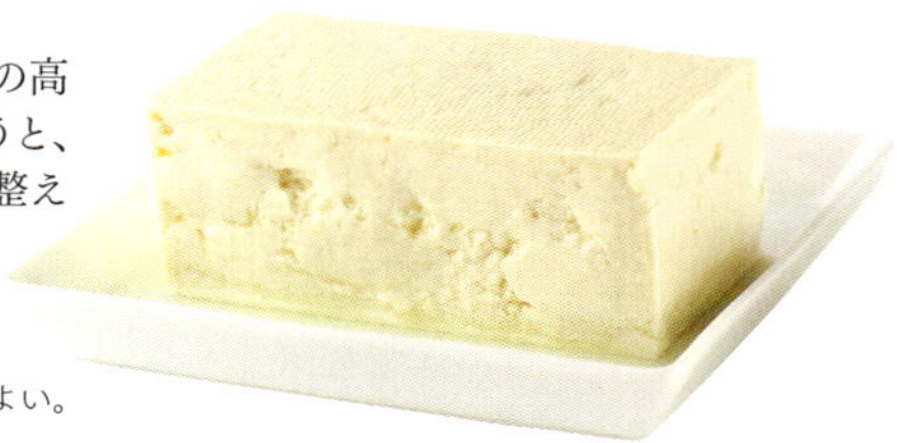

食材のはたらき

［五味］▶甘　［五性］▶涼　［帰経］▶脾、肺

おすすめ薬膳

肌をしっとりさせて、エイジングケアに

豆腐のゆりね梅あんかけ

肌に潤いを与えるゆりねと、食欲を促し、消化を助ける梅干しを使って、酸味の効いたあんかけを作り、湯豆腐にかけていただきます。涼性の豆腐は温めることで、冷やし過ぎを防ぎます。美肌をキープするには、胃腸の調子を整えることも大切です。

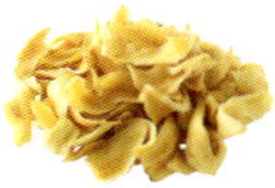

ゆりね（p30）

肌に潤いを与える。心の熱をとり、イライラを鎮めて、精神を安定させ、不眠によい。

美肌、美髪に

黒ごまと豆乳のプリン

血行をよくして、皮膚や髪を潤す黒ごまと、潤い効果の高い豆乳を使ったデザート。甘味料としてはちみつを使うと、腸を潤す作用からお腹をスッキリとさせ、肌の調子を整えます。お肌がぷるぷるしっとりに。

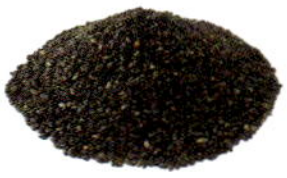

黒ごま（p36）

精力をつけ、血を補い、白髪、便秘などによい。皮膚の乾燥によい。老化予防にも。

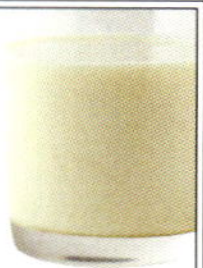

血虚　とうにゅう●豆乳

鼻づまりや貧血、低血圧に

元気を補う豆腐に対して、豆乳は血を補い、体液を増して、潤い効果が高い食材です。貧血や低血圧の人に、また、肺の機能を高めて潤すので、気管支が弱い人、鼻がつまったり、粘りある痰が出る、口が渇くなどの症状に有効です。【甘】【平】【脾、肺】

気虚　気滞　血虚　瘀血　水滞

なっとう
納豆

血流をよくして血栓予防に

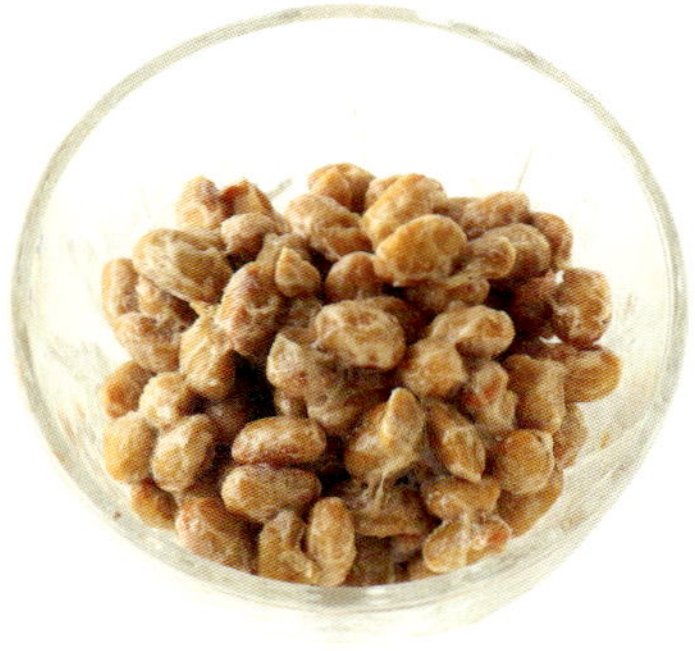

血の巡りをよくする納豆。血行不良による冷えや肩こりを和らげ、気になる目の下のクマやシミによいでしょう。血液さらさら効果があるので、血栓を防ぎ、生活習慣病の予防にも効果的です。瘀血タイプの人は食生活にとり入れたい食材です。また、鬱気分の解消にもよいので、やる気が起こらない人にもおすすめです。

食材のはたらき

［五味］▶甘　［五性］▶温　［帰経］▶脾、肺

おすすめ薬膳

疲労回復に

やまかけネバネバ丼

納豆、やまのいも、おくらなど、粘り気のある食材の組み合わせです。おくらは塩茹でして刻み、やまのいもはすりおろします。納豆に混ぜて、醤油やだし汁を加え、ごはんにのせてでき上がり。紅花薬膳醤油（p158）を使うとさらに瘀血対策に。

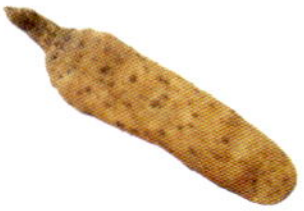

やまのいも（p86）
脾肺腎を補うので、養生に適している。食欲不振、慢性の下痢、喘息、老化予防に。

体を温めて血行を促進

にらの納豆和え

にらをさっと塩茹でして刻み、納豆と和えるだけの簡単な献立です。にらが体を温め、納豆が血の巡りをよくするので、冷え症や貧血、風邪の予防、胃もたれなどに効果的です。気の巡りもよくなるので、食欲不振のときにもおすすめ。

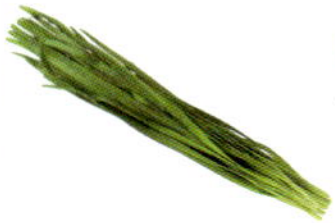

にら（p74）
体を温めるので、足腰の冷え、遺精、腰痛などによい。血行をよくするので腫れと痛みなどによい。

TOPICS

中国でも納豆を食べる？

日本でよく食べるネバネバの納豆は、中国にはありませんが、黒豆を水で戻してから蒸して、塩と麹、酵母を混ぜて発酵させた豆鼓（トウチ）を、麻婆豆腐や野菜の炒め物にコクを出すための調味料として使います。豆鼓は、風邪の熱や止血の生薬として用いられ、香鼓（コウシ）と呼ばれます。

手作り薬膳調味料

おうちにある調味料に生薬を加えて、冷蔵庫に常備しておきましょう。
手軽に始められる食養生です。

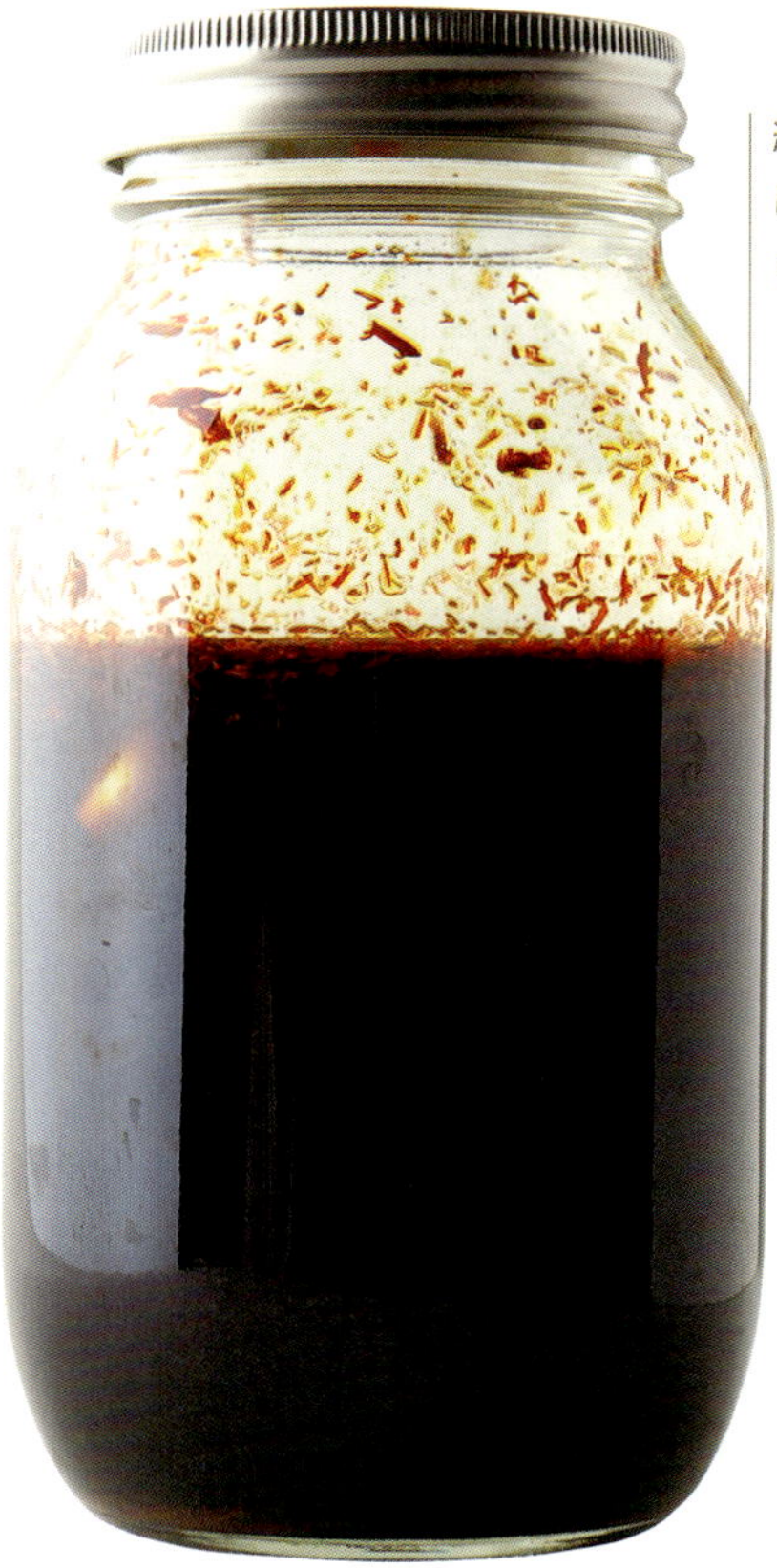

紅花（p28）
にんにく（p84）
しょうが（p73）

肩こり、月経痛に

紅花薬膳醤油

鬱血をとり除き、痛みやこりを解消する紅花。
月経不順、月経前症候群、更年期障害など、女性特有の不調を和らげます。
貧血気味、瘀血タイプの人に。妊婦は使用できません。

【材料】
紅花……大さじ1
にんにく……1片
しょうが……1片
醤油……300ml

【作り方】
❶密閉瓶に紅花、にんにく、しょうがを入れて醤油を静かに注ぐ。
❷冷蔵庫で一晩漬け込む。

【利用法】
炒め物、酢の物に。

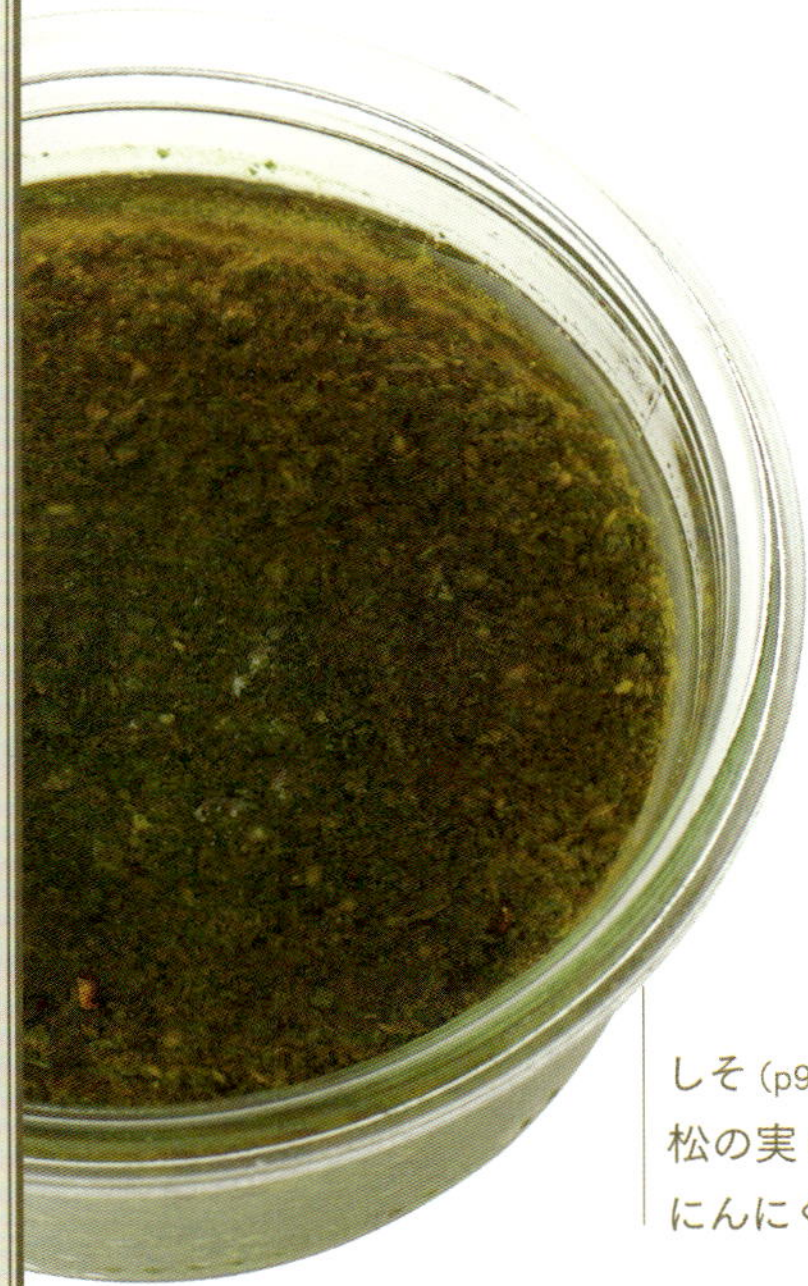

花粉症の緩和に

しそソース

しそには、気・血の巡りをよくして、
体に不要なものを出す作用があります。鬱気分やイライラ、
花粉症やかぜの初期症状に。鼻づまりや咳に。

【材料】
松の実……25g
しそ……50枚
塩・胡椒……適宜
にんにく……1/2片
オリーブ油……100ml

【作り方】
❶松の実は軽く乾煎りして冷ましておく。
❷しそ、松の実、塩、胡椒、にんにく、オリーブ油半量をミキサーで攪拌する。
❸混ざったら残りのオリーブ油を入れてペースト状にする。
❹密閉容器に入れて保存し、5日くらいで使い切る。

しそ（p92）
松の実（p38）
にんにく（p84）

【利用法】
パスタに、刺身の和え衣に、ソテーした白身魚や肉に。

疲労回復に

チンピ酢

胃腸の調子を整えて、消化吸収をよくするチンピ。
かぜの初期症状や疲れ目、肌荒れなどにも有効です。
イライラやヒステリー、夏バテ気味の人に。

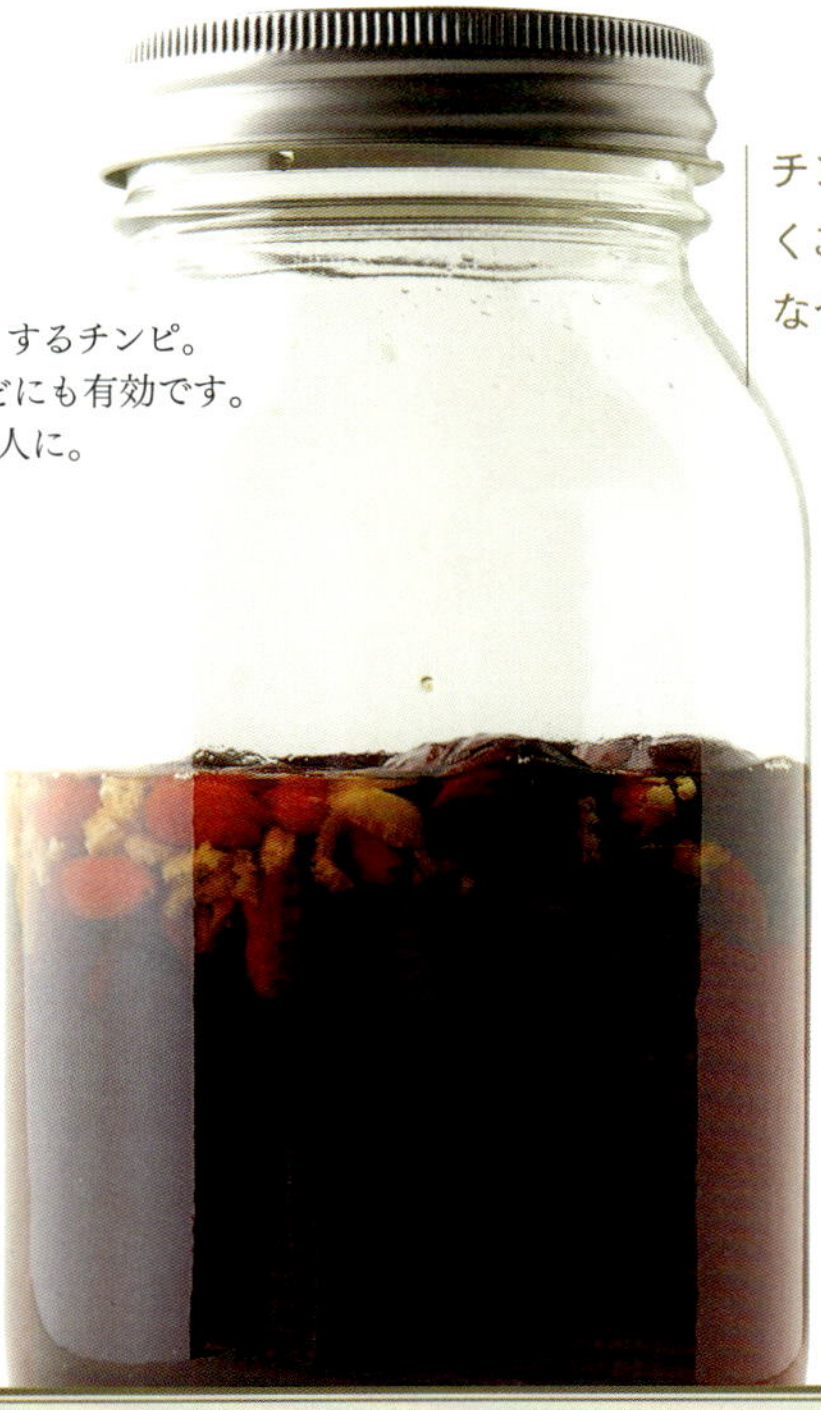

チンピ（p115）
くこの実（p29）
なつめ（p27）

【材料】
チンピ……5g
くこの実……20粒
なつめ……5個
酢……500ml

【作り方】
❶密閉瓶にチンピ、くこの実、なつめを入れて酢を静かに注ぐ。
❷冷蔵庫で一週間漬け込む。

【利用法】
サラダ、酢の物、薄めてドリンクに、はちみつとサワーに。

ストレス、疲労回復に

薬膳ラー油

体を温める熱性の性質をもつとうがらしやシナモン、花椒と、
気の巡りをよくして、お腹のはりや食欲不振によいチンピの組み合わせです。
冷えからくる不調に。

【材料】
ごま油……250ml
長ねぎ……5cm（みじん切り）
にんにく……1片（みじん切り）
とうがらし……5本
花椒……大さじ1
シナモン……5g
チンピ……5g

【作り方】
❶中華鍋にごま油を少々とって、長ねぎ、にんにくを弱火で炒め、香りを引き出す。
❷長ねぎ、にんにくが色づいてきたら、とうがらし、花椒を加えて3分ほど中火で炒める。
❸シナモン、チンピを加え、ごま油の半量を加えて、弱火でじっくり火を通す。
❹火からおろし、粗熱がとれたら残りのごま油を加える。
❺密閉瓶に入れて冷蔵庫で2週間は保存可能。

【利用法】
餃子、サラダに。

にんにく（p84）
とうがらし（p33）
花椒（p149）
シナモン（p34）
チンピ（p115）

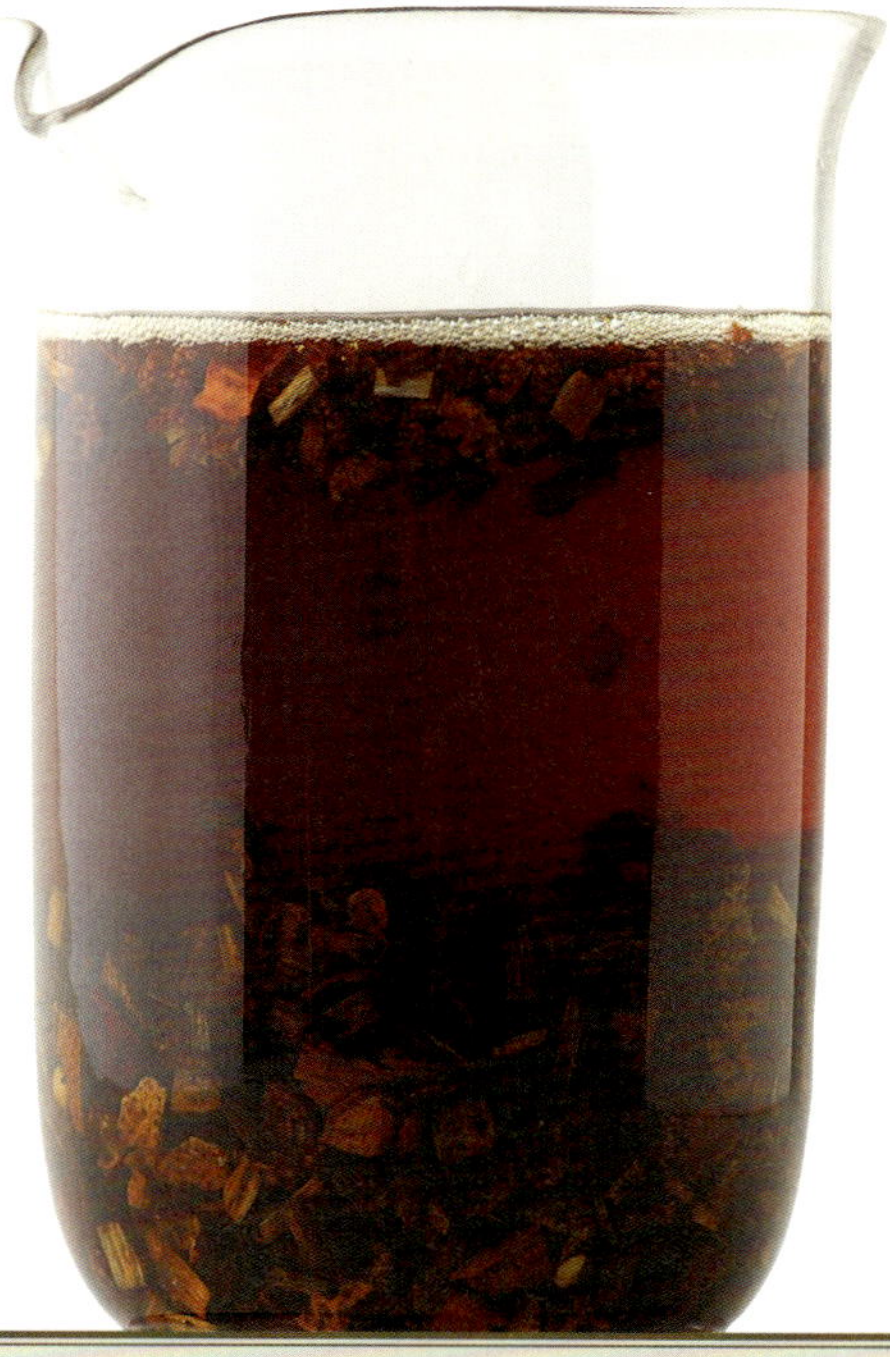

第3章

やさしい漢方のきほん

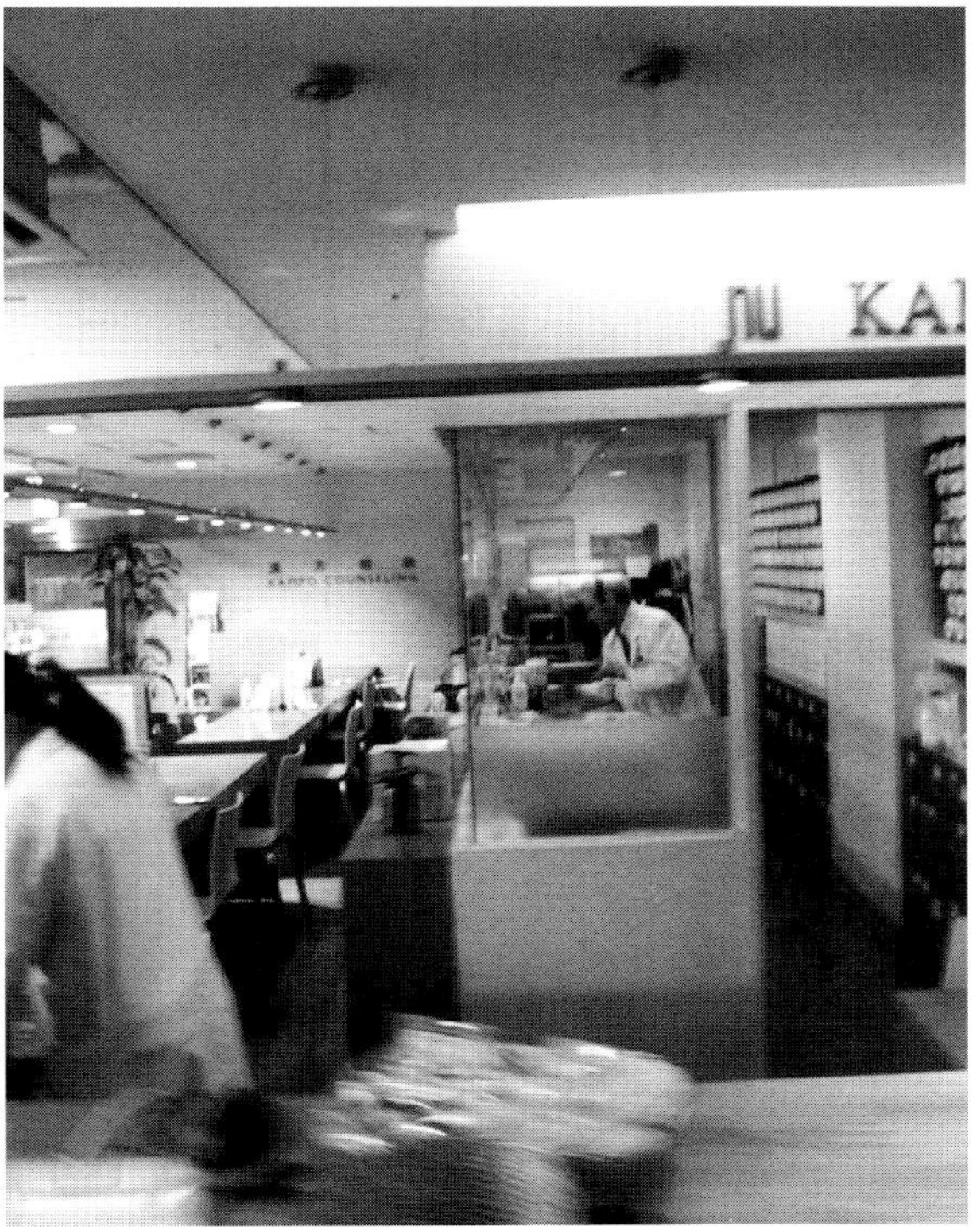

漢方のきほん① 漢方＝漢方薬ではない

漢方とは、未病を癒すこと

病名のつかない、なんとなくの不調は、心と体全体のバランスが崩れている体からのシグナルです。漢方は、人間が本当に健康的に生きるためにはどうすればよいか、心身のバランスを整えるためにはどうするか、という発想から生まれたものです。薬膳はもちろん、気功、按摩、鍼灸、そして、養生法（生活の仕方）もすべて、漢方に含まれます。

漢方は病気ではなく、病人をみる

漢方医や漢方薬剤師に相談すると、あらかじめ記入した問診票をもとに、体格や顔色、目や爪の色、舌の状態、声や脈など、患者とのコミュニケーションを大事にしながら、その人の全体像をみていきます。つまり、不調な部分、病気をみるのではなく、ひとりひとりの体質、体調から考えることを主体にしています。第1章でチェックした体質タイプは、あなたの体質、体調をあなた自身が知るために大事なことです。

漢方で症状の根本を探る

漢方では、トラブルのある部分だけをみていると気づかない別の部分の不調や、症状の根本を知ることができます。たとえば、大人になって「アトピー性皮膚炎」で漢方薬局に来た人の根本的な原因が、子どものころの「ぜんそく」にあった例を紹介します。皮膚と肺、これはまったく関係がないようにみえますが、実は漢方の考えのひとつ「五臓」では、「肺」と皮膚は密接な関係にあり、「肺」の働きが弱くなると、皮膚のトラブルとして表れることがあるのです。

「五臓」が弱ると、症状が表れる

「五臓」とは、五行説を応用して体のいろいろな機能を系統的に捉えた「肝・心・脾・肺・腎」のことです。「気・血・水」が、体内を巡るエネルギーだとすると、「五臓」は、食べ物から栄養をとり出して、気・血・水を作ったり、運んだり、貯蔵する働きと考えます。

漢方では、「肝=肝臓」ではなく、肝臓機能を含んだもっと広い範囲の働きと考えます。

五臓	五臓の働き	五臓が弱ると症状が出やすい部分
肝	「気」の流れをつかさどる。消化を助ける。血液を貯蔵し、必要に応じて供給、消費する。血液量を調整する。	自律神経、情緒、消化、血液量、肝臓、胆のう、目、爪、筋や腱
心	精神や意識、思考力と深く関わる。血液をポンプ作用により送り出し、全身に流し、栄養を送る。	睡眠、精神、意識、血液の循環、心臓、小腸、舌、顔色、脈
脾	消化吸収を管理する。栄養物を「気・血・水」に変え全身に運び、老廃物を排出する。血流、内臓の位置をキープする。	消化吸収、味覚、血液のコントロール、脾臓、胃、口、唇、筋肉
肺	呼吸運動をつかさどる。全身の「気」の調整や水分の運行調整を行う。	呼吸、水分代謝、嗅覚、排泄、鼻、喉、肺、皮膚、大腸
腎	成長、発育、性欲、生殖と深く関わる。体内の水分貯蔵と代謝をつかさどる。	成長、発育、性欲、生殖、水分代謝、聴覚、腎臓、膀胱、耳、髪、骨

漢方のきほん② 気になる症状にアドバイス

なんとなくの不調である「未病」は、心と体からのシグナルです。体質タイプによって、症状の出方は異なりますが、まずは、働きが弱っている五臓を見つけましょう。弱っている五臓がわかったら、その五臓に作用する「帰経」をもつ食材をとり入れるとよいでしょう。食材の「帰経」は、第2章で紹介しているそれぞれの食材ページの「食材のはたらき」から知ることができます。

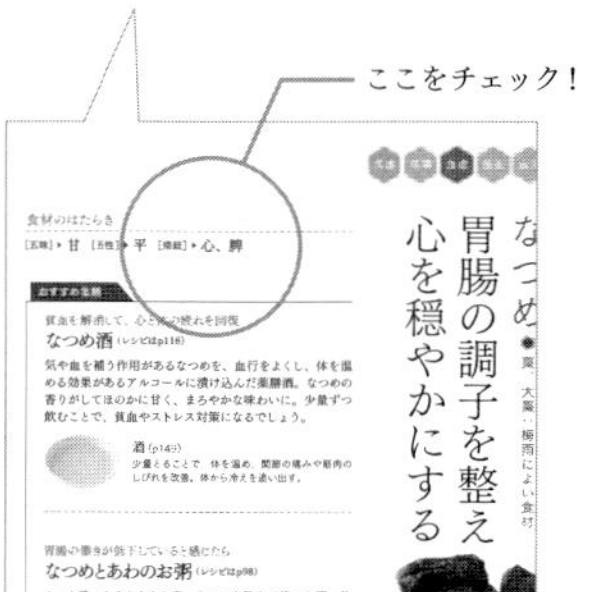

目のトラブルで辛い！

● 弱っているのは……

肝

漢方では、疲れ目は、【血虚】の状態と考えます。目の使い過ぎは、血を消耗します。「肝」は血液の貯蔵庫の役割があるので、「肝」の働きが弱ると、血が不足して目のトラブルが起きやすくなります。豚レバーなど血を補う食材や、視力を高め、目の疲れを癒すくこの実、目の充血やかすみなどに効果的な菊花などをとり入れましょう。また、血の不足を補う「腎」の働きを強化するのもよいでしょう。

むくみやすい！

● 弱っているのは……

脾　肺　腎

夕方になると足がむくむ、全身がだるいなどの症状は、余分な水分が体内に停滞していて、「脾」の働きが弱っている【水滞】の人です。とくに、梅雨どきや夏に起きやすく、食欲が落ちます。消化のよいものを食べることが大切です。

同じむくみを感じる【水滞】の人でも、胸がムカムカする、痰や鼻水が出るなどの症状がある人は、「肺」の働きが弱っています。

下半身のむくみの中でも、内くるぶしあたりがむくむ、腰や膝がだるい人は、「腎」の働きが弱っているので、全身を温めることが大切です。

月経痛、PMSで辛い！

● 弱っているのは……

肝　腎

月経痛は、体の中の古い血液がうまく排出されずに、痛みが起こると考えます。月経初日から痛い、月経血が塊で出る、月経血が黒っぽいなどは、【瘀血】の人に多い症状です。体を温める食材をとり入れ、普段から血の巡りをよくしましょう。

月経前にイライラする、乳房がはる、憂鬱などの月経前症候群（PMS）の症状は、【気滞】の人に多いです。きくらげやチンピなど、ストレスや緊張を和らげる食材をとり入れましょう。

眠れない！

● 弱っているのは……

肝　心

眠りが浅く、何度も夜中に目が覚めるのは、【水滞】の人に多い症状です。夕食を腹八分目に控えましょう。また、利尿効果のある食材をとり入れましょう。

頭の中にいろいろな考えが浮かんで寝つけないのは、【気滞】の人に多い症状です。精神的ストレスを解消する努力が必要です。セロリやトマトなど、体の熱を冷ます食材をとり入れましょう。

眠りたいのに眠れない人は【血虚】に多い症状です。心を安定させるゆりねやはくさいなどを食事にとり入れましょう。

顔にできた、にきび、吹き出物！

● 弱っているのは……

肝　心　脾　肺　腎

にきびや吹き出物が顔の輪郭、おでこ、生え際など、フェイスラインにできるのは、ストレスによって「肝」の働きが弱っている人です。

眉間の間にできるのは、「心」の働きが弱っている人で、心身の疲れが相当たまっているときにできやすいです。

食べ過ぎ、胃腸のトラブルで「脾」の働きが弱っている人は、口の周りにできやすいでしょう。

ほっぺたや鼻の近くにできるのは、脂分のとり過ぎで皮脂が過剰に分泌したり、便秘気味など「肺」の働きが弱っている人です。

あごや首にできやすい人は、ホルモンバランスが乱れている「腎」の働きが弱っている人です。とくに月経前に多く表れる症状です。

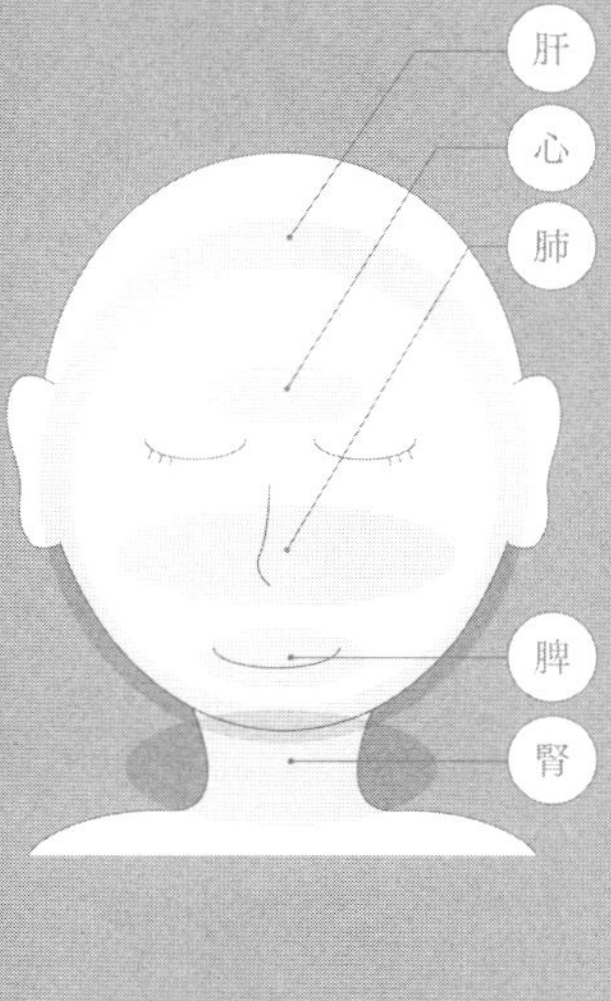

下痢気味で辛い！

● 弱っているのは……

肝　脾

慢性的な下痢は「脾」の働きが弱っているときに起こります。とくに脂ものを食べたときに起こる下痢は、消化吸収力が落ちている【気虚】の人に多い症状です。少ない気をすべて消化に使うので、食後に眠くなります。消化のよいものを食べ、体力をつけることを心がけましょう。

ストレスや緊張により、下痢と便秘を繰り返すのは、【気滞】の人に多い症状です。適度な運動や気の巡りをよくするにらやジャスミンなどをとり入れましょう。

気になる便秘！

● 弱っているのは……

肺

胃や腸にこもった熱で水分がなくなり、便が乾燥してコロコロとかたいなど、「肺」の働きが弱ると便秘になりやすいです。お腹がはり、とくにゲップやおならが多い人は、ストレスから便秘が悪化する【気滞】の人です。お腹のマッサージをするなどストレスを和らげるようにしましょう。

疲れていて排便するパワーがない、高齢者の人は、【気虚】の人が多いです。いきまずに出せるように腹筋などを鍛えましょう。

肩こりが辛い！

● 弱っているのは……

肝

肩や首がかたく、押すと痛みが走る症状は、【瘀血】の人に多いです。同じ姿勢をとり続けることで、肩の周りが鬱血しているので、適度な運動や姿勢を変えるなど血行をよくしましょう。適度な酒や酢など体を温める食材をとり入れます。

後頭部から首、肩にかけてのこりは、【気滞】の人に多い症状です。長く続くと、イライラや頭痛、憂鬱を伴います。香味野菜など気の流れをよくする食材をとり入れましょう。スポーツや趣味などで、ストレスを発散することも大切です。

肩がガチガチにかたいのに、押しても痛みがない、肩こりの自覚がない人は、【血虚】の人に多い症状です。月経や過労に伴い、血の不足が原因で起こります。金針菜やほうれんそう、レバーなど血の不足を補う食材が必要です。

下半身太りの【水滞】の人にも、肩こりの症状はでやすいです。暴飲暴食を避け、体を動かして水分代謝を高めましょう。海藻類やあずき、緑豆などがおすすめです。半身浴などで汗をしっかりかきましょう。

気になる肥満、ダイエット！

● 弱っているのは……

肝　脾　肺

漢方では、まず太りにくい体質を作ることからはじめます。食べ過ぎは万病の元、太ってしまう原因を考えましょう。

食欲がコントロールできない、新陳代謝が悪い、些細なことを気にするなどは、気太りが原因。ストレスが多い【気滞】の人に多い症状です。自分自身で「痩せなければ」というプレッシャーをかけたりせず、食材の数を増やしてバランスを考えて食べることが大切です。

食欲は旺盛だけど便秘気味の人、体内に余分な熱をため込み老廃物を排出できない、下腹がぽっこりしているなどは、血太りが原因。血流が悪い【瘀血】の人に多い症状です。血行をよくして代謝をアップ、また、体の熱を冷ますきゅうりやとうがんなどの食材をとり入れましょう。

汗っかきで、手足がよく冷える、むくみやすく、疲れやすいなどは、水太りが原因です。色白の日本人女性に多い【水滞】の人の症状です。冷たいものや生もの、お酒などを控え、はとむぎや緑豆など利尿作用の高い食材を選びましょう。

気になる性の悩み！

● 弱っているのは……

腎

漢方では、性生活を適度に楽しむことは心身の健康によいと考えます。ただし、したくないときに無理にするのは精気を消耗します。お互いの気をチャージし合う行為なので、【気虚】の人は、十分に気を補う食材をとり入れましょう。

とくに、セックスレスは心身に冷えがたまっている状態で、【気滞】の人に多い症状です。体を温める食材をとり入れて、スキンシップからゆっくりとはじめましょう。

「腎」の働きが弱ると、生殖のエネルギーもなくなってしまいます。海藻類や黒い食材など、「腎」の働きを強化する食材をとり入れましょう。

気になる髪のトラブル！

● 弱っているのは……

腎

漢方では、髪の健康状態は「腎」と深い関係があると考えます。「腎」の働きが弱くなると、髪にツヤがなくなり、抜け毛や白髪が目立つようになります。

偏食やダイエット、睡眠不足から【血虚】の状態になると、頭皮に栄養や潤いが行き届かなくなります。海藻類や黒ごまなどをとり入れましょう。

ストレスや過労から【気虚】の状態になると、髪の毛が薄くなることがあります。一時的に強いストレスがかかると、円形脱毛症になることも。ストレスをためない生活を心がけましょう。

漢方のきほん③　女性の養生、男性の養生

女性の養生

漢方では、女性の一生の体調変化を、七年周期で考えます。女性は、その一生を「血」に左右されます。女性は、月経、妊娠、出産というメカニズムを備えているため、冷えやストレスに敏感です。ちょっとしたことでも、女性ホルモンや自律神経のバランスを崩してしまいます。

「肝」「腎」を補い、アンチエイジング

肝は「血の海」と呼ばれ、血を貯蔵するところ。さらに、気を全身に巡らせて、考えることや思う心、ストレスをコントロールして、心身をのびやかにするよう働きかけます。腎は体の発育や生殖をつかさどり、生命エネルギーを貯蔵するところ。老化とは、加齢に伴い腎の働きが衰えて、生命エネルギーが減っていくことです。また、腎は「肝の母」でもあるので、腎を補うことで、気力、体力ともにパワーアップ。いつまでも若さを保つカギになるでしょう。

【肝を補う食材】
紅花、くこの実、金針菜、黒ごま、松の実、ひじき、菜の花、セロリ、にら、菊花、よもぎ、ミント、いちご、もも、梅、牡蠣、しじみ、いか、うなぎ、えび、かに、鶏レバー、黒砂糖、ローズ　など

体を冷やさない

冷えることで気・血の巡りが悪くなります。体が冷えると、血虚や瘀血になど血のトラブルになりやすいので、気をつけましょう。人の体は、「上熱下寒」といい、上半身に熱が

●女性のライフステージ

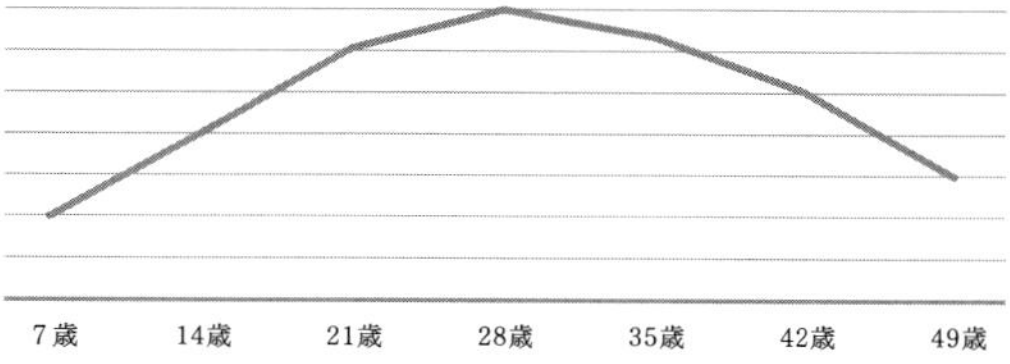

満年齢
7歳　歯がはえ揃う
14歳　初潮を迎える
21歳　身長が伸び切る
28歳　身体機能、生殖機能のピーク
35歳　肌や髪が衰えはじめる
42歳　白髪が気になりはじめる
49歳　閉経が近づく
閉経以降　ゆるやかに老化する

集まりやすく、下半身が冷えやすいので、「頭寒足熱」を心がけるとよいでしょう。

男性の養生

漢方では、男性の一生の体調変化を、八年周期で考えます。中国では、「男性は気から生まれ、女性は血から生まれる」といい、男性は、その一生を「気」に左右されます。これは、男性が外に出て体を使うことが多く、「気」の消耗が激しくなるからです。

「腎」「脾」を補い、体力をキープ

腎は生命エネルギー「精」を貯蔵するところ。腎が不足すると、足腰の衰えを感じたり、動作がにぶる、白髪・抜け毛など、体の老化を感じます。「精」には、生まれつきの「先天の精」と、食べ物など体外から摂取する「後天の精」ありますが、ライフステージのピークから、腎の働きの低下とともに、精の蓄えが減少し、死ぬときにはゼロになると考えます。また、腎を補うためには、消化吸収し、栄養物に変え、体力をつける脾の働きが大切です。

【脾を補う食材】
ういきょう、高麗人参、らっかせい、そば、もち米、あわ、あずき、えだまめ、やまのいも、さといも、まいたけ、バナナ、たこ、鶏肉、羊肉　など

【腎を補う食材】
くこの実、白きくらげ、黒ごま、くるみ、黒豆、ひじき、うど、キャベツ、にら、やまのいも、キウイフルーツ、ぶどう、しじみ、いか、うなぎ、えび、鶏レバー　など

●男性のライフステージ

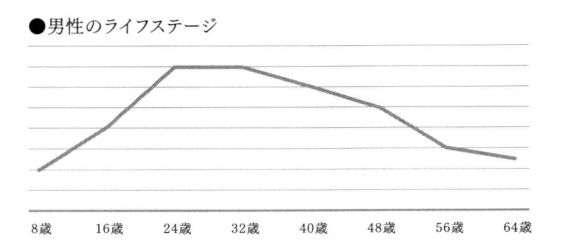

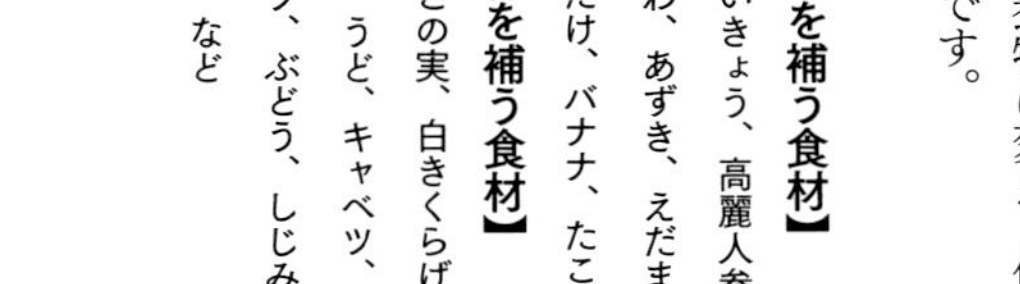

満年齢
8歳　歯がはえ揃う
16歳　思春期
24歳　身長が伸び切る
32歳　身体機能、生殖機能のピーク
40歳　抜け毛がはじまり、歯がもろくなる
48歳　顔がやつれ白髪が気になりはじめる
56歳　足腰が悪くなる
64歳　ゆるやかに老化する

用語解説

用語【読み】	説明
一物全体【いちもつぜんたい】	ひとつのものを丸ごとすべて食べること。
陰陽論【いんようろん】	この世にあるもの、あることはすべて陰と陽の2つに分けられるという理論。地と天、夜と昼、お腹と背中のように、対立する関係をもつ。また、お互いに過不足を補いながらバランスがとれている状態。
気・血・水【き・けつ・すい】	人間の体を構成する3つの要素。「気」は生命エネルギー、「血」は血液とその働き、「水」は体内の血液以外の体液のこと。「気・血・水」は、互いに助け合い、コントロールし、密接に関係し合いながら全身を巡り、生理機能を営んでいる。
帰経【きけい】	薬や食材が作用する「場所」を表す。五臓の考えを用いて「肝・心・脾・肺・腎」と表現したもの。
虚弱【きょじゃく】	漢方では、「虚証」ともいう。華奢な骨格で、元気が足りず、病気に対する抵抗力が弱い状態。反対語は、「実証」。

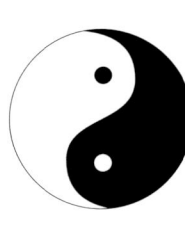

用語【読み】	説明
解毒【げどく】	体内に入った毒の作用を除くこと。
五行説【ごぎょうせつ】	万物を5つの元素に分けて、それぞれが助け合ったり、打ち消し合ったりしながらバランスをとり、変化し、循環するという考え。
五性【ごせい】	食材の体に与える作用を5つに分けること。「温熱」は体を温め、「涼寒」は体を冷やす。「平」はそのどちらでもない性質。
五臓【ごぞう】	五行説を応用して、体の働きを「肝・心・脾・肺・腎」の5つに分けること。
五味【ごみ】	薬や食材の味を「酸・苦・甘・辛・鹹（塩辛い）」の5つに分けること。

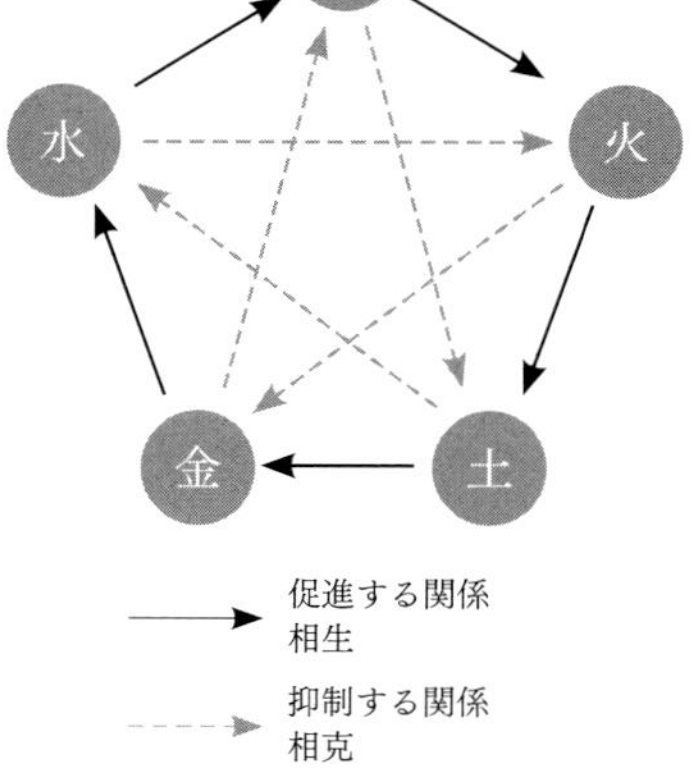

用語【読み】	説明
湿邪【しつじゃ】	土用のころに起こりやすい、体に悪さをするもの。吹き出物や胃腸の不調など、「気・血・水」の巡りを悪くさせる。脾の働きを弱くする。
暑邪【しょじゃ】	夏に起こりやすい、体に悪さをするもの。熱邪のひとつ。日射病など、体に熱をもつ。
身土不二【しんどふじ】	土地で育った旬のものを食べること。
水滞【すいたい】	「水」が滞っている状態、またその体質タイプ。
清熱【せいねつ】	体の内部の熱を冷ますこと。
燥邪【そうじゃ】	秋に起こりやすい、体に悪さをするもの。空咳、皮膚の乾燥、喉や鼻の渇きなど、体の水分を奪う。肺の働きを弱くする。
土用【どよう】	各季節にあり、それぞれの季節の変わり目をいう。本書では、主に梅雨の時期を指す。
似類補類【にるいほるい】	似た臓器はその臓器を食べることで補う。
発散【はっさん】	滞っていたものを押し流し、「気」「血」の流れをよくすること。その作用。
風邪【ふうじゃ】	春先に起こりやすい、体に悪さをするもの。じんましんやアトピー、鼻水、発熱、めまいなど、体の表面や上部を襲う。
補養【ほよう】	体に栄養を補うこと。
未病【みびょう】	病名のつかない、なんとなくの不調。心と体全体のバランスが崩れている状態。
養生法【ようじょうほう】	生命を補う。日常生活を見直し、病気に負けない、健康な体を維持するための方法。
利水【りすい】	過剰な水分は排出し、不足のときは巡らし補う。

参考文献

『薬膳素材辞典—健康に役立つ食薬の知識—』
辰巳洋主編　源草社　２００６年

『現代の食卓に生かす「食物性味表」改訂版』
仙頭正四郎監修　日本中医食養学会　２００９年

『からだの自然治癒力をひきだす「旬の素材」』
土橋みよ子監修　サンマーク出版　２００２年

『野菜がからだに効く—この食べ方が自然治癒力を高める—』
池田好子著　家の光協会　２００８年

『中国の女医さんが教える おいしくて身体にいい中華』
リュウ・メイ著　地球丸　２００５年

『おうちでできる漢方ごはん』
薬日本堂監修　河出書房新社　２００４年

『かんたん・おいしい薬膳レシピ』
薬日本堂監修　河出書房新社　２００５年

『かんたん・おいしい漢方スープレシピ』
薬日本堂監修　法研　２００７年

『未病を治す 薬膳酒 自分で作る 美味しいお酒』
渡邉修著　薬日本堂監修　法研　２００９年

『健康３６５日 旬がおいしい野菜事典』
田中由美監修　学習研究社　２００９年

症状別インデックス

疲れたときに

胃腸の不調に

食欲不振に

便秘解消に

下痢のときに

冷え症に

貧血に

食材索引

薬日本堂【くすりにほんどう】

1969年創業。漢方の考え方をベースに自然な素材をとり入れた健康ライフスタイルを提案する相談薬局を全国に展開。2002年には漢方の健康ライフスタイルをよりお洒落に伝える「漢方ブティック」を青山にオープン。翌年には「漢方ミュージアム」を品川にオープン。2010年3月には東洋の漢方と西洋のアロマを融合させた新業態「KAGAE」を丸の内にオープンさせた。日本コカ・コーラ社「からだ巡茶」の開発協力や、森下仁丹社「仁丹の食養生カレー」の共同開発など他業種ともコラボレートしている日本最大の漢方相談薬局。

www.nihondo.co.jp

監　修——薬日本堂
中医師　劉梅
薬剤師　北村千恵
齋藤友香理

協　力——清和物産館　四季のふるさと
法研
小学館

デザイン——小島正継（graff）
撮　影——HALU
執筆協力——伊嶋まどか（漢方養生指導士）
企画・編集——アトリエ ハル：G

毎日《まいにち》役立《やくだ》つ　からだにやさしい

薬膳《やくぜん》・漢方《かんぽう》の食材帳《しょくざいちょう》

2010年 9月7日　初版第1刷発行
2025年10月23日　初版第25刷発行

監　修　薬日本堂
発行者　岩野裕一
発行所　株式会社実業之日本社
〒107-0062　東京都港区南青山6-6-22 emergence 2
電話（編集）03-6809-0452
（販売）03-6809-0495
https://www.j-n.co.jp/
印刷所　株式会社DNP出版プロダクツ
製本所　株式会社ブックアート

ISBN978-4-408-45295-1（第一経済）